新形态教材
职业教育医药类系列教材

药理学

（供药学类、中医药类、药品与医疗器械类专业用）

原嫄　主编

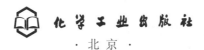
化学工业出版社

·北京·

内容简介

本教材按照普通医药高等职业教育培养目标要求组织编写。以相关职业所需的知识、能力、素质为主线，注重理论与实践相结合。本教材重点介绍药理学的基本知识和基础理论，常用药物的作用和临床应用，常见疾病的药物选择及合理用药，药物咨询服务，药物不良反应监测的方法和要求。本教材采用了"模块—项目—任务"的体例格式，增加了学生自主学习及课堂互动环节，顺应了以学生为主导的教育规律。本教材可供中高职高专院校药学相关专业使用。

图书在版编目（CIP）数据

药理学 / 原嫄主编 . -- 北京 ：化学工业出版社，2024. 10. --（职业教育医药类系列教材）. -- ISBN 978-7-122-46040-0

Ⅰ. R96

中国国家版本馆 CIP 数据核字第 20249K9C42 号

责任编辑：陈燕杰　　　　　　　　　　　文字编辑：何　芳
责任校对：田睿涵　　　　　　　　　　　装帧设计：王晓宇

出版发行：化学工业出版社（北京市东城区青年湖南街 13 号　邮政编码 100011）
印　　装：大厂聚鑫印刷有限责任公司
787mm×1092mm　1/16　印张 23¾　字数 513 千字　2024 年 10 月北京第 1 版第 1 次印刷

购书咨询：010-64518888　　　　　　　　售后服务：010-64518899
网　　址：http://www.cip.com.cn

凡购买本书，如有缺损质量问题，本社销售中心负责调换。

定　　价：59.00 元

编写人员名单

主　　编　原　嫄（天津生物工程职业技术学院）

主　　审　褚　杰（济南护理职业学院）

　　　　　高　森（天津医科大学总医院）

副 主 编

　　　　　王　军（山东医药技师学院）

　　　　　王　婧（济南护理职业学院）

　　　　　王增仙（山西药科职业学院）

　　　　　谭东明（江苏护理职业学院）

参编人员

　　　　　王　东（天津市医科大学总医院）

　　　　　李云青（山西药科职业学院）

　　　　　宋丽娟（南京市莫愁中等专业学校）

　　　　　宋新焕（杭州第一技师学院）

　　　　　张　兰（天津市肿瘤医院）

　　　　　张　璨（天津生物工程职业技术学院）

　　　　　谭　瑞（山东第一医科大学）

前 言

党的二十大报告指出，"统筹职业教育、高等教育、继续教育协同创新，推进职普融通、产教融合、科教融汇，优化职业教育类型定位"，再次明确了职业教育的发展方向。从20世纪80年代开始，职业教育产教融合积累了许多弥足珍贵的理论成果与实践成果，形成了许多可复制、可推广的基本经验和融合模式，中国特色职业教育产教融合正在逐步完善，这是我们推进职业教育产教融合的基础。但同时也应看到，产教融合仍存在融而不合、合而不作，对接不紧密、合作不持续等问题。本次撰写在全面贯彻国家教育方针基础上，融入现代的职业教育理念，广泛征求临床一线专家、职教同行意见，力争与专业岗位无缝对接，与学生学习规律、教师教育规律无缝契合，力争编写出职业类院校"学生易学、教师好用"的教材。本次编写重点突出如下优势：

1. 明确了我们的目标。适应行业发展需求，体现职业教育特色。二十大报告明确提出，教育、科技、人才是全面建设社会主义现代化国家的基础性、战略性的支撑，科技是第一生产力，人才是第一资源，创新是第一动力。我们身在医药职教战线的同仁，就有责任为了更好更快地发展我国的职业教育，为创建中国特色医药职教体系而奋斗。

2. 积极持续地开展国际交流。当今世界国际经济社会融为一体，彼此交流相互影响，教育也不例外。为了更快更好地发展我国的职业教育，创建中国特色医药职教体系，我们有必要学习国外已有的经验，规避国外已出现的种种教训、失误，从而使我们少走弯路，更科学地发展壮大我们自己。

3. 对准相应的职业资格要求。我们从事的职业技术教育既是为了满足医药经济发展之需，也是为了使学生具备相应职业准入要求，具有全面发展的综合素质，既能顺利就业，也能一展才华。作为个体，每个学校具有的教育资质有限，能提供的教育内容和年限也有限。为此，应首先对准相应的国家职业资格要求，按照最新版药典的内容，对学生实施准确明晰而实用的教育，在有余力有可能的情况下才能谈及品牌、特色等更高的要求。

4. 教学模式要切实地转变为实践项目导向而非学科导向。职场的实际过程是学生毕业后就业所必须进入的过程，因此以职场实际过程的要求和过程来组织教学活动就能紧扣实际需要，便于学生掌握。

5. 贯彻和渗透全面素质教育思想与措施。多年来，各校都重视学生思政教育，重视学生全面素质的发展和提高，除了开设专门的思政课程、职业生涯课程和大量的课外教育活动之外，大家一致认为还必须采取切实措施，在一切业务教学过程中，点点滴滴地渗透思政内容，促使学生通过实际过程中的言谈举止，多次重复，逐渐养成良好规范的行为和思想道德品质。学生在校期间最长的时间及最大量的活动是参加各种业务学习、基础知识学习、技能学习、岗位实习等。应注意不能只注重教业务技术。在学校工作的每个人都要以立德树人为己任。教师在每个教学环节中都要研究如何既传授知识技能又影响学生品德，使学生全面发展成为健全的有用之才。

6. 要深入研究当代学生情况和特点，努力开发适合学生特点的教学方式方法，激发学生学习积极性，以提高学习效率。操作领路、案例入门、师生互动、现场教学等都是有效的方式。教材编写上，也要尽快改变多年来黑字印刷、学科篇章、理论说教的老面孔，力求开发生动活泼、简明易懂、图文并茂、激发志向的活页式信息化双元教材。根据上述共识，本次修订教材，按以下原则进行。

① 按实践项目导向型模式，以职场实际过程划分模块安排教材内容。

② 教学内容必须满足国家相应职业资格要求，产教融合，贴近实际岗位。

③ 所有教学活动中都应该融入全面素质教育内容。

④ 教材内容和写法必须适应青少年学生的特点，融入信息化资源，图文并茂。

从已完成的新书稿来看，各位编写人员基本上都能按上述原则处理教材，书稿显示出鲜明的特色，使得修订教材已从原版的技术型提高到技能型教材的水平。当然当前仍然有诸多问题需要进一步探讨改革。但愿本次修订教材的出版使用，不但能有助于各校提高教学质量，而且能引发各校更深入的改革热潮。

编者

编写说明

　　本教材是按照普通医药高等职业教育培养目标要求组织编写的。教材在编写中，遵循国家教育部提出的教材必须具备"思想性、科学性、先进性、启发性和适用性"的指导原则，以相关职业所需的知识、能力、素质为主线，注重药理学理论和实践的结合，强调应用能力的训练。本书为学生今后开展药物信息咨询服务、新药评价、药物不良反应监测提供科学依据，可供中职、高职院校的药学、药物制剂技术、化学制药技术、生物制药技术、药品经营与管理、药品服务与管理等专业使用，本书也可供继续教育、相关企业职工培训使用及有关技术人员参考。

　　本教材重点介绍药理学的基本知识和基础理论、常用药物的作用和临床应用、常见疾病的药物选择及合理用药、药物咨询服务、药物不良反应监测的方法和要求。本书在内容的选取上力求体现职业教育的特色，按照人体的各大系统对常见疾病和常用药物进行介绍；在体例编排上充分考虑易于中职、高职学生掌握实践技能的特点，采用创新的体例格式，用"模块、项目、任务"代替了传统的"篇、章、节"，增加了学生自主学习环节、课堂互动环节，顺应了以学生为主导的教育规律。

　　本教材由天津生物工程职业技术学院副教授原嫄任主编，由全国职业教育药理学会副主任、济南护理职业学院教授褚杰与天津医科大学总医院主任高森共同担任主审。编写人员及分工如下：原嫄拟定本书编写提纲，负责全书的统稿和修改，并负责编写模块十三至十四；张璨负责编写第一至二模块；王军负责编写模块三；谭东明负责编写模块四；宋丽娟负责编写模块五；宋新焕负责编写模块六；李云青负责编写模块七；王增仙负责编写模块八至九；王婧负责编写模块十；谭瑞负责编写模块十一至十二。由于作者的认识和能力所限，编写职业技术教育教材又属初次尝试，缺乏经验，教材中的不足之处在所难免，恳切希望读者给予批评和指正。

编者

目 录

模块一
药理学与药物治疗总论   001

项目一　药理学基础知识   002

任务一　药理学的研究内容和任务   002

任务二　药理学的发展简史   002

任务三　药理学的任务及学习方法   003

项目二　药物效应动力学   004

任务一　药物的基本作用   005

任务二　量效关系   008

任务三　药物的作用机制   010

项目三　药物代谢动力学   014

任务一　药物的跨膜运动   014

任务二　药物的体内过程   015

任务三　药物代谢动力学的基本概念
和参数   019

项目四　影响药物效应的因素   023

任务一　机体因素   023

任务二　药物因素   025

任务三　药物的相互作用和合理用药   028

模块二
中枢神经系统药物   030

项目一　镇静催眠药   031

任务一　苯二氮䓬类   032

任务二　巴比妥类   034

任务三　其他镇静催眠药   035

项目二　抗癫痫药   038

任务一　癫痫的特征   038

任务二　药物治疗   039

项目三　抗精神失常药   044

任务一　抗精神病药   045

任务二　抗躁狂药   049

任务三　抗抑郁药   049

项目四　镇痛药   052

任务一　阿片生物碱类镇痛药   052

任务二　人工合成镇痛药   054

项目五　解热镇痛抗炎药　058

任务一　认识发热　058

任务二　药物治疗　059

项目六　抗中枢神经退行性
　　　　疾病药　065

任务一　认识帕金森病　065

任务二　药物治疗　066

项目七　中枢兴奋药　070

任务一　兴奋大脑皮质的药物　071

任务二　兴奋呼吸中枢的药物　071

任务三　促进大脑功能恢复药　072

模块三
外周神经系统药物　074

项目一　传出神经系统药理
　　　　概述　075

任务一　传出神经系统分类　075

任务二　传出神经系统的递质和受体　076

任务三　传出神经系统药物的作用方式
　　　　及分类　078

项目二　拟胆碱药　081

任务一　胆碱受体激动药　081

任务二　胆碱酯酶抑制药　083

项目三　抗胆碱药　089

任务一　M受体阻断药　089

任务二　N受体阻断药　093

项目四　拟肾上腺素药　096

任务一　α受体激动药　097

任务二　α、β受体激动药　098

任务三　β受体激动药　102

项目五　抗肾上腺素药　104

任务一　α受体阻断药　104

任务二　β受体阻断药　106

任务三　α、β受体阻断药　108

项目六　麻醉药　110

任务　局部麻醉药　110

模块四
循环系统药物　　　　115

项目一　抗动脉粥样硬化药　116
任务一　调血脂药　117
任务二　其他抗动脉粥样硬化药　119

项目二　抗高血压药　122
任务一　高血压概述　122
任务二　常见抗高血压药物　123
任务三　抗高血压药物的合理应用　132

项目三　抗心律失常药　136
任务一　心律失常的电生理学基础　136
任务二　抗心律失常药作用机制及分类　138

任务三　常用抗心律失常药　140
任务四　临床用药原则　147

项目四　抗慢性心功能不全药　150
任务一　强心苷类正性肌力作用药　151
任务二　非苷类正性肌力药　154
任务三　其他抗慢性心功能不全药　155

项目五　抗心绞痛药　159
任务一　硝酸酯类　160
任务二　β受体阻断药　162
任务三　钙通道阻滞药　163

模块五
血液系统药物　　　　166

项目一　抗贫血药　167
任务一　抗贫血药　168
任务二　促白细胞生成药　171

项目二　促凝血药　172
任务一　促进凝血因子生成药　173
任务二　抗纤维蛋白溶解的药物　175

任务三　血管收缩药　175

项目三　抗凝血药物　176
任务一　抗凝血药　177
任务二　抗血小板药　179
任务三　纤维蛋白溶解药　180
任务四　血容量扩充药　181

模块六
呼吸系统药物　　184

项目一　镇咳药　　185
任务一　中枢性镇咳药　　186
任务二　外周性镇咳药　　187
项目二　平喘药　　189
任务一　支气管扩张药　　190

任务二　抗炎性平喘药　　193
任务三　抗过敏平喘药　　195
项目三　祛痰药　　197
任务一　痰液稀释药　　197
任务二　黏痰溶解药　　198

模块七
消化系统药物　　201

项目一　抗消化性溃疡药　　202
任务一　抗酸药　　202
任务二　抑制胃酸分泌药　　203
任务三　胃黏膜保护药　　206
任务四　抗幽门螺杆菌药　　207
项目二　助消化药　　211

项目三　止吐与胃肠动力促进药　　213
任务一　止吐药　　213
任务二　胃肠动力促进药　　214
项目四　泻药与止泻药　　218
任务一　泻药　　218
任务二　止泻药　　221

模块八
抗组胺药　　224

项目一　H_1受体拮抗药　　225　　项目二　H_2受体拮抗药　　228

模块九
内分泌系统药物　229

项目一　肾上腺皮质激素类药　230

任务一　糖皮质激素类药　230

任务二　盐皮质激素类药物　236

项目二　甲状腺激素与抗
甲状腺药　237

任务一　甲状腺激素　237

任务二　抗甲状腺药　239

任务三　β受体阻断药　242

项目三　抗糖尿病药　244

任务一　胰岛素　245

任务二　口服降血糖药　246

项目四　性激素类药　252

任务一　性激素和避孕药　252

任务二　子宫平滑肌兴奋药　258

任务三　子宫平滑肌舒张药　260

模块十
抗微生物药物　261

项目一　抗微生物药和化学
治疗概述　262

任务一　基本概念与常用术语　263

任务二　抗微生物药物作用机制　264

任务三　抗微生物药的用药指导　264

任务四　细菌耐药性　265

项目二　抗生素　267

任务一　β-内酰胺类抗生素　267

任务二　大环内酯类、林可霉素类和
多肽类抗生素　275

任务三　氨基糖苷类抗生素　279

任务四　四环素类和氯霉素类抗生素　282

项目三　化学合成抗菌药　287

任务一　喹诺酮类药　287

任务二　磺胺类药与甲氧苄啶　290

任务三　硝基咪唑类和硝基呋喃类　293

项目四　抗结核病药　295

任务一　常用抗结核病药　295

任务二　临床用药原则　298

任务三　结核病的化疗方案　298

项目五　抗真菌药　300

任务一　抗浅部真菌药　300

任务二　抗深部真菌药　301

任务三　广谱抗真菌药　302

项目六　抗病毒药　304

任务一　广谱抗病毒药　305

任务二　抗疱疹病毒药物　305

任务三　抗人类免疫缺陷病毒药　306

任务四　抗流感病毒药　309

任务五　抗肝炎病毒药　309

项目七　抗寄生虫病药　311

任务一　抗疟药　311

任务二　抗阿米巴病药和抗滴虫病药　316

任务三　抗血吸虫病药与抗丝虫病药　317

任务四　抗肠蠕虫病药　318

模块十一
抗恶性肿瘤药物　320

项目一　抗恶性肿瘤药物概述　321

任务一　抗恶性肿瘤药物的应用原则　322

任务二　抗恶性肿瘤药物的选择及
　　　　常见不良反应　323

项目二　常用抗恶性肿瘤药　326

任务一　抑制核酸合成药　326

任务二　破坏DNA结构和功能的药物　328

任务三　干扰转录过程阻止RNA
　　　　合成的药物　331

任务四　干扰蛋白质合成药　332

任务五　调节机体激素平衡药　333

模块十二
维生素及矿物质药　336

项目一　维生素　337

任务一　水溶性维生素　337

任务二　脂溶性维生素　340

项目二　矿物质药　346

模块十三
利尿药与脱水药　　351

项目　利尿药与脱水药　352　　任务一　利尿药　352

任务二　脱水药　357

模块十四
免疫功能调节药　　359

项目　免疫功能调节药　360　　任务一　免疫抑制药　360

任务二　免疫增强药　362

主要参考书目　　365

本书数字资源

PPT

情景导入解析

课堂活动
讨论解析

抗幽门螺杆菌
药视频

青霉素G
用药指导视频

目标测试
习题与解析

实验教学

模块一
药理学与药物治疗总论

　　药物（drug）是指用于预防、治疗和诊断疾病的化学物质。其来源广泛，常见的有：① 天然药物，来源于植物、动物或矿物中的物质及经分离、提取的活性物质等；② 合成药物，人工合成的化学物质，如解热镇痛药阿司匹林、抗菌药物磺胺嘧啶等；③ 基因工程药物，利用 DNA 重组技术生产的蛋白质，如抗肿瘤药重组人白细胞介素 -2、抗贫血药重组人红细胞生成素等。药物是人类防治疾病、维护身体健康的重要物质，是临床治疗的重要手段之一。为了人类的生存与健康，不仅要研制更多更有效的药物，而且应了解药物及其特性，安全合理地使用药物。

 ## 学习内容

项目一　药理学基础知识
项目二　药物效应动力学
项目三　药物代谢动力学
项目四　影响药物效应的因素

 ## 重难点分析

学习重点

1. 理解药物的作用。
2. 掌握药物的两重性。
3. 掌握药物的体内过程。
4. 理解影响药物效应的因素。

学习难点

1. 能够分析药物不良反应的类型。
2. 能够读懂药品说明书中的药理学内容。

项目一　药理学基础知识

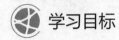 **学习目标** --

知识目标

1. 理解药物的概念。
2. 掌握药理学的研究内容。

能力目标

能够掌握药理学及药物研究的方法和进展。

素质目标

1. 培养科学的学习态度和不断探求新知识的精神。
2. 树立质量至上、安全用药的职业思想。

任务一　药理学的研究内容和任务

药理学（pharmacology）是研究药物与机体（包括病原体）间相互作用规律及其作用机制的一门学科。药理学为防治疾病合理用药提供基本理论、基本知识和科学的思维方法，其研究内容包括药物效应动力学和药物代谢动力学两方面。

药物效应动力学（pharmacodynamics），简称药效学，研究药物对机体的作用及其规律，阐明药物防治疾病的机制。

药物代谢动力学（pharmacokinetics），简称药动学，研究机体对药物的处置过程及其规律，即研究药物在生物体内吸收、分布、代谢和排泄过程及血药浓度随时间变化的规律。

任务二　药理学的发展简史

我国最早的药物学著作《神农本草经》著于公元 1 世纪前后，它也是世界上最早的药物学著作。该书收载药物 365 种，其中不少药物至今仍广为应用。公元 659 年，唐朝政府颁布了《新修本草》，收载药物 844 种，是世界上最早的药典。公元 1596 年，李时珍写成了巨著《本草纲目》，全书约 190 万字，收载药物 1892 种，促进了祖国医药学的发展，并受到国际医药界的重视，被译成英、日、德、法、俄、拉丁等文本在许多国家广为传播，成为世界上重要的药物学文献之一。

人类进入 19 世纪后，解剖学、生理学和化学的迅速发展促进了实验药理学的形成和发展。1804 年,德国的 Sertürner 从阿片中提取出吗啡,通过对狗的实验证明了吗啡的镇痛作用。1819 年,法国的 Magendi 用青蛙做实验,确定了士的宁的作用部位在脊髓。1846 年,德国的 R. Buchheim 建立了世界上第一个药理实验室,创立了实验药理学,并于 1856 年出版了第一本药理学教科书。此后,他的学生 Schmiedberg 继续发展了实验药理学,研究药物对机体的作用和作用部位,开创了器官药理学。1909 年,德国的 Ehrlich 筛选出了治疗梅毒的有效药物砷凡纳明,开创了化学治疗的新纪元。1935 年,德国的 Domagk 发现磺胺类可治疗细菌感染。1940 年,英国的 Florey 在 Fleming 研究的基础上,从青霉菌培养液中提取出青霉素,并将其应用于临床,此后新的抗生素不断涌现,进入了治疗感染性疾病的新时代,促进了化学治疗学的发展。

近年来,随着生物化学、分子生物学、免疫学等学科的迅猛发展以及同位素技术、生物工程技术等先进技术在药理学中的应用,药理学取得了很大的进展。对药物作用机制的研究已经由系统、器官水平深入细胞、亚细胞、分子、量子水平。此外,出现了许多药理学的分支学科,如生化药理学、分子药理学、量子药理学、免疫药理学、神经药理学、遗传药理学、时辰药理学、临床药理学等。

中国的现代药理学起步较晚。新中国成立初期,百废待兴、资源匮乏,科技人员克服种种困难,取得了一系列骄人的成绩,获得了世界性成果。1958 年上海药物所在研究抗血吸虫病药物时,发现了二巯丁二钠对于重金属中毒的解毒效果好。由于二巯丁二钠在空气中不稳定,上海药物所又将其改造为口服制剂二巯丁二酸。1991 年 2 月 1 日,美国食品药品管理局正式批准二巯丁二酸用于儿童铅中毒,于美国市场上应用,这是我国研制的化学药品首次被美国批准仿制。1965 年 9 月 17 日,中国科学院上海生物化学研究所的实验室里,所有人的目光都注视着生化所研究员手中的试管。他小心翼翼地操作着,终于,透过显微镜,试管里出现了六面体结晶,它们晶莹透明,闪闪发光。而这些小小的晶体,就是大名鼎鼎的人工合成牛胰岛素。中国科学家们经过六年九个月的不懈努力,终于实现了"1"的突破。这一原创性工作,为人类揭开生命奥秘、解决医学难题迈出了重要一步,成为中国攀登世界科技高峰征程上的一座里程碑。1972 年,屠呦呦受东晋葛洪《肘后备急方》中几句话的启发,成功地从中药中提取出青蒿素。经过不懈努力我国又研制成功了青蒿琥酯、蒿甲醚和双氢青蒿素 3 个一类新药。世卫组织认为,青蒿素联合疗法是目前治疗疟疾最有效的手段,也是抵抗疟疾耐药性效果最好的药物,在疟疾重灾区非洲,青蒿素已经拯救了上百万生命。2015 年的 10 月 5 日,屠呦呦因为发现抗疟药物青蒿素获得了诺贝尔奖,她成为首位获科学类诺贝尔奖的中国本土科学家。而青蒿素是则是中国传统中医药文化送给世界人民的礼物。随着干细胞和再生医学等前沿领域研究不断发力,人工智能等新技术加速应用,中国医药科技水平得到了蓬勃发展。

任务三 药理学的任务及学习方法

药理学的任务是阐明药物的作用机制及其规律。为临床合理用药提供科学依据,为开发研究新药提供实验资料，同时也有助于进一步了解机体功能的生理生化过程本质，推动生命科学的发展。

药理学是基础与临床、药学与医学间的桥梁学科，是药学高等职业院校各专业的一门重要的专业基础或专业课程，也是国家执业药师资格考试的必备内容。学习药理学的目的主要是掌握药物的有效性、安全性及应用的合理性，并尽可能了解其作用机制，从而在常见疾病的防治过程中，能够正确地选择调配药物，制订和说明给药方案，更好地发挥药物的临床疗效，减少其不良反应，使临床用药安全有效；能对药物的有效性、安全性作出正确评价，为药物的研制、生产、使用、管理提供科学依据；同时为今后继续学习新药知识、不断更新药学知识奠定基础，以适应新药不断涌现和医药市场快速发展的形势。

在学习药理学过程中，要紧密联系相关课程知识，运用生理学、生物化学、微生物学和免疫学等知识理解药物的作用及其不良反应。运用比较法、归纳法，在重点掌握各类药物中代表性药物的作用、临床应用及不良反应的基础上，对同类药物进行比较，归纳总结其共性和个性。要理论联系实际，通过参加实验、实训课程及模拟训练和参观调查，进一步理解巩固和运用理论知识，加深对药物的感性认识，加强药理学理论在实际工作中的应用。

项目二　药物效应动力学

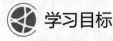 **学习目标** --

知识目标

1. 理解药物的作用。
2. 掌握药物作用的选择性。
3. 掌握药物作用的两重性和不良反应的类型。
4. 理解量效曲线。
5. 理解受体理论。

能力目标

能够读懂药品说明书中的临床应用和不良反应等。

素质目标

1. 树立"以人为本"的专业理念。
2. 树立安全用药的职业准则。

📖 **情景导入**

20世纪50～60年代初期在全世界广泛使用一种药物——沙利度胺，因其可以控制妊娠妇女的精神紧张并防止恶心，有效防治了孕早期的呕吐反应，故被称为"反应停"。于是它成了"孕妇的理想选择"，沙利度胺被大量生产、使用，仅在当时联邦德国就有将近100万人服用此药。但后续发现使用过该药的妇女生出的婴儿出现短肢畸形，形同海豹，被称为"海豹畸形婴儿"。

学生讨论：1.请根据案例，说说"海豹儿"出现的原因是什么？

2.结合用药实践谈谈你对"是药三分毒"的理解。

任务一　药物的基本作用

药物作用（drug action）是指药物与机体组织细胞之间通过分子的相互作用所引起的初始反应。例如肾上腺素与心肌细胞的β受体结合并使之兴奋。药物效应（drug effect）是指药物作用引起的机体原有生理、生化功能的继发性变化。例如肾上腺素引起的心肌收缩力增强。药物作用与药物效应之间有因果关系，但习惯上常互相通用。

子任务一　药物的基本作用

（1）兴奋作用　凡使机体生理、生化功能增强的作用称为兴奋作用（excitation）。例如咖啡因能提高中枢神经系统的功能活动，使人精神振奋。

（2）抑制作用　凡使机体生理、生化功能减弱的作用称为抑制作用（inhibition）。例如地西泮能降低中枢神经系统的功能活动，有镇静催眠的作用。

同一种药物对不同的组织器官可产生不同的作用。例如阿托品对内脏平滑肌产生抑制作用，使其松弛，但对心脏却产生兴奋作用，可使心率加快。兴奋作用和抑制作用在一定条件下可相互转化，例如中枢神经系统过度兴奋可导致惊厥，持续惊厥可导致衰竭性抑制，甚至死亡。

子任务二　药物作用的主要类型

一、局部作用和吸收作用

局部作用是指药物在用药部位所呈现的作用。例如口服氢氧化铝中和胃酸的作用；在身体某个部位注射局部麻醉药而引起的局部麻醉作用等。

吸收作用是指药物从给药部位吸收入血后分布到各组织器官所发生的作用。例如口服阿司匹林出现的解热镇痛作用；舌下含服硝酸甘油出现的抗心绞痛作用等。

二、选择作用

机体各器官组织对药物的敏感性不同。大多数药物在治疗剂量时对某些器官组织作用明显，而对其他器官组织作用不明显，这就是药物的选择作用。例如强心苷类药物的选择性高，对心肌作用很明显，而对骨骼肌和平滑肌则没有作用。选择性高是因为药物与组织的亲和力大，而且组织细胞对药物的反应性高。选择性高的药物，作用范围窄，应用时针对性较强，不良反应较少。选择性低的药物，作用范围广，应用时针对性不强，不良反应常较多。但是药物的选择性是相对的，不是绝对的，例如治疗量的强心苷选择性地作用于心脏，随着剂量增加也作用于中枢神经系统，出现视觉障碍等毒性反应。药物的选择作用在理论上可作为药物分类的基础，在应用上可作为临床选择用药的依据。

三、药物作用的两重性

药物作用具有两重性，既可产生对机体有利的防治作用（therapeutic action），又可产生对机体不利的不良反应（adverse reaction）。在临床用药时，应充分发挥药物的防治作用，尽量减少药物不良反应的发生。

1. 防治作用

（1）预防作用　是指提前用药以防止疾病或症状发生的作用。例如服用维生素 D 预防佝偻病。

（2）治疗作用　是指符合用药目的或能达到治疗效果的作用，可分为对因治疗（etiological treatment）和对症治疗（symptomatic treatment）。凡能消除致病原因的治疗称为对因治疗或称为治本。例如发生感染性疾病时，使用抗生素杀灭病原微生物。凡能改善疾病症状的治疗称为对症治疗或称为治标。例如发生高热时，使用解热镇痛药使体温恢复正常。通常情况下，对因治疗比对症治疗重要，但在哮喘、惊厥、休克等严重急症情况下，对症治疗比对因治疗更为迫切和重要。所以应辩证地看待对因治疗和对症治疗，急则治其标，缓则治其本，标本兼治。

2. 不良反应

不良反应是指不符合用药目的并给患者带来不适或痛苦的反应。不良反应是非期望的药物作用，可分为以下几类。

（1）副作用（side effect）　是指药物在治疗剂量下出现的与用药目的无关的作用。副作用一般比较轻微，对机体的危害不大。其产生原因是药物的选择性低，作用广泛，当其中的一种作用作为治疗作用时，其他无关作用则为副作用。副作用和治疗作用可随着治疗目的不同而相互转化，例如阿托品具有松弛内脏平滑肌和抑制腺体分泌的作用，当用于治疗内脏绞痛时，其松弛内脏平滑肌为治疗作用，而抑制腺体分泌引起的口干为副作用；当用于麻醉前给药时，其抑制腺体分泌作用为防治作用，而松弛内脏平滑肌引起的腹胀和尿潴留则成了副作用。由于副作用是与治疗作用同时发生的药物固有的作用，因而是难以避免的，但是通常可预知，并可设法纠正。例如用麻黄碱治疗支气管哮喘时会引起中枢兴奋而失眠，同时服用催眠药可纠正。

（2）毒性反应（toxic reaction）　是指用药剂量过大、用药时间过长或机体对药物的敏感性过高而引起的对机体有损害的反应。毒性反应对患者的危害性较大，主要对中枢神经系统、消化系统、循环系统、血液系统及肝脏、肾脏等器官造成功能性或器质性损害，甚至危及生命。如巴比妥类药物过量可引起中枢神经系统的过度抑制，磺胺类药物可引起粒细胞减少等造血系统毒性，长期大剂量使用对乙酰氨基酚可引起肝、肾毒性等。用药后立即发生的毒性反应称为急性中毒（acute toxicity），因长期用药而逐渐发生的毒性反应称为慢性中毒（chronic toxicity）。毒性反应通常与药物的剂量和用药时间有关，在临床用药时，应注意掌握用药剂量和间隔时间，以防止毒性反应的发生。一般情况下，药物的毒性反应是可以预知的，如果使用了对造血系统、肝脏或肾脏有毒性的药物，应定期检查有关血液和尿液的生化指标，发现异常情况应及时停药或改用其他药物。

致癌（carcinogenesis）、致畸（teratogenesis）、致突变（mutagenesis）反应合称为"三致反应"，是药物引起的特殊毒性作用，常用于评价药物的安全性。如环磷酰胺有致癌作用，苯妥英钠有致畸胎作用。胎儿在开始发育的最初 3 个月内，最易受药物的影响，所以在妊娠期的头 3 个月内用药应特别谨慎，除非迫切需要，一般以不用药物为宜。在 20 世纪 60 年代初期，西欧国家的一些孕妇为了治疗早期妊娠呕吐而服用沙利度胺（反应停），结果导致了许多四肢短小的畸形儿的降生，这一事件引起了人们对药物致畸作用的高度重视。

（3）变态反应（allergic reaction）　也称过敏反应，是指机体对某些药物产生的病理性免疫反应。某些药物作为抗原或半抗原，也就是致敏原，刺激机体产生变态反应。变态反应的发生与用药剂量无关，不可预知。不同药物引起的变态反应往往类似，轻者表现为皮疹、药物热、哮喘、血管神经性水肿等，严重者可引起过敏性休克。对于易致过敏的药物或过敏体质的患者，用药前应详细询问患者的过敏史，并做皮肤过敏试验，阳性者应禁用有关药物。

（4）后遗效应（residual effect）　是指停药后血药浓度虽然已经降低到最小有效浓度以下，但仍然残存的药理反应。如睡前服用巴比妥类催眠药物后，次晨仍有困倦、乏力、头晕等现象。

（5）继发性反应（secondary reaction）　是指由于药物的治疗作用而引起的不良后果，又称为治疗矛盾。如长期应用广谱抗生素治疗感染性疾病，使敏感菌被抑制而耐药菌大量繁殖，引起新的感染，称二重感染。

（6）停药反应（withdrawal reaction）　是指突然停药后，原有疾病加剧的反应。例如长期使用可乐定治疗高血压，突然停药后引起血压明显上升。

（7）耐受性（tolerance）　是指在连续多次用药后，机体对药物的反应性逐渐降低，需增加剂量才能保持疗效。如长期使用镇静催眠药，患者对本类药物敏感性降低。

（8）药物依赖性（drug dependence）　是指反复连续应用某种药物后，机体对这种药物产生了心理上或生理上的依赖，分为以下两种类型。

① 躯体依赖性（physical dependence）：又称为生理依赖性（physiological dependence），过去也称为成瘾性（addiction），是指机体在生理上对某种药物产生了依赖，若突然停药可导致严重的生理功能紊乱，即戒断综合征。镇痛药吗啡、哌替啶等药物以及海洛因等毒品均可引起躯体依赖性，若突然中断用药，患者会出现烦躁不安、流泪、流涎、腹痛、腹泻、肌肉抽搐等戒断症状，这是造成药物成瘾性的主要原因。吸毒者为了获得此类药品常常不择手段，造成许多社会问题。因此，这类药品被列为"麻醉药品"，必须严格控制，合理使用，以防对个人和社会造成危害。

② 精神依赖性（psychic dependence）：又称为心理依赖性（psychological dependence），过去也称为习惯性（habituation），是指机体在精神上对某种药物产生了依赖，停药后渴望再次用药，但无戒断症状。如连续服用镇静催眠药可引起精神依赖性。

任务二　量效关系

在一定的剂量范围内，药物效应随着剂量的增加而增强。这种剂量与效应的关系称为药物剂量 - 效应关系（dose-effect relationship），简称为量效关系。通过对量效关系的分析，可了解药物剂量与产生相应药物效应之间的规律，为临床合理安全用药提供科学依据。根据所观察的药理效应指标的不同，可分为量反应和质反应量效关系。

子任务一　量反应

药物的量效关系可用量效关系曲线表示，即以药物的效应强度为纵坐标，以药物的剂量或浓度为横坐标作图。量反应是指药理效应的高低可用数字或量的分级来表示，如血压、心率、尿量、血糖浓度等。以药物剂量或浓度为横坐标，以效应强度为纵坐标作图，得到一先陡后平的量效关系曲线，如图 1-2-1。

量效曲线可以反映以下几个药理学参数。

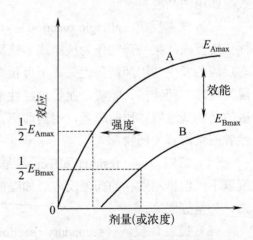

图 1-2-1　量反应量效关系曲线

（1）最小有效剂量　是指引起药理效应的最小剂量或最低药物浓度，又称阈剂量或阈浓度。

（2）极量　是指能够产生最大效应但尚未引起毒性反应的量，又称最大治疗量。极量是由国家药典规定允许使用的最大剂量，超过极量有中毒的危险。除非特殊情况，一般不用极量，更不得超过极量，这是安全用药的极限。

（3）最小中毒量　是指引起毒性反应的最小剂量。

（4）治疗量 是指最小有效量与极量之间的范围。临床为使药物疗效可靠且安全，常采用比最小有效量大且比极量小的剂量，称为常用量。

如果把药物剂量或浓度转换为对数值来作图，则得到近似对称的 S 形量效关系曲线，如图 1-2-2。这种 S 形曲线可用于测定药物的最大效应（E_{max}）、50% 最大效应（$\frac{1}{2}E_{max}$）和最小效应，这有利于对同类药物的效应进行比较。

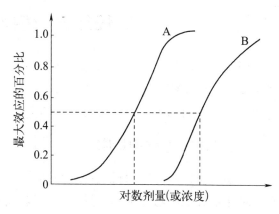

图1-2-2 不同药物效价强度比

（5）效能（efficacy） 是指药物所能产生的最大效应（E_{max}），与药物的内在活性有关。低效能药物无论多大剂量也无法产生高效能药物产生的最大效应，如图 1-2-1 所示，A、B 两药的效能不同，$E_{Amax} > E_{Bmax}$。

（6）效价强度（potency） 简称为效价，是指引起同等效应所需要的剂量。所需剂量越小，表示其效价越大。

子任务二 质反应

质反应是指药理效应用阳性或阴性、全或无（有效与无效，存活与死亡，出现与未出现）来表示。以累加阳性率为纵坐标，对数剂量（或浓度）为横坐标作图，也可得到对称的 S 形质反应量效曲线（图 1-2-3）。

S 形曲线正中点的阳性反应率为 50%，可求得此时的剂量。根据所采取的指标不同，可称为半数有效量（ED_{50}）或半数致死量（LD_{50}）。

量效关系可用于药物安全性的分析，治疗指数（TI）是一个常用的评价药物安全性的数值。它是指药物半数致死量与半数有效量的比值，即 $TI = LD_{50}/ED_{50}$。治疗指数越大，药物越安全。但是治疗指数未考虑到最大有效量时的毒性，所以通常也用安全指数（SI）和安全范围（SM）来评价药物的安全性。SI= 最小中毒量 LD_5/ 最大治疗量 ED_{95}。

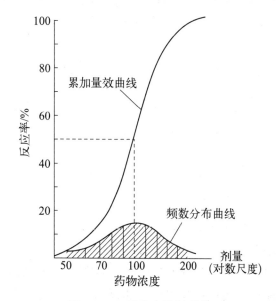

图1-2-3 质反应量效曲线

任务三　药物的作用机制

药物的作用机制（mechanism of drug action）是说明药物为什么能起作用以及如何产生作用，是药效学研究的重要内容。明确药物的作用机制，有助于理解药物的治疗作用和不良反应的本质，为临床合理用药提供理论基础。

一、非特异性作用机制

药物的非特异性作用机制主要与药物的理化性质有关，如解离度、溶解度等。如口服氢氧化铝等抗酸药可中和胃酸，治疗消化性溃疡；静脉注射甘露醇溶液可提高血浆渗透压引起组织脱水而消除脑水肿；使用二巯基丙醇等络合剂与砷、汞等发生络合反应，解救其中毒。

二、特异性作用机制

药物的特异性作用机制主要与药物的化学结构有关，通过自身结构的特异性，影响酶、受体等的功能，而引起一系列生理、生化反应。

（1）影响酶的活性　如依那普利通过抑制血管紧张素转化酶，减少血管紧张素Ⅱ的生成，起到抗高血压作用。

（2）参与或干扰细胞的代谢　如维生素类药物参与机体正常的代谢过程，用于治疗相应的缺乏症；某些抗癌药干扰细胞的代谢而杀灭癌细胞。

（3）影响细胞膜上的离子通道　如尼群地平通过阻滞钙离子通道，抑制钙离子进入细胞内，从而扩张血管，起到降低血压的作用。

（4）影响活性物质的释放　如麻黄碱促进肾上腺素能神经末梢释放去甲肾上腺素，从而发挥平喘等作用；大剂量的碘抑制甲状腺激素的释放，起到抗甲状腺作用。

（5）影响核酸代谢　如磺胺类药物通过抑制细菌核酸的合成，而抑制细菌的生长繁殖。

（6）影响免疫功能　如干扰素作用于机体的免疫系统，发挥抗肿瘤、抗病毒等作用。

（7）作用于受体　随着分子药理学的发展，对受体的认识逐渐深入，目前可利用受体学说来解释许多药物的作用机制。

三、受体理论

1. 受体的概念

受体（receptor）是存在于细胞膜、细胞质或细胞核内的大分子蛋白质，能识别、结合特异性配体并产生特定效应。配体（ligand）是指能与受体特异性结合的物质，有内源性配体和外源性配体。内源性配体包括神经递质、激素和自身活性物质等，外源性配体主要包括药物。配体仅与受体中的一小部分分子结合，此结合部位称为受点或活性中心。

2. **受体的特性**

（1）特异性 受体对配体具有高度的识别能力，特定的受体只与特定的配体结合，产生特定的效应。

（2）灵敏性 受体对配体具有高度亲和力，微量的配体就能与受体结合而产生明显的效应。

（3）饱和性 受体的数量是有限的，当配体达到一定浓度时，受体可被全部结合，此时再增加配体的浓度也不会增加与受体的结合量。作用于同一种受体的不同配体之间存在着竞争性拮抗作用。

（4）可逆性 受体与配体的结合是可逆的，与受体结合的配体可以解离或者是被其他结构相似的配体置换。

（5）可调节性 受体的数量、亲和力、效应等可在某些因素的影响下发生变化，包括向上调节和向下调节。

① 向上调节（up regulation）：是指受体的数量增多、亲和力增加或效应增强的现象。如长期使用受体拮抗药，可使相应受体数量增加。向上调节的受体对配体非常敏感，效应增强，此现象称为"超敏"。这是造成某些药物在长期使用而突然停药后出现"反跳"现象的原因之一。

② 向下调节（down regulation）：是指受体的数量减少、亲和力降低或效应减弱的现象。如长期使用受体激动药，可使相应受体数量减少。向下调节的受体对配体反应迟钝，效应减弱，此现象称为"脱敏"。这是造成某些药物在长期使用后产生耐受性的原因之一。

3. **作用于受体的药物**

药物与受体结合产生效应，必须具备两个条件，即亲和力（affinity）和内在活性（intrinsic activity）。亲和力是指药物与受体结合的能力。内在活性是指药物与受体结合后激活受体，产生效应的能力。根据亲和力与内在活性的不同，将作用于受体的药物分为三类。

（1）受体激动药 受体激动药（agonist）是与受体既有较强的亲和力又有较强的内在活性的药物。如毛果芸香碱为 M 受体激动药，异丙肾上腺素为 β 受体激动药。

（2）受体拮抗药 受体拮抗药（antagonist）是与受体有较强的亲和力，但无内在活性的药物。此类药物本身不引起效应，但其占领受体后，可阻碍受体激动药或其他特异性配体与受体的结合，可对抗受体激动药或其他特异性配体的作用。如阿托品为 M 受体拮抗药。

① 竞争性拮抗药（competitive antagonist）：能与受体可逆性结合，当与激动药合用时竞争同一受体，合用后的药理效应取决于两者的浓度和与受体的亲和力。激动药在有竞争性拮抗药的作用下，其量效关系曲线平行右移，但最大效应不变，如图 1-2-4（a），可通过增加激动药的浓度达到其原来的最大效应。

② 非竞争性拮抗药（non-competitive antagonist）：与受体的结合是不可逆的，阻碍激动药与受体的结合，与激动药合用时，可使激动药量效关系曲线右移，最大效应降

低，即使增加激动药的浓度也不能达到其原来的最大效应，如图 1-2-4（b）。

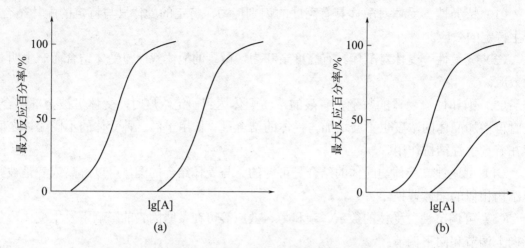

图1-2-4　竞争性拮抗药和非竞争性拮抗药对激动药的影响

（3）部分激动药　部分激动药（partial agonist）是指与受体有较强的亲和力，但内在活性较弱的药物。单独应用时，能激活受体，产生较弱的效应。若与强激动药并存时，由于受体被部分激动药占领，使得强激动药不能与受体充分结合而部分拮抗了激动药的作用，如喷他佐辛为阿片受体的部分激动药。

课堂活动

　　患者，男，26岁。因咽痛、发热、头痛去医院就医，体格检查 T 38.0℃，P 90次/分，BP 120/76mmHg，咽喉红肿，双侧扁桃体Ⅱ度肿大，并有脓性分泌物附着。诊断为：急性化脓性扁桃体炎。给予青霉素静滴治疗。

　　患者皮试15min左右，之后报告护士皮试完毕，随后进行静滴。静滴20min后，患者突现呼吸困难、胸闷、心慌、四肢发凉等症状。

　　课堂讨论：1.根据案例分析患者出现了何种不良反应？

　　2.试着分析患者出现不良反应的原因？

课后实践

阅读药品说明书

　　请同学们自主查找 5 种药品，仔细阅读药品说明书，按照要求找到药品的基本信息、临床应用和主要不良反应等，完成表格，并进行汇报展示。

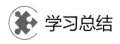 学习总结

知识点导图

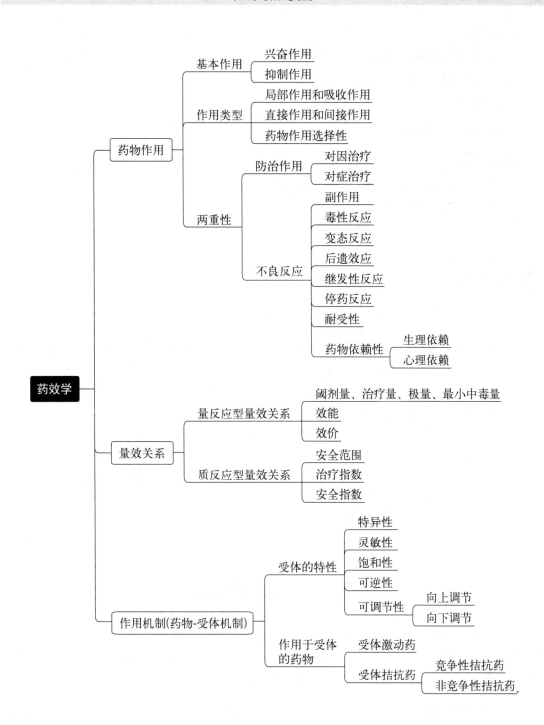

项目三　药物代谢动力学

 学习目标

知识目标

1. 掌握药物的体内过程。
2. 掌握半衰期、生物利用度等药动学参数。

能力目标

能够读懂药品说明书中的药动学参数。

素质目标

1. 培养科学的思维。
2. 培养严谨的工作态度。

 情景导入

药物代谢动力学

药物代谢动力学是近 20 年来才获得迅速发展的药学新领域。1972 年，由国际卫生科学研究中心发起召开了药理学与药物动力学国际会议，在这次具有历史性意义的会议上正式确认药物代谢动力学为一门独立学科。其主要应用动力学原理与数学模式，定量地描述与概括药物通过各种途径，如口服、肌内注射、静脉注射、静脉滴注等，进入体内的吸收、分布、代谢和排泄过程的"量-时"变化或"血药浓度-时"变化的动态规律的一门科学。近年来，药物动力学已成为一种新的有用的工具，已被广泛地应用于药学领域中和各个学科研究成果，对指导新药设计、优选给药方案、改进药物剂型及提供高效、速效、长效、低毒、低副作用的药剂，发挥了重要作用。

任务一　药物的跨膜运动

药物代谢动力学简称为药动学，是研究机体对药物的处置，即药物的吸收、分布、代谢和排泄过程的动态变化。这些过程都需要通过各种生物膜，称为药物的跨膜转运。药物的跨膜转运方式主要有被动转运和主动转运。

一、被动转运

被动转运（passive transport）是指药物顺生物膜两侧的浓度差，从高浓度一侧向低浓度一侧转运。这种转运方式不消耗能量，其转运速度与膜两侧浓度差成正比，浓度差越大，转运速度越快。被动转运分为以下几种类型。

1. 简单扩散

简单扩散（simple diffusion）又称为脂溶扩散（lipid diffusion），是指脂溶性药物通过溶于膜中的脂质而进行转运。脂溶性高的药物易通过生物膜，多数药物呈弱酸性或弱碱性，在体液中都有一定程度的解离，以解离型和非解离型存在。非解离型药物极性小，脂溶性高，易跨膜转运；而解离型药物极性大，脂溶性低，不易跨膜转运。弱酸性药物在酸性体液中主要以非解离型存在，易跨膜转运，而在碱性体液中主要以解离型存在，不易通过生物膜；而弱碱性药物在碱性体液中易跨膜转运，在酸性体液中不易通过生物膜；强酸、强碱和极性强的季铵盐在 pH 生理范围内全部解离，难以跨膜转运。简单扩散是大多数药物的跨膜转运方式。

2. 滤过扩散

滤过扩散（filtration diffusion）又称为膜孔扩散，是指分子直径小于膜孔的小分子水溶性药物，借助膜两侧的流体静压和渗透压差被水携带到低压一侧的过程。细胞膜的膜孔较小，只有小分子药物可通过；毛细血管壁的膜孔较大，多数药物可通过；肾小球的膜孔更大，药物及其代谢产物均可通过肾小球的滤过而被排泄。

3. 易化扩散

易化扩散（facilitated diffusion）又称为载体转运，是指某些药物借助细胞膜上的载体，进行不耗能的顺浓度差转运。载体具有高度特异性，每种载体只能转运特定的药物；载体还具有饱和现象，当药物浓度很高时，载体被饱和，转运率达到最大值；载体可被类似物质占领，具有竞争性抑制现象。

二、主动转运

主动转运（active transport）是指药物逆着生物膜两侧的浓度差，从低浓度一侧向高浓度一侧转运。其特点是消耗能量、需要载体、有饱和现象和竞争性抑制现象。以这种方式转运的药物不多，青霉素自肾小管分泌属于这种方式。

任务二 药物的体内过程

药物的体内过程包括吸收、分布、代谢（生物转化）及排泄（图 1-3-1）。其中药物在体内的吸收、分布和排泄过程称为药物转运（transportation of drug），药物的代谢和排泄过程合称为药物的消除（elimination）。

一、药物的吸收

药物的吸收（absorption）是指药物从给药部位进入血液循环的过程。药物吸收的速度和程度直接影响着药效出现的快慢和强弱。除静脉注射无吸收过程外，药物吸收的速度和程度常与给药途径、药物的理化性质以及吸收环境等密切相关。

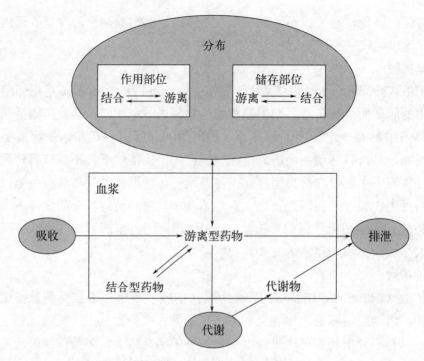

图1-3-1　药物的体内过程

1. 消化道吸收

（1）口服给药　这是最常用的给药途径，大多数药物是以简单扩散的方式通过胃肠道黏膜被吸收的。胃液的 pH 为 0.9～1.5，有利于弱酸性药物的吸收，但由于胃黏膜的吸收面积小，排空迅速，所以药物在胃中的吸收量较少。小肠吸收面积很大，血流量丰富，pH 为 4.8～8.2，是吸收的主要部位。药物通过胃肠道黏膜吸收后，要经门静脉进入肝脏，而后进入体循环。

口服给药，药物的吸收常受以下因素的影响。

① 药物的剂型：一般溶液剂比片剂及胶囊剂等固体剂型吸收快。

② 胃肠道内 pH 的高低决定着胃肠道内药物的解离度，从而影响其吸收。

③ 胃排空的速度越快，药物进入小肠的速度越快，吸收也就越快。

④ 胃肠道内容物过多会阻碍吸收，有时内容物与药物发生化学反应而影响其吸收。

⑤ 首过消除（first pass elimination）：首过消除是指有些口服经胃肠道吸收的药物，首次通过肝脏时，部分被代谢灭活，使得进入体循环的药量减少的现象。首过消除明显的药物，药效降低，口服疗效差，如硝酸甘油的首过消除可达 90%，一般舌下给药。

（2）舌下给药和直肠给药　这两种给药途径使药物分别通过口腔黏膜和直肠黏膜被吸收，避开了首过消除，但吸收面积较小，一般只适用于首过消除明显、用药量少、脂溶性高的药物。

2. 肌内注射和皮下注射给药

药物经皮下注射或肌内注射后，通过毛细血管进入血液循环，其吸收受注射部位的血流量和药物剂型的影响。肌肉组织的血流量比皮下组织丰富，所以肌内注射比皮下注射吸收快。水剂比混悬剂和油制剂吸收快。

3. 呼吸道给药

经口、鼻吸入的药物可通过肺泡吸收，肺泡的表面积大，血流量丰富，药物吸收快但不完全，适用于挥发性药物、气体药物，也可将药物制成气雾剂，经肺泡迅速吸收。

4. 皮肤给药

完整的皮肤吸收能力差，外用药物主要发挥局部作用。但可将促皮吸收剂加入药物中制成贴皮剂，促进药物的吸收而发挥全身作用。

二、药物的分布

药物的分布（distribution）是指药物随着血液循环到达各器官组织的过程。大多数药物在体内的分布是不均匀的，药物分布受很多因素的影响。

1. 药物与血浆蛋白的结合

大多数药物进入血液后可与血浆蛋白发生不同程度地可逆性结合，与血浆蛋白结合的药物称为结合型药物，未与血浆蛋白结合的药物称为游离型药物。结合型药物分子量大，不能通过生物膜进行跨膜转运，暂时失去药理活性，不被代谢和排泄，成为药物在血液中的一种暂时的储存形式，当血浆中游离型药物的浓度随着其分布和消除降低时，结合型药物可释放出游离型药物，结合与游离两个过程保持着动态平衡。与血浆蛋白结合率高的药物，不易分布，起效慢，但在体内消除也慢，作用维持时间较长。药物与血浆蛋白的结合是非特异性的，两种或两种以上的药物可竞争性地与同一蛋白结合而发生置换现象，被置换出来的游离型药物浓度增高，药效或毒性随之增强，所以在联合用药时，应注意避免由此造成的毒性反应。药物与血浆蛋白的结合具有饱和性，当药物浓度过高时，与血浆蛋白的结合达到饱和，会使游离型药物浓度突然增高，导致药效增强，甚至出现毒性反应。

2. 药物的理化性质和体液的 pH

脂溶性药物和水溶性小分子药物易通过生物膜而分布，水溶性大分子药物则不易分布。生理情况下，细胞内液的 pH 约为 7.0，细胞外液的 pH 约为 7.4。提高体液的 pH，可促进细胞内的弱酸性药物向细胞外转运，促进细胞外的弱碱性药物向细胞内转运。所以，当弱酸性药物（如苯巴比妥）中毒时，使用碳酸氢钠碱化血液和尿液，既可促进药物由组织细胞向血液中转运，又可使肾小管对药物的重吸收减少，加速药物随尿液排出。

3. 药物与组织的亲和力

某些药物对某些组织有较高的亲和力，在该组织中分布较多。如碘制剂主要分布在甲状腺组织中，对甲状腺的功能产生影响；氯喹在肝脏中分布多，可用于治疗阿米巴肝脓肿。

4. 体内的屏障

（1）血脑屏障 可选择性地阻止物质由血液进入脑组织，对脑组织有一定保护作用。通常一些大分子水溶性药物不易通过此屏障，但小分子脂溶性药物易通过。此外，发生脑膜炎时，血脑屏障的通透性增加，如青霉素等药物在炎症时进入脑脊液的量提高，可达到有效治疗浓度。

（2）胎盘屏障　是将胎儿与母体血液隔开的屏障，其通透性与普通生物膜类似，脂溶性高的药物易通过此屏障，所以妊娠期用药应慎重，以免对胎儿造成不良影响。

三、药物的代谢

药物的代谢（metabolism）又称为药物的生物转化（biotransformation），是指药物在体内发生化学结构的改变。药物代谢主要在肝脏进行，部分药物也可在肠、肾、肺和血浆中进行。

1. 药物代谢的意义

大多数药物经代谢后其药理活性消失或减弱，称为"灭活"，但是也有少数药物需经过代谢后才具有药理活性，称为"活化"，还有少数药物经代谢后活性增强或毒性增加。大多数脂溶性药物经代谢后转化为水溶性高的代谢物，不易被肾小管重吸收而易于排出体外，所以代谢是药物在体内消除的主要途径。

2. 药物代谢的方式

药物在体内的代谢方式有氧化、还原、水解和结合。其中氧化、还原和水解反应又称为Ⅰ相反应，药物经过Ⅰ相反应发生"灭活"或"活化"，如苯巴比妥被氧化灭活、氯霉素被还原灭活、普鲁卡因被水解灭活；环磷酰胺转化为磷酰胺氮芥才具有抗癌作用。结合反应称为Ⅱ相反应，经Ⅰ相反应生成的代谢产物或某些原型药物，可与体内的葡萄糖醛酸、甘氨酸、硫酸等物质结合，结合后的产物药理活性降低或消失，水溶性增加，容易经肾脏排出，但是也有少数药物经结合反应后生成有毒性的代谢产物。

3. 药物代谢的酶

药物代谢需要酶的作用，根据存在部位将其分为微粒体酶和非微粒体酶。

（1）微粒体酶　存在于肝细胞内质网，主要包括细胞色素P450酶系，是促进药物代谢的主要酶系统，又称为肝药酶，所以肝脏是药物代谢的主要器官。此类酶的特点有三：① 专一性低，能催化许多脂溶性药物的代谢；② 个体差异较大，受遗传、年龄及病理状态等多种因素的影响；③ 活性受某些药物等的影响。

（2）非微粒体酶　存在于血浆以及细胞的线粒体和细胞质中，主要促进水溶性较大的药物的代谢。

4. 药物对肝药酶的影响

某些药物可影响肝药酶的活性，使其增强或减弱，导致药物的代谢受到影响，从而影响药物的作用强度。在联合用药时，应特别注意药物间的相互影响。

（1）肝药酶诱导剂　是指能增强药酶活性或加速药酶合成的物质。许多药物本身具有这种特性，如苯巴比妥、苯妥英钠、利福平等，它们可加速自身和其他某些药物的代谢，使药效降低。如苯巴比妥和抗凝血药华法林合用时，可加速华法林的代谢，使其作用减弱。而连续使用苯巴比妥，加速自身的代谢可产生耐受性。

（2）肝药酶抑制剂 是指能减弱药酶活性或减少药酶合成的物质，有些药物如氯霉素、异烟肼、对氨基水杨酸等具有这种作用。它们能减慢某些药物的代谢，使其药效增强，如氯霉素与苯妥英钠合用，使苯妥英钠的代谢减慢而作用增强，甚至出现毒性反应。

四、药物的排泄

药物的排泄（excretion）是指药物及其代谢产物通过某些器官排出体外的过程。肾脏是重要的排泄器官，其次是胆道、呼吸道、乳腺、汗腺等。

1. 肾脏排泄

肾脏是药物排泄的主要器官，除了与血浆蛋白结合的药物外，游离型药物及其代谢产物可从肾小球滤过，在经过肾小管时发生不同程度的重吸收，脂溶性药物易重吸收，排泄慢；水溶性药物不易重吸收，排泄快。尿液的 pH 可影响药物的排泄，当尿液呈酸性时，弱酸性药物的解离度较小，主要以非解离型存在，脂溶性高，重吸收多，排泄慢；而弱碱性药物在酸性尿液中则排泄快。反之，当尿液呈碱性时，弱酸性药物的排泄快，而弱碱性药物的排泄慢。临床上可利用改变尿液 pH 的办法加速药物的排泄而抢救药物中毒，如弱酸性药物苯巴比妥中毒时，可使用碳酸氢钠碱化尿液以促进药物的排泄。

某些药物可通过肾小管分泌而排泄，这是一个主动转运过程，需载体协助。如果两种药物通过同一种载体转运时，可发生竞争性抑制，通常分泌速度较慢的药物能抑制分泌速度较快的药物。如青霉素和丙磺舒都经肾小管分泌排泄，丙磺舒的转运较青霉素慢，当这两种药合用时，青霉素的排泄减慢，药效增强，作用时间延长。

2. 胆汁排泄

某些药物及其代谢产物经肝脏通过胆汁排泄进入肠道，然后随粪便排出。有些药物在肠道内又被重吸收，形成肝肠循环，排泄减慢而使药物作用时间延长。

3. 乳汁排泄

某些药物可经乳汁排泄，乳汁偏酸性且含脂质多，所以脂溶性高的药物和弱碱性药物易从乳汁排泄。在哺乳期用药应慎重，以免引起乳儿不良反应。

4. 其他途径排泄

药物还可通过唾液、泪液、汗液等排泄，某些药物在唾液中的浓度与血药浓度有一定的相关性，可通过测定唾液药物浓度以代替检测血药浓度。挥发性药物可通过肺排泄。

任务三 药物代谢动力学的基本概念和参数

一、血药浓度 - 时间曲线

药物的吸收、分布、代谢和排泄直接影响到血浆中的药物浓度，与药物起效的快慢以及药效维持时间的长短等密切相关。在给药后的不同时间采集血样，测定药物浓度，以时间为横坐标，以血药浓度为纵坐标，可绘出血药浓度 - 时间曲线，简称为药 - 时曲线。通过药 - 时曲线可定量地分析药物在体内的动态变化，非血管途径给药的药 - 时曲线一般分为三期即潜伏期、持续期和残留期（图 1-3-2）。

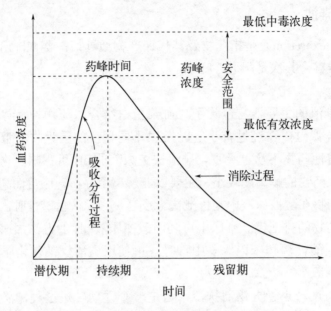

图 1-3-2　肌内注射给药的药-时曲线

潜伏期是指从用药后到药效开始出现的一段时间，主要反映药物的吸收和分布过程。静脉注射给药一般无潜伏期。药峰浓度是指用药后所能达到的最高浓度，药峰时间是指用药后达到药峰浓度的时间。持续期是指药物维持有效浓度的时间，其长短与药物的吸收和消除速率有关。残留期是指体内药物浓度已经降到有效浓度以下，但还没有从体内完全消除，其长短与消除速率有关，残留期长的药物在体内消除慢，反复用药易蓄积中毒。

当药物的吸收较快时，药 - 时曲线上升段的斜率较大；吸收较慢时，斜率较小。当药物的消除较快时，曲线下降的坡度较大；消除较慢时，坡度较小。所以，同一药物在不同给药途径时因为体内过程的差异而导致药 - 时曲线有明显差别。

二、某些药动学参数

1. 生物利用度

生物利用度（bioavailability，F）是指药物制剂被机体吸收进入体循环的速度和程度。影响生物利用度的因素有：① 药物的制剂质量，如药物颗粒的大小、填充剂的紧密度、赋形剂的差异以及生产工艺的差异等都会影响药物制剂的生物利用度，可将其作为评价药物制剂的质量标准；② 给药途径，静脉注射给药的生物利用度为 100%，而口服给药的生物利用度小于 100%，原因是吸收不完全或是存在着首过消除现象。

2. 半衰期

半衰期（half life time，$t_{1/2}$）是指血浆药物浓度下降一半所需要的时间。半衰期可反映药物在体内的消除速度。消除快的药物，其半衰期短；消除慢的药物，其半衰期长。

半衰期的意义有以下几点。

（1）确定给药间隔时间　半衰期长的药物，给药间隔时间长；半衰期短的药物，给药间隔时间短。通常给药间隔时间约为一个半衰期。

（2）预测达到稳态血药浓度的时间　通常恒速静脉滴注或分次、等剂量、等间隔时间给药，经过4～5个半衰期，血药浓度可达到稳定状态。

（3）预测药物从体内消除所需要的时间　一次给药后，约经过5个半衰期，约97%的药物从体内消除，即基本消除。

（4）作为药物分类的依据　根据半衰期的长短，可将药物分为长效类药物、中效类药物和短效类药物。

3. 表观分布容积

表观分布容积（apparent volume of distribution，V_d）是指药物在吸收达到平衡或稳态时应占有的体液容积。计算公式如下。

$$V_d = \frac{\text{体内总药量}（A）（\text{mg}）}{\text{血药浓度}（c）（\text{mg/L}）}$$

V_d是理论数值，并非药物在体内真正占有的体液容积。它可反映药物在体内分布的广泛程度或与组织中生物大分子结合的程度。V_d值小，可推测药物大部分分布于血浆中或血流丰富的心、肝、肾等重要脏器内；V_d值大，表明血药浓度低，药物分布广泛，可能被某些组织摄取。此外，当已知某药的分布容积，可推算体内的药物总量或求算达到某一有效血药浓度时的药物剂量。

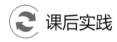 课后实践

阅读药品说明书

请同学们自主查找5种药品，仔细阅读药品说明书，按照要求找到药品的给药途径、体内过程、药物代谢动力学参数和用法用量等，完成表格，并进行汇报展示。

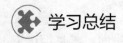 学习总结

知识点导图

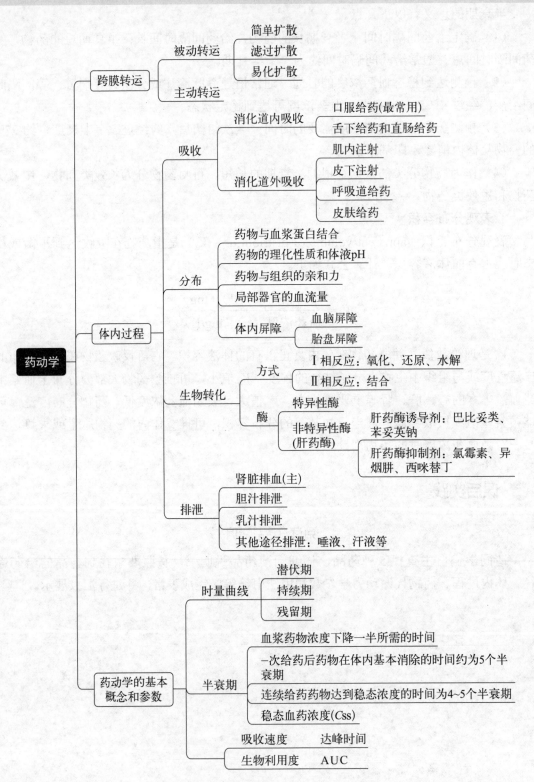

项目四　影响药物效应的因素

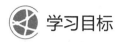 学习目标

知识目标

1. 掌握机体因素对药物作用的影响。
2. 掌握药物因素对药物作用的影响。
3. 理解药物的相互作用。

能力目标

能够根据说明书指导患者正确使用药物。

素质目标

1. 树立安全用药的职业准则。
2. 培养严谨细致的工作态度。

 情景导入

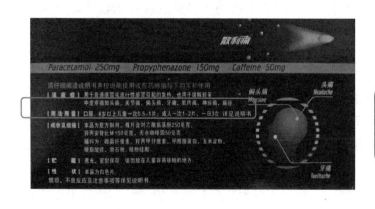

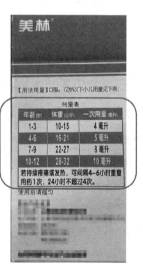

课堂讨论：1. 阅读图片，说一说不同年龄的用药剂量。

2. 试着说一说为什么不同年龄的用药剂量不一样？

任务一　机体因素

机体的年龄、性别、个体差异及病理状态也会影响药物的作用。

一、年龄

年龄对药物作用的影响主要体现在婴幼儿和老年人，这两类人由于其生理特点与一般成年人有所区别，对药物的反应也与成年人有所不同。

婴幼儿各系统器官的发育还未完善，对药物比较敏感，其肝脏对药物的代谢能力和肾脏对药物的排泄能力较差，对药物的消除较慢，易发生毒性反应。如新生儿对氯霉素的消除能力差，可发生蓄积性中毒引起灰婴综合征；新生儿的血脑屏障未发育完善，对吗啡特别敏感，可引起呼吸抑制。因此，婴幼儿用药量应小于成年人，其用药量可根据年龄折算，也可根据体重来计算。

老年人由于各系统器官的功能逐渐衰退，对药物的代谢和排泄能力降低，对药物的消除能力比一般成年人差，对药物的敏感性增加，如地西泮在老年人中比在一般成年人中更易引起精神错乱。因此，60岁以上的老年人应减少用药量，一般规定其用药量约为成年人的3/4。此外，还应考虑到老年人常患有多种疾病，同时服用多种药物时要注意药物间的相互作用。

二、性别

通常情况下，男性和女性对药物的反应无明显差别，但是女性在特殊生理期如经期、妊娠期及哺乳期用药应慎重。在经期和妊娠期，应禁用作用强烈的泻药和抗凝血药，否则可引起月经过多或流产、早产。在妊娠期用药，应考虑到某些药物可通过胎盘屏障而影响胎儿。在哺乳期用药，应注意某些药物可经乳汁排泄而对乳儿造成不良影响。

三、个体差异和遗传因素

在年龄、性别等基本条件相同的情况下，大多数人对药物的反应基本相似，但是也有少数人对药物的反应与大多数人不同，这种现象称为个体差异（individual variation）。个体差异的产生与遗传因素有关，其表现既有量的差异，又有质的区别。

1. 量的差异

（1）高敏性（hypersensitivity）　有些人对某些药物特别敏感，使用较小的剂量就能产生较强的药理作用，这种现象称为高敏性。如异戊巴比妥的麻醉剂量平均为12mg/kg，而高敏性的人只要5mg/kg就能产生麻醉作用。

（2）耐受性（tolerance）　有些人对药物的敏感性很低，需要使用较大剂量才能产生应有的药理作用，这种现象称为耐受性。如耐受性的人在使用异戊巴比妥麻醉时需要19mg/kg才能产生麻醉作用。

在临床用药时，应考虑到患者的具体情况确定适当的剂量，对安全范围小的药物，应做到剂量个体化，以确保用药安全有效。

2. 质的差异

（1）变态反应（allergy）　有些人对某些药物可产生病理性免疫反应，即变态反应，其产生与药物剂量无关，如青霉素在很小的剂量就能使过敏体质的人产生变态反应，严重者导致过敏性休克，但对于大多数人，即使应用较大剂量也不会发生变态反应。

（2）特异质反应（idiosyncrasy） 是指有些人由于存在着某种遗传缺陷，导致使用某些药物后出现的特殊反应。如先天性缺乏葡萄糖-6-磷酸脱氢酶的人在使用了阿司匹林、磺胺类等药物后会出现溶血性贫血。

四、病理状态

病理因素可影响药物的作用，如肝功能不良时，对经肝脏代谢的药物消除能力降低，可使药物作用加强，药效维持时间延长，甚至引起蓄积中毒。而对于某些需要在肝脏进行生物转化后才产生药效的药物，则导致其作用减弱。肾功能不全的患者对经肾脏排泄的药物消除能力降低，使其半衰期延长，易引起蓄积中毒。因此，在临床用药时，应特别注意患者的肝、肾功能状态。

五、心理因素

患者的心理状态与药物疗效有一定的关系，当患者处于焦虑、恐惧、悲观、失望等消极状态时，对疾病的抵抗能力降低，同时不利于药物发挥最佳疗效。因此，应尽量帮助患者减轻心理负担，增强战胜疾病的信心，以积极乐观的态度对待疾病并配合治疗，这样才能更好地发挥药物的治疗效果。临床上使用的安慰剂就是利用心理因素来达到对某些疾病的治疗效果，如对头痛、神经官能症等可获得 30%～50% 的疗效。

任务二 药物因素

药物的作用可受到多种因素的影响，如药物的剂型、剂量、给药途径等药物方面的因素，在临床用药时，应考虑到各种因素对药物作用的影响，以达到最佳治疗效果，并减少不良反应。

一、药物化学结构

通常情况下，药物的化学结构相似，其药理作用也相似。但是也有某些药物化学结构相似，却表现出相反或拮抗的作用，如华法林和维生素 K 的结构相似，前者为抗凝血药，后者为促凝血药。化学结构完全相同的光学异构体，多数药物其左旋体比右旋体作用强。而某些药物其左旋体和右旋体的药理作用完全不同，如奎宁和奎尼丁两种药物为化学结构相同的光学异构体，作为左旋体的奎宁为抗疟药，而作为右旋体的奎尼丁为抗心律失常药。

二、药物剂量

剂量（dose）是指用药的分量。在一定剂量范围内，药物的作用强度与药物的剂量成正比。但是当剂量超过一定的范围，会引起毒性反应，甚至导致机体死亡（图1-4-1）。

因此，在临床用药时，一定要严格掌握药物的剂量，确保用药安全有效。

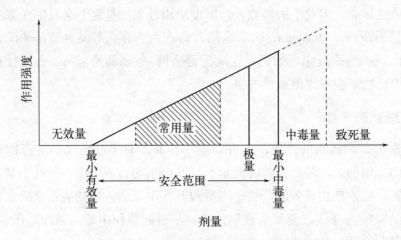

图1-4-1 药物剂量与作用强度的关系

（1）无效量 用药剂量过小，不出现任何药理作用的剂量。

（2）最小有效量 能够产生药理作用的最小剂量。

（3）极量 临床用药允许使用的最大剂量。一般用药不得超过极量，否则可能发生毒性反应。

（4）治疗量 最小有效量和极量之间的剂量。

（5）常用量 比最小有效量大，比极量小的剂量。药典中对药物的常用量有明确规定。常用量在一般情况下是安全有效的剂量。

（6）最小中毒量 能够引起机体中毒的最小剂量。

（7）安全范围 5% 致死量（LD_5）与 95% 有效量（ED_{95}）之间的距离。药物的安全范围越大，用药越安全，安全范围小的药物易引起毒性反应。

（8）致死量 引起机体中毒死亡的剂量。

三、药物剂型及给药途径

同一种药物可被制成多种剂型，如平喘药硫酸沙丁胺醇有片剂和气雾剂两种剂型；镇痛药盐酸吗啡可被制成片剂和注射剂；抗溃疡药西咪替丁有片剂和胶囊剂等。同一种药物的剂型不同，其吸收的速度和程度往往不同，生物利用度存在着差异。如口服给药时，液体制剂的吸收要快于固体制剂；肌内注射时，水溶液的吸收要快于混悬液。控释制剂和缓释制剂能按要求缓慢释放其制剂中的有效成分，使药效持久，可减少给药次数，并可使血药浓度保持平稳。

不同的给药途径可影响药物的作用。对大多数药物来说，给药途径不同，药效出现的快慢和药效的强弱不同。不同给药途径的药效出现快慢顺序依次为：静脉注射、吸入法、舌下给药、直肠给药、肌内注射、皮下注射、口服、皮肤给药。对少数药物来说，给药途径不同使得作用性质不同，如硫酸镁口服给药具有导泻和利胆作用，而注射给药则呈现抗惊厥和降压作用。常见给药途径的特点比较见表 1-4-1。

表1-4-1 常见给药途径特点比较

给药途径	优点	缺点
口服	简便、安全、应用广	吸收较慢,干扰因素多
皮下注射	剂量准确,作用时间较长	用量小,不适用于刺激性药物
肌内注射	剂量准确,作用较快、较强	有局部刺激
静脉注射	可准确调整剂量,立即起效	操作复杂、技术含量高,费用高
舌下给药	起效快,无首过消除	不适用于刺激性药物
直肠给药	起效快,无首过消除	使用不方便
皮肤、黏膜给药	局部作用,给药方便	吸收慢且不规则

在临床用药时,应根据药物的制剂特点和患者的病情需要选择合适的给药途径。静脉给药起效迅速,适于急症和危重患者的抢救;口服给药起效慢,但使用方便安全,适用于大多数患者和药物。

四、给药时间及给药次数

许多药物需在适当的时间给药才能充分发挥其治疗作用,给药时间应根据具体药物的特点和病情需要而定。一般情况下,饭前给药有利于药物的吸收,大多数药物宜饭前空腹服用。但是对胃肠刺激性较强的药物应在饭后服用,以减少胃肠刺激,如阿司匹林刺激性强,应在饭后服用。催眠药应在睡前服用,助消化药宜在进餐前片刻或进餐时服用。此外,机体对药物的敏感性存在着昼夜间的差别,用药时还应考虑到这种节律性变化。如抗心绞痛药硝酸甘油在清晨时作用强,所以清晨给药的药效好;长期大剂量使用糖皮质激素类药物时,若在清晨一次给药,对肾上腺皮质功能的抑制作用最低。因此,给药时间还应考虑到机体的昼夜节律对药物作用的影响,以保证合理用药。近年来,研究机体的昼夜节律对药物作用的影响已成为药理学的一门分支学科,称为时辰药理学。

给药次数或给药间隔时间会影响血药浓度,用药时应确定合理的给药间隔时间,以维持有效稳定的血药浓度,避免蓄积中毒。给药次数应根据药物的消除速率和病情需要而定,在机体内消除快的药物其半衰期短,给药次数要相应增加;在体内消除慢的药物其半衰期长,应减少给药次数,所以药物的半衰期常作为给药次数的基本依据之一。对于毒性大或消除慢的药物,还应规定其每日的用药量和疗程,以免引起中毒。在肝、肾功能不全时,对药物的消除减慢,应延长给药的间隔时间或减少用药量。

五、反复用药

反复连续用药可导致机体(包括病原体)对药物的反应发生变化,主要表现为以下几个方面。

1. 耐受性

耐受性指由于反复连续使用某些药物,使得机体对药物的敏感性减弱而药效降低,需加大剂量才能出现原有药效。如苯巴比妥、麻黄碱及硝酸甘油等药物易引起耐受性。在短时间内连续用药产生的耐受性称为快速耐受性；对一种药物产生耐受性后，对其他药物也会产生耐受性的现象称为交叉耐受性。耐受性可在停药一段时间后消失，此时机体可恢复对药物的敏感性。

2. 耐药性

耐药性又称为抗药性，是指病原体或肿瘤细胞对药物产生的耐受性。如果病原体对某个化疗药产生耐药性后，对该药的同类或不同类的化疗药也能产生同样的耐药性，称为交叉耐药性。病原体耐药性的产生是抗菌药物临床应用的一个严重问题，病原体的耐药性可分为：固有耐药性，是由病原体染色体基因决定而代代相传的耐药性；获得耐药性，是病原体与药物反复接触后对药物的敏感性下降或消失，常有质粒介导，也可由染色体介导。病原体对药物产生耐药的原因比较复杂，主要如下：① 病原体产生使药物失活的酶；② 病原体改变药物作用的靶位结构；③ 病原体细胞壁通透性改变，使药物不能到达其靶位；④ 病原体改变代谢途径等。滥用抗菌药物是病原体产生耐药性的主要原因，因此临床用药时，应注意合理应用抗生素等抗菌药物，以防止耐药性的产生。

3. 药物依赖性

药物依赖性指长期使用某些药物后，机体对其作用产生了生理性或精神性的依赖和需求。药物依赖性一旦形成，将迫使患者继续使用该药，以满足药物带来的欣快感和避免停药后的机体不适。药物依赖性分为生理依赖性和精神依赖性，其中生理依赖是指长期使用药物后，药物参与维持机体功能和生命活动，使机体产生一种精神和身体的适应状态。如果突然中断用药可导致戒断症状，表现为一系列精神症状和严重的生理功能紊乱。如镇静催眠药，长期用药会产生生理依赖性。精神依赖又称心理依赖性，是指长期用药后，患者产生欣快、愉悦和满足等精神症状，致使患者有继续用药的强烈欲望。绝大多数依赖性药物同时兼有生理依赖性和精神依赖性。如吗啡，长期使用会产生生理和精神的双重依赖性。

任务三　药物的相互作用和合理用药

药物的相互作用（drug interaction）是指同时或先后使用两种或两种以上的药物时，其中的某种药物受其他药物的影响而导致药效增强（可能出现毒性反应）或减弱的现象。凡是联合用药引起疗效增强或毒性降低称为期望的药物相互作用；若联合用药导致疗效降低或毒性增强称为不良的药物相互作用。由于临床上联合用药的现象比较普遍，因此应重视药物间的相互作用，保证合理用药。

一、药物在体外的相互作用

在配制药物（特别是液体药物）时，两种或两种以上的药物混合在一起可能会发生物理或化学反应，出现变色、混浊、沉淀、分解等现象，使得药效降低或产生不良反应，通常称为物理性或化学性配伍禁忌。在配制药物时，必须参考"药物配伍禁忌表"，避免产生配伍禁忌。

二、药物在体内的相互作用

1. 药动学方面的相互作用

（1）吸收过程中的相互作用　某些药物同时服用，可相互结合而妨碍吸收，如铁剂可与四环素类药物形成不能被吸收的络合物；某些药物改变了胃肠道的 pH，影响药物的吸收，如氢氧化铝提高了胃肠道 pH，影响阿司匹林等弱酸性药物的吸收。

（2）分布过程中的相互作用　大多数药物在血液中不同程度地与血浆蛋白可逆性地结合而暂时失去药理活性，若同时使用两种以上的药物时，可能会发生对血浆蛋白的竞争与置换现象。如对乙酰氨基酚和双香豆素合用时，由于对乙酰氨基酚与血浆蛋白的亲和力相对较高，可将双香豆素从血浆蛋白的结合位点上置换下来，导致双香豆素的抗凝血作用增强，甚至导致出血现象。

（3）代谢过程中的相互作用　某些药物通过影响药酶的活性而影响其他药物的代谢过程，即药酶诱导剂和药酶抑制剂对药物的作用。如苯巴比妥为药酶诱导剂，和华法林合用可使华法林的代谢加快而抗凝血作用减弱；西咪替丁为药酶抑制剂，和华法林合用时可使其抗凝血作用增强。

（4）排泄过程中的相互作用　大多数药物主要经肾脏排泄，某些药物通过改变尿液的 pH 而影响其他药物在肾小管和集合管的重吸收，如碳酸氢钠可碱化尿液，减少苯巴比妥等弱酸性药物的重吸收而促进其排泄。对于经肾小管主动分泌排泄的药物来说，通过同一载体转运分泌的药物间存在着竞争性抑制现象，如丙磺舒和青霉素。

2. 药效学方面的相互作用

某些药物联合使用时，直接导致药理作用增强或减弱，表现如下。

（1）协同作用（synergism）　是指联合用药使得药效增强。如抗高血压药的联合应用可使降压作用增强，同时各药剂量相对减少，又可使不良反应降低；磺胺类药物和甲氧苄啶合用可使抗菌作用增强。而庆大霉素和呋塞米合用时，耳毒性增强，不良反应加重。

（2）拮抗作用（antagonism）　是指联合用药使得药效减弱。如受体激动药和受体拮抗药合用使得药理作用减弱。可利用药物的拮抗作用减少不良反应，如肝素过量引起的出血可用其拮抗药硫酸鱼精蛋白对抗。

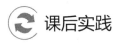 课后实践

影响药物作用的因素

请同学们根据所学内容分析影响药物作用的因素，自主查找并分析 3 个影响因素，如给药途径、药物剂量、反复用药等，按要求完成表格，并进行汇报展示。

目标测试
习题与解析

模块二
中枢神经系统药物

中枢神经系统（central nervous system，CNS）由脑和脊髓组成，是人体神经系统的最主体部分。中枢神经系统接受全身各处的传入信息，经它整合加工后成为协调的运动性传出，或者储存在中枢神经系统内成为学习、记忆的神经基础。

中枢神经系统药物按治疗的疾病或药物作用不同主要分为镇静催眠药、抗精神失常药、抗癫痫药和抗惊厥药、抗中枢神经系统退行性疾病药和中枢兴奋药。

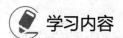 学习内容

项目一　镇静催眠药
项目二　抗癫痫药
项目三　抗精神失常药
项目四　镇痛药
项目五　解热镇痛抗炎药
项目六　抗中枢神经退行性疾病药
项目七　中枢兴奋药

重难点分析

学习重点

1. 理解中枢神经系统治疗药物的分类及代表药物。

2. 掌握重点治疗药物的药理作用。

3. 掌握重点治疗药物的主要临床应用和不良反应。

学习难点

1. 能够解释中枢神经系统常见疾病的用药原则和常用方案。

2. 能够指导患者正确地使用中枢神经系统药物。

项目一　镇静催眠药

 学习目标 --

知识目标

1. 熟记镇静催眠药的分类及代表药物。
2. 掌握苯二氮䓬类药物的药理作用、临床应用和不良反应。
3. 理解新型镇静催眠药的作用特点及应用。

能力目标

1. 能够解释治疗睡眠障碍的用药原则。
2. 能够处理治疗睡眠障碍的常用方案。

素质目标

1. 树立以人为本的专业情怀。
2. 树立安全用药的职业准则。

情景导入

　　患者，女，21岁，大学三年级学生。主诉在高中期间由于学习压力大，心情紧张，加之自己性格较为内向，较少与人交往，情绪无处排遣，导致晚上入睡困难，噩梦较多，白天精神不佳，影响学习。入大学后虽有缓解，但失眠症状仍然困扰。现经常耳鸣、健忘，容易疲劳乏力，抵抗力较低。

　　初步诊断：睡眠障碍。根据病症，医生开具了地西泮。

　　学生讨论：1. 请根据病例，总结睡眠障碍（失眠）的疾病特征。

　　2. 结合该患者出现的症状，分析治疗方案。

　　失眠，又称入睡和维持睡眠障碍（disorder of initiating and maintaining sleep，DIMS），是以经常不能获得正常睡眠为特征的一种病证。为各种原因引起入睡困难、睡眠深度或频度过短、早醒及睡眠时间不足或质量差等。失眠可分为暂时性、长期／慢性失眠；暂时性和短期失眠的原因常较明确，治疗较容易，慢性失眠可伴有数个诱因，治疗较困难。

　　镇静催眠药是一类对中枢神经系统具有普遍抑制作用，从而产生镇静和近似生理睡眠的药物。一般小剂量产生镇静、抗焦虑作用，抑制患者烦躁不安、兴奋激动的症状；中等剂量引起催眠作用；大剂量可产生抗惊厥和抗癫痫作用。常用镇静催眠药包括苯二氮䓬类、巴比妥类和其他类药物，其中苯二氮䓬类具有较好的抗焦虑和镇静催眠作用，安全范围大，目前临床上几乎取代了传统镇静催眠药，临床使用最为广泛。

任务一 苯二氮䓬类

苯二氮䓬类药物（benzodiazepines，BDZ）临床常用的有20余种（表2-1-1），具有镇静催眠、抗惊厥、抗癫痫和中枢性肌肉松弛作用。本类药物的不良反应较轻，按照作用时间可分为长效药（$t_{1/2} \geq 20h$）、中效药（$t_{1/2} 6 \sim 20h$）、短效药（$t_{1/2} < 6h$）三种。

表2-1-1　常用苯二氮䓬类药物作用与应用

药物名称	药理特性	作用特点
地西泮 （diazepam，安定）	作用强而持久	常用于抗焦虑、镇静、催眠、抗惊厥和麻醉前给药
氟西泮 （flurazepam，氟安定）	催眠作用强而长久，不易产生耐受性	可致眩晕、嗜睡、共济失调等，不宜用于妊娠期妇女
硝西泮 （nitrazepam，硝基安定）	中效类	催眠作用显著，抗癫痫作用强，常用于各种失眠和癫痫
艾司唑仑 （estazolam，舒乐安定）	中效类	抗焦虑、镇静催眠、抗癫痫作用强，常用于麻醉前给药
奥沙西泮 （oxazepam，舒宁）	为地西泮活性代谢物，短效	抗焦虑、抗惊厥作用强，催眠作用较弱
三唑仑 （triazolam）	短效类	作用强而短，后遗反应少，依赖性较强

地西泮（Diazepam，安定）

地西泮是苯二氮䓬类的典型代表药，是目前治疗失眠症的首选药。

---- **体内过程** ----

地西泮是弱碱性化合物，口服吸收较快而且完全，约1h血药浓度达高峰。肌内注射后，吸收不规则而慢，静脉注射后，可迅速分布至脑及脑组织，但又快速再分布，进入肌肉及脂肪组织，故持续时间短。血浆 $t_{1/2}$ 为 $20 \sim 50h$，主要经肝药酶代谢，转变为具有生理活性的奥沙西泮，故重复给药有一定的蓄积性。

---- **药理作用与临床应用** ----

地西泮的作用主要是通过加强中枢 γ- 氨基丁酸（GABA）能神经的抑制功能而实现的。近年研究表明，$GABA_A$ 受体上有高、低两种亲和力不同的部位。一般情况下，GABA 调控蛋白掩盖了高亲和力部位，使之不易与 GABA 结合。当地西泮与苯二氮䓬

受体结合后，改变了 GABA 调控蛋白的构象，解除了其对 $GABA_A$ 受体高亲和力部位的抑制，促进 GABA 与受体结合，从而使 Cl^- 通道开放，Cl^- 内流导致突触后膜超极化，加强了 GABA 能神经的抑制效应。

（1）抗焦虑作用　小剂量地西泮可使患者的焦虑、紧张、恐惧、不安及失眠等症状得到改善。地西泮是临床上常用的治疗焦虑症的药物，可用于治疗焦虑症及各种神经官能症，其疗效优于巴比妥类等镇静催眠药。

（2）镇静催眠作用　本品能缩短睡眠诱导时间，延长睡眠持续时间。对快速眼动睡眠影响小，停药后反跳多梦相对较轻，对非快速眼动睡眠延长，但无明显不良后果。本品可用于镇静催眠，尤其对焦虑性失眠疗效极佳。

（3）抗惊厥、抗癫痫作用　地西泮可对抗化学药物如戊四氮所引起的惊厥，并可抑制癫痫病灶异常放电的扩散，具有抗癫痫作用，对癫痫持续状态疗效较好。静脉注射地西泮是目前治疗癫痫持续状态的首选药。临床还可用于辅助治疗破伤风、子痫、小儿高热惊厥等。

（4）中枢性肌松作用　小剂量即可缓解去大脑僵直及大脑损伤所致肌肉僵直，这种肌肉松弛作用还可加强全身麻醉药的肌肉松弛效果。

临床用于缓解脑血管意外、中枢或局部病变引起的肌张力增强和肌肉痉挛。

---- 不良反应 ----

常见的不良反应为头晕、乏力和嗜睡。大剂量可致共济失调、言语不清，重者昏迷或呼吸抑制。长期应用可产生耐受性和依赖性，久用突然停药可引起戒断症状。

青光眼、重症肌无力、老年人、肝脏病等患者慎用。地西泮可通过胎盘屏障和随乳汁分泌，故孕妇及哺乳妇女禁用。

👥 课堂活动

患者，女，31 岁，教师。因入睡困难睡前服用三唑仑，疗效较好，1 周后试着停药，发现变得易兴奋，并且入睡困难更加严重。

课堂讨论：1. 选用三唑仑治疗是否合理？为什么？

2. 如何解释患者停药后的失眠加重？

💡 药师提示

苯二氮䓬类药物的解救——氟马西尼

氟马西尼是咪唑并苯二氮䓬化合物，与苯二氮䓬竞争结合位点，从而表现为拮抗苯二氮䓬类药物的作用。同时该药物还可拮抗地西泮、氟硝西泮和咪达唑仑等药物的多种药理作用，但是对巴比妥类和三环抗抑郁药类过量引起的中枢抑制无拮抗作用。氟马西尼可用于苯二氮䓬类过量的诊断和治疗，还可用于改善酒精性肝硬化患者的记忆缺失等症状。但对于有癫痫史的患者可诱发癫痫。

任务二 巴比妥类

巴比妥类药物是巴比妥酸的衍生物。根据作用时间的长短，一般将巴比妥类药物分为长效、中效、短效和超短效四类（表2-1-2）。

表2-1-2 常用巴比妥类药物作用与应用

药物名称	显效时间/h	维持作用时间/h	作用特点
苯巴比妥（鲁米那）	0.5～1.0	6.0～8.0	用于镇静、催眠、抗惊厥
异戊巴比妥	0.25～0.5	3.0～6.0	用于镇静、催眠、抗惊厥
司可巴比妥（速可眠）	0.25	2.0～3.0	用于镇静、催眠、抗惊厥
硫喷妥钠	立即	0.25	用于静脉麻醉

---- **体内过程** --

巴比妥类表现为弱酸性，口服或肌内注射均易吸收，快速分布于全身组织与体液中。因此药物脂溶性和体液 pH 值是影响药物吸收的主要因素。如脂溶性高的药物易通过血脑屏障进入脑组织，作用快；脂溶性低的药物进入脑组织时速度慢，显效也慢。体内消除方式有两种，经肝脏代谢和肾脏排泄，消除速度也与脂溶性有关。

---- **药理作用与临床应用** --

巴比妥类药物对中枢神经系统的抑制作用随剂量的增加逐渐加深，相继出现镇静、催眠、抗惊厥及麻醉作用。催眠剂量的 10 倍可致呼吸、循环衰竭而死亡。

近年来研究显示，巴比妥类药物中枢作用与其激活 GABA 受体有关。在没有 GABA 时，巴比妥类能模拟 GABA 的作用，增加 Cl^- 的通透性，使细胞膜超极化。与苯二氮䓬类药物增加 Cl^- 通道开放频率不同的是，巴比妥类主要延长 Cl^- 通道开放时间。

（1）镇静催眠作用 小剂量时产生镇静作用，可缓解焦虑、烦躁不安的状态，随着剂量的增加开始出现催眠的效果。本类药物的安全性远不及苯二氮䓬类，且较易发生依赖性，因此目前已少用于镇静、催眠。

（2）抗惊厥作用 主要用于小儿高热、破伤风、子痫、脑膜炎等引起的惊厥，常为肌内注射给药。对于比较危重患者采用起效快的异戊巴比妥钠盐。

（3）抗癫痫作用 常用于治疗癫痫大发作和持续性发作。

（4）静脉麻醉和麻醉前给药 硫喷妥钠常用于静脉麻醉和诱导麻醉；其他药物仅用于麻醉前给药。

---- **不良反应** --

（1）服用催眠剂量的药物，次日可能出现头晕、乏力、困倦、精细运动不协调等症状，亦称为"宿醉"反应。

（2）长期服用本类药物可使肝脏药物代谢酶活性增高，加速巴比妥药物的代谢，产生耐受性、依赖性和成瘾性。

（3）中等剂量可轻度抑制呼吸中枢，大剂量时明显抑制呼吸中枢。静脉注射速度过快可引起呼吸和心血管的抑制，应选用氟马西尼抢救。

苯巴比妥（Phenobarbital）

本品为长效巴比妥类药物，具有较强的镇静催眠、抗惊厥、抗癫痫作用。临床多注射给药，用于多种原因如小儿高热、子痫、破伤风、脑膜炎、脑出血及药物中毒引起的惊厥；癫痫大发作和癫痫持续状态；麻醉前给药。

异戊巴比妥（Amobarbital）

本品为中效巴比妥类药物，作用与苯巴比妥相似，但起效快而作用时间短。临床可用于失眠、焦虑、烦躁及多种原因引起的惊厥等。注射剂主要用于抗惊厥。

课堂活动

患者，女，54 岁，因与家人发生争吵后，一次性口服 1 瓶苯巴比妥片。1h 后，患者出现恶心、呕吐、意识丧失等症状后被家人送入医院抢救。经查体，患者血压 80/58mmHg，脉搏 118 次 / 分，呼吸 13 次 / 分，患者一直处于昏迷状态。

课堂讨论：1. 患者发生了何种不良反应？

2. 巴比妥类药物中毒后应如何解救？

任务三　其他镇静催眠药

水合氯醛（Chloral Hydrate）

本品经消化道或直肠给药吸收迅速，1h 达高峰，作用维持 4～8h。口服水合氯醛 30min 内即能入睡，持续时间为 4～8h。脂溶性高，易通过血脑屏障，分布全身各组织。血浆半衰期为 7～10h。在肝脏迅速代谢成为具有活性的三氯乙醇，三氯乙醇半衰期为 4～6h，三氯乙醇进一步与葡萄糖醛酸结合而失活，经肾脏排出，无滞后作用与蓄积性。

本品催眠剂量 30min 内即可诱导入睡，催眠作用温和，不缩短 REMS 睡眠时间，无明显后遗作用。较大剂量有抗惊厥作用，可用于小儿高热、破伤风及子痫引起的惊厥。大剂量可引起昏迷和麻醉，抑制延髓呼吸及血管运动中枢，导致死亡。

经常使用不良反应较多，对胃黏膜有刺激，易引起恶心、呕吐。大剂量能抑制心肌收缩力，缩短心肌不应期，并抑制延髓的呼吸及血管运动中枢。对肝、肾有损害作用。长期服用，可产生依赖性及耐受性，突然停药可引起神经质、幻觉、烦躁、异常兴奋、谵妄、震颤等严重撤药综合征。

佐匹克隆（Zopiclone）

佐匹克隆为环吡咯酮类催眠药，与苯二氮䓬类药物相比具有高效、低毒、成瘾性小的特点。该药通过与苯二氮䓬受体结合位点结合，增强 GABA 抑制作用，缩短入睡潜伏期，延长眠时间，提高睡眠质量，对记忆功能几乎无影响。有抗焦虑、抗惊厥和肌肉松弛作用。

临床适用于各种情况引起的失眠症，具有起效快、半衰期短、成瘾性小、毒性低等特点。成人常用量，睡前口服 7.5mg，重症可增至 15mg。中老年、体弱和肝功能不全都减半。本品不良反应有嗜睡、头昏、口苦、口干、肌肉无力、健忘等。长期应用后突然停药可出现戒断症状。

唑吡坦（Zolpidem）

唑吡坦为咪唑吡啶类催眠药，其口服后吸收迅速，0.5～3h 达峰，大多数药物与血浆蛋白结合，经肝脏迅速代谢为失活产物，主要经胆汁从粪中排泄，少量经尿排泄，半衰期为 1.4～3.8h。

本品主要用于原发性失眠症和精神分裂症、躁狂或抑郁等引起的睡眠障碍。长期服用无耐受性、依赖性和戒断症状。睡前口服 10mg，每日最大剂量为 20mg，老年人剂量减半。不良反应主要有恶心、头痛、记忆减退，夜寝不安、腹泻，步履不稳等。驾驶员和机器操作者慎用，15 岁以下儿童、孕妇、哺乳期的妇女必须在医生或药剂师的指导下用药。

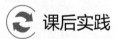 **课后实践**

认识睡眠，走进失眠

人的一生有大约三分之一的时间是在睡眠中度过，睡眠可谓是人生大事。充足的睡眠、均衡的饮食和适当的运动，是国际社会公认的三项健康标准。睡眠障碍对生活质量的负面影响很大，但相当多的患者没有得到合理的诊断和治疗。睡眠障碍现已成为威胁世界各国公众的一个突出问题。

2001 年，国际精神卫生和神经科学基金会主办的全球睡眠和健康计划发起了一项全球性的活动，将每年初春的第一天，即 3 月 21 日定为"世界睡眠日"。之所以定在每年初春第一天，是因为季节变换的周期性和睡眠的昼夜交替规律都与人们的日常生活息息相关。此项活动的重点在于引起人们对睡眠重要性和睡眠质量的关注。2022 年世界睡眠日我国的主题是"良好睡眠，健康同行"。我们为什么要有充足的睡眠？你现在的睡眠是高质量睡眠吗？如何才能获得高质量睡眠呢？让我们一起走进自己的睡眠世界吧！

同学们可自行下载睡眠监测小程序，扫码完成我的睡眠工作单。

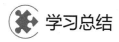 **学习总结**

知识点导图

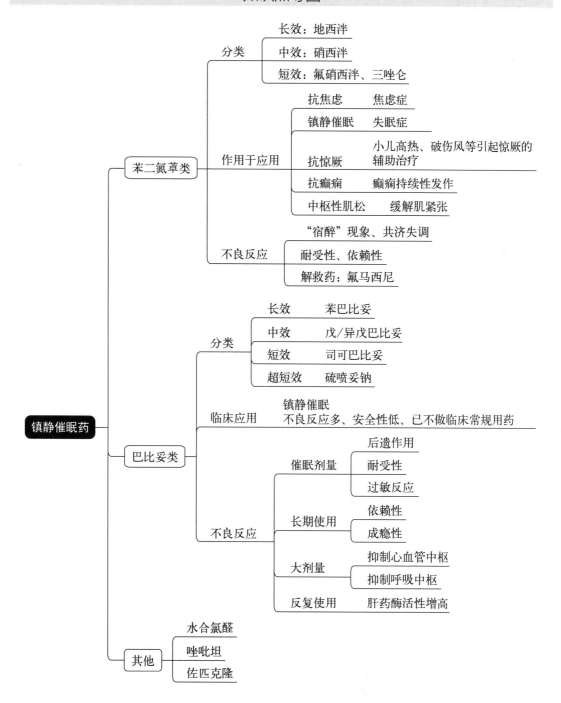

项目二　抗癫痫药

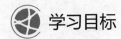 学习目标 --

知识目标

1. 熟记癫痫的临床分型及首选治疗药物。
2. 掌握苯妥英钠的药理作用、临床应用和不良反应。
3. 掌握卡马西平、丙戊酸钠、乙琥胺等药物的作用与特点。

能力目标

1. 能够解释治疗癫痫不同发作类型的用药原则。
2. 能够指导患者使用抗癫痫药。

素质目标

1. 树立尊重生命的专业情怀。
2. 树立安全用药的职业准则。

情景导入

　　患者，女，8岁。在课堂上，突然出现紧咬牙关、双眼上翻、四肢抖动、口吐白沫等现象，数十秒后症状减轻，仍有抽动的情况。经与家人沟通后，紧急送医。经患者自述，患者5岁时被诊断为癫痫，一直服用抗癫痫药物。十余天前，口服药物用完，父母考虑近期内疾病没有发作，便停止了药物治疗。

　　初步诊断：癫痫。根据病症，医生开具了苯妥英钠。

　　学生讨论：1. 请根据病例，总结癫痫的疾病特征。

　　2. 结合该患者出现的症状，分析发病的原因，并谈谈治疗方案。

任务一　癫痫的特征

　　癫痫是由多种原因引起脑部神经元群阵发性异常放电所致的发作性运动、感觉、意识、精神、自主神经功能异常的一种疾病，具有突发性、短暂性和反复性三大特点。临床上根据其发作时的临床表现，常见以下四种类型。

　　（1）癫痫大发作（全身性强直 - 阵挛性发作）　患者突然意识丧失，发出尖叫声，跌倒在地，全身肌肉强直性痉挛，继而转为阵发性抽搐，面色青紫，口吐白沫，呼吸肌痉挛而致呼吸暂停等，持续 1～3min。随后，患者意识恢复或进入沉睡状态，1～2h 后苏醒。若大发作连续发作之间意识未完全恢复又频繁再发，或发作持续 30min 以上不能自行停止，称为癫痫持续状态。

（2）小发作（失神性发作） 主要表现为突然短暂的意识丧失和动作中断，常持续几秒或几分钟而迅速恢复，多见于小儿。

（3）精神运动性发作 主要表现为阵发性精神失常（如恐惧、忧郁）及无意识的非自主活动（如吵闹、幻觉、遗忘等），患者无意识丧失，也无抽搐，一次发作可持续数分钟或数日不等。

（4）局限性发作 表现为一侧面部或肢体肌肉抽搐或感觉异常。如果抽搐发展到对侧，则意识丧失，全身抽搐如大发作。

上述四型癫痫以大发作最常见，部分患者可同时存在两种类型的发作。

任务二 药物治疗

抗癫痫药物可通过两种方式来消除或减轻癫痫发作，一是影响中枢神经元，以防止或减少它们的病理性过度放电；其二是提高正常脑组织的兴奋阈，减弱病灶兴奋的扩散，防止癫痫复发。临床常用的抗癫痫药有苯妥英钠、乙琥胺、卡马西平、丙戊酸钠、扑米酮、地西泮等。见表 2-2-1。

表 2-2-1 常用抗癫痫药物作用与应用

药物名称	作用特点
苯妥英钠（phenytoin sodium）	对大发作疗效好（首选），对精神运动性发作次之，对小发作无效
卡马西平（carbamazepine）	对大发作、局限性发作、精神运动型发作首选
乙琥胺（ethosuximide）	对小发作有效，为首选
丙戊酸钠（sodium Valproate）	广谱抗癫痫药，对各型癫痫均有疗效。严重毒性为肝损伤
地西泮（diazepam）	癫痫持续状态首选

苯妥英钠（Phenytoin Sodium，大仑丁）

苯妥英钠为乙内酰脲类，是苯妥英钠是临床最常用的抗癫痫药。

---- **体内过程** ---

口服吸收缓慢而不规则，经 4～12h 血药浓度达高峰，连续用药，需经 6～10d 才能达到有效稳态血药浓度。约 90% 与血浆蛋白结合，游离型药物脂溶性高，易透过血脑屏障，脑中药物浓度比血中高 2～3 倍，癫痫持续状态时可静脉注射给药。

药理作用与临床应用

苯妥英钠对大脑皮质运动区有高度选择性抑制作用，可阻止病灶部位的异常高频放电向周围正常脑组织扩散。苯妥英钠的作用与稳定细胞膜、降低其兴奋性、阻滞 Na^+ 通道、减少 Na^+ 内流有关。近年报道，高浓度时苯妥英钠能抑制神经末梢对 GABA 的摄取、诱导 GABA 受体增生，间接增强 GABA 的作用，增加 Cl^- 的通透性，使细胞膜超极化。

临床应用如下。

（1）抗癫痫　苯妥英钠对大发作疗效好，常作首选药。对精神运动性发作和局限性发作次之，对小发作无效，甚至使病情恶化，应禁用。

（2）治疗外周神经痛　主要用于三叉神经痛。一般服药 1～2d 见效，疼痛减轻，发作次数减少，直至疼痛完全消失。此外，对舌咽神经痛及坐骨神经痛也有一定疗效。

（3）抗心律失常　用于治疗强心苷中毒所致的心律失常。

不良反应

（1）胃肠刺激反应　苯妥英钠碱性强，口服可致恶心、呕吐、食欲减退、上腹部疼痛、胃炎等，饭后服用可减轻这些反应。静脉注射时宜选用较粗大的血管，以防引起静脉炎。

（2）齿龈增生　长期用药者发生率约 20%，多见于儿童及青少年。这是由于结缔组织增生所致，经常按摩齿龈可以减轻。一般停药 3～6 个月可自行消退。

（3）神经系统反应　轻者表现为眩晕、共济失调、头痛、眼球震颤等。严重时可致精神错乱。

（4）血液系统反应　长期服用可抑制二氢叶酸还原酶而影响叶酸的吸收和代谢，导致巨幼细胞贫血。少数病例可引起粒细胞、血小板减少和再生障碍性贫血，故应定期做血常规检查。

（5）变态反应　可见药物热、皮疹。偶见剥脱性皮炎、红斑狼疮，一旦发现应立即停药。

（6）其他　长期用药可加速维生素 D 代谢，引起骨软化症，可应用维生素 D 预防。偶有男性乳房增大、女性多毛症、淋巴结肿大、肝损害。

妊娠早期用药可致畸胎，故孕妇禁用。久服骤停可致癫痫发作加剧，甚至诱发癫痫持续状态。

👥 课堂活动

患儿，女性，6 岁。自诊断为癫痫后，服用苯妥英钠已有 1 年时间，近日去医院复查，发现软骨病。

课堂讨论：1. 患儿出现软骨病的原因是什么？

2. 针对患儿情况，应该如何进行后续治疗？

卡马西平（Carbamazepine，酰胺咪嗪，痛痉宁）

---- **体内过程** --

口服吸收良好，2～6h 血药浓度达高峰，血浆蛋白结合率为 80%。在肝内代谢为环氧化物，后者仍有抗癫痫作用。因本品为肝药酶诱导剂，可加速自身代谢，连用 3～4 周后 $t_{1/2}$ 可缩短 50%。

---- **药理作用与临床应用** --

本品对癫痫大发作、局限性发作、精神运动性发作有效。其作用机制与苯妥英钠相似，治疗浓度时能阻滞钠通道，抑制癫痫病灶及周围神经元放电。

（1）抗癫痫　本品为广谱抗癫痫药，适用于伴有精神症状的癫痫，对精神运动型发作最有效，为首选药品。对强直 - 阵挛性发作和单纯部分性发作也有效。

（2）治疗外周神经痛　治疗三叉神经痛、舌咽神经痛有较好的效果，其治疗效果强于苯妥英钠，可作为首选药品。

（3）抗心律失常　对伴有慢性心功能不全的室性及室上性期前收缩效果好。

（4）抗躁狂抑郁　对躁狂症及抑郁症均有明显的治疗作用，也能减轻和消除精神分裂症患者的妄想症状。

---- **不良反应** --

常见有头晕、恶心、呕吐、嗜睡、乏力等；少数患者出现共济失调、震颤、皮疹、粒细胞减少、血小板减少，偶见再生障碍性贫血、肝损害等。青光眼、严重心血管疾病患者和老年患者慎用。严重肝功能不全、妊娠初期及授乳妇禁用；用药期间定期查血象和肝功能。

乙琥胺（Ethosuximide）

主要用于癫痫小发作，是治疗小发作的常用药，其疗效不及硝西泮，但不良反应较少。因能加重大发作，对小发作伴有大发作的混合型癫痫，可与苯巴比妥或苯妥英钠合用。不良反应有食欲缺乏、恶心、呕吐、上腹部不适、头晕、头痛等。偶见粒细胞减少、再生障碍性贫血等。用药期间注意查血象及肝肾功能。

丙戊酸钠（Sodium Valproate）

丙戊酸钠为广谱抗癫痫药，对大发作有效，但不如苯妥英钠和苯巴比妥，对小发作疗效优于乙琥胺，对精神运动性发作的疗效与卡马西平近似。丙戊酸钠抗癫痫作用机制主要与脑内 GABA 含量有关，可抑制 γ- 氨基丁酸转氨酶，使脑内 GABA 含量增高。口服吸收完全，1～4h 血药浓度达高峰，主要在肝代谢，与葡萄糖醛酸结合后由肾排泄。

不良反应常见有食欲缺乏、恶心、呕吐等。极少数患者有嗜睡、无力、头晕、共济失调、脱发、淋巴细胞增多、血小板减少等。用药过量或过久可引起肝功能损害，应及时停药。用药期间应定期查肝功能。因可致畸，故孕妇禁用。

苯巴比妥（Phenobarbital）

本品除具有镇静催眠作用外，尚有抗癫痫作用。对大发作和癫痫持续状态疗效最好，对精神运动性发作也有一定疗效，对小发作无效。具有作用出现快、疗效好、毒性低等优点。但易引起嗜睡、精神萎靡等，用药初期较明显，长期应用可成瘾。

扑米酮（Primidone）

扑米酮药理作用与苯巴比妥相似，但比苯巴比妥有选择性。对癫痫大发作、精神运动性发作有效，与苯妥英钠合用能增强疗效。不良反应较少，有嗜睡、头晕、恶心、呕吐、共济失调和眼球震颤等。

抗痫灵（Antiepilepsirin）

本品为胡椒碱的衍生物，为我国 1974 年研制而成的抗癫痫药。

抗痫灵对癫痫大发作疗效较好，对局限性发作次之，对混合型癫痫也有效，对小发作和精神运动性发作疗效较差。多用于其他抗癫痫药无效的病例。不良反应有食欲缺乏、恶心、嗜睡、共济失调等。

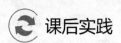

课后实践

抗癫痫药应用注意事项调研

癫痫是一种反复发作的慢性疾病，药物治疗的目的是控制发作，即减少或防治发作，需要长期用药，有些患者甚至终身用药。所以选用适宜的药物是治疗癫痫的关键，请同学们通过文献查阅、药师访谈等形式开展调研，并总结抗癫痫药物的应用注意事项，为未来药学服务工作的开展奠定基础。

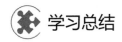 学习总结

知识点导图

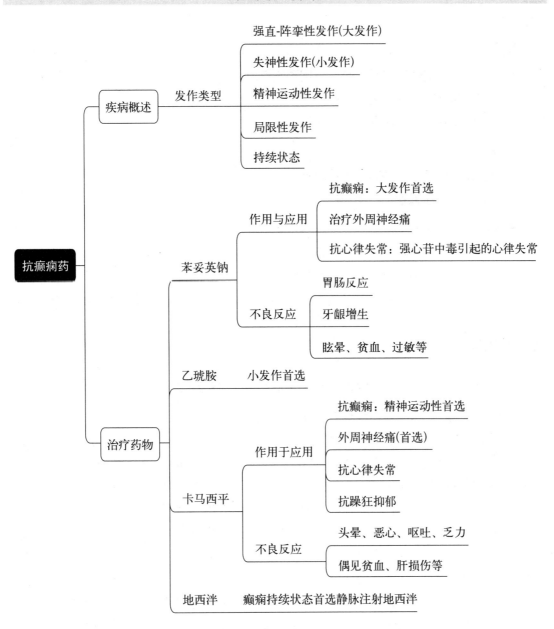

项目三 抗精神失常药

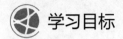

学习目标

知识目标

1. 掌握氯丙嗪的药理作用、临床应用和不良反应。
2. 掌握碳酸锂的药理作用、临床应用和不良反应。
3. 掌握丙米嗪的药理作用、临床应用和不良反应。

能力目标

1. 能够解释治疗精神失常的用药原则。
2. 能够对抑郁症患者进行用药护理。

素质目标

1. 树立有爱心、有耐心的职业素养。
2. 增强职业认同感、担负医药人的时代责任。

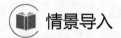

情景导入

精神病医学的革命——氯丙嗪

故事要从第二次世界大战期间开始，故事的主人公是法国外科医生亨利·拉伯里。他得到了一种吩噻嗪类化合物——异丙嗪。在对药物的研究中，他发现患者应用异丙嗪之后情绪发生了很大变化，显得平静、放松，即使是做了大手术也不那么痛苦。

1950 年 12 月，在异丙嗪的基础上，化学家 P.卡本提领导的科学家小组合成了化合物 RP-3277，它的分子结构与异丙嗪只有微小的差别，多了一个氯原子，侧链上也有小小的变动。在对此化合物进行测试时，发现它具有明显的镇静作用，老鼠居然变得"冷漠"起来，以前一听到铃声就会爬上绳子，可是应用药物之后，再听到铃声，居然无动于衷。此时，他又开始着手研究该药物对手术患者的作用。1952 年，他发表了一篇报告，内容是关于他在 60 位患者身上应用的结果，最后，他建议，这种药物可以用于精神病的治疗。化合物 RP-3277 即为氯丙嗪。

1952 年 7 月，在卢森堡举行的第 15 届法国精神病学和神经病学大会上，由当时颇具威望及影响力的精神病学家德尼尔克报告了他的发现——氯丙嗪可以明显减轻精神病患者的幻想和错觉。1952 年 12 月，氯丙嗪在法国上市了。很快，法国的精神科医生开始广泛使用氯丙嗪治疗精神病患者。

有一位历史学家这样描述了当时的场景："到了 1953 年，巴黎精神病医院的病房里让人难受的景象改变了，紧身衣、精神病水疗冰袋、噪声都已成为过去！很早以前就把锁住的患者放开的巴黎精神病医生们再一次成为解放患者的先驱。这一次是把他们从内在的折磨中解脱出来，使用的药物叫做氯丙嗪。氯丙嗪实现了精神病医药学上的革命。"

精神分裂症是一种以思维、情感、行为之间互不协调，精神活动脱离现实环境为主要特征的精神病。该病的发生与多种因素有关，如遗传因素、环境因素等。目前认为精神分裂症与中脑 - 边缘系统和中脑 - 皮质系统多巴胺能神经亢进有关。可表现出思维形式障碍、情感障碍、对周围现实毫不关心、幻觉及行为障碍等。根据临床症状，可将其分为两型，即Ⅰ型和Ⅱ型。前者以阳性症状（妄想、幻觉和思维紊乱）为主，后者则以阴性症状（情感淡漠、思维贫乏和主动性缺乏）为主。

临床上把治疗精神分裂症、躁狂抑郁症等疾病的药物统称为抗精神失常药。根据其作用和疗效，可把抗精神失常药分为三类：抗精神病药（antipsychotic drugs）、抗躁狂药（antimanic drugs）、抗抑郁药（antidepressive drugs）。

任务一 抗精神病药

本类药主要用于治疗精神分裂症，也可用于躁狂抑郁症的躁狂症状，也称为抗精神分裂症药。根据化学结构可将其分为吩噻嗪类、硫杂蒽类、丁酰苯类及其他。

一、吩噻嗪类

此类药物化学结构特点是都具吩噻嗪的基本结构，根据其侧链不同，又分为二甲胺类（氯丙嗪）、哌嗪类（奋乃静、氟奋乃静、三氟拉嗪）及哌啶类（硫利达嗪），它们具有相似的药理作用。目前国内以氯丙嗪应用最广泛，为代表药物。

氯丙嗪（Chlorpromazine，冬眠灵）

---- **体内过程** --

口服易吸收但不完全，个体差异较大，2～4h 达峰血药浓度，肌内注射吸收迅速，分布于全身，亲脂性高，易透过血脑屏障，脑中药物浓度可达血药浓度的 10 倍。主要在肝中代谢成多种代谢物及葡萄糖醛酸结合物，经肾排泄。$t_{1/2}$ 约 6h。

---- **药理作用** --

1. 对中枢神经系统的作用

（1）对精神活动和行为的影响 正常人服用治疗量的药物后，出现镇静、安定作用，表现出情感淡漠、对周围事物不感兴趣，环境安静可诱导入睡。精神分裂症患者服药后，能迅速控制兴奋躁动临床症状，连续长期用药，可使精神分裂症患者消除幻觉、妄想，减轻思维障碍，理智恢复，生活自理。

目前认为氯丙嗪的抗精神病作用主要是由于阻断了与情绪思维有关的边缘系统的多巴胺受体所致。而阻断网状结构上行激活系统的肾上腺素 α 受体，则与其镇静、安定作用有关。

（2）镇吐作用 氯丙嗪镇吐作用强，小剂量对延脑第四脑室底部极后区的催吐化学感受区（CTZ）的多巴胺（DA）受体有抑制作用，大剂量时能直接抑制呕吐中枢。但对刺激前庭引起的呕吐无效。

（3）对体温调节的影响 氯丙嗪对下丘脑体温调节中枢有强的抑制作用，使体温调节失灵，可使恒温动物的体温随环境温度的变化而有所升降。在低温环境中体温降低，在高温环境中，体温升高。在较大剂量时，置患者于冷环境（如冰水浴）中出现镇静、嗜睡，体温降低至正常以下（34℃或更低），基础代谢降低，器官功能活动减少，耗氧量减低而呈"人工冬眠"状态。

（4）对内分泌系统的影响 氯丙嗪能减少下丘脑催乳素抑制因子，使催乳素的分泌增加，导致乳房增大、泌乳及停经。还可抑制垂体生长激素、促肾上腺皮质激素和促性腺激素的释放。

（5）加强中枢抑制药的作用 氯丙嗪可加强麻醉药、镇静催眠药、镇痛药等中枢抑制药的作用，因此上述药物与氯丙嗪合用时应适当减量。

2. 对自主神经系统的影响

氯丙嗪明显拮抗 α 受体，可翻转肾上腺素的升压作用，也能抑制血管运动中枢和直接扩张血管，对心脏有一定抑制作用，可致外周阻力降低，心输出量降低，血压下降。氯丙嗪对 M 受体也有较弱的拮抗作用。

---- **临床应用** --------

（1）治疗精神病 主要用于治疗急慢性精神分裂症，对急性患者疗效好。能解除患者的躁狂、兴奋攻击状态，解除或减轻幻觉与妄想，也能改善某些思维联想障碍，使患者的思维情感及行为趋于一致，生活自理。

（2）止吐 用于治疗多种疾病（妊娠中毒、尿毒症、癌症、放射病等）和一些药物（吗啡、洋地黄、四环素等）所致的呕吐。但对晕动病所致的呕吐无效。也可用于顽固性呃逆。

（3）人工冬眠 与哌替啶、异丙嗪等药配伍患者深睡，体温、代谢及耗氧量均降低，有利于患者度过危险的组织损伤阶段，争得治疗时间，称为"人工冬眠"疗法。可用于严重创伤或感染、高热惊厥、中暑、破伤风、甲状腺危象等的辅助治疗。

---- **不良反应** --------

（1）锥体外系反应 长期大剂量用氯丙嗪拮抗黑质纹状体 DA 受体，而出现锥体外系反应，常见的有：① 帕金森综合征（Parkinsonism），主要表现肢体震颤、肌张力增高、运动减少等，发生率约30%；② 急性肌张力障碍（acute dystonia），以肌肉痉挛为特点，主要表现在头颈部肌肉，出现强迫张口、伸舌、斜颈等头颈部怪异动作，也

可波及躯干和四肢肌肉，通常在服药后24～48h内发生，多见于青年；③ 静坐不能（akathisia），表现为坐立不安，反复徘徊；④ 迟发性运动障碍（tardive dyskinesia），表现为节律的或不规则、不自主的刻板运动，特别以口、舌、面部不自主运动最常见，有时伴有肢体或躯干的舞蹈样动作。前三类症状都可用抗胆碱药苯海索等缓解。迟发性运动障碍停药后仍可长期存在。

（2）自主神经与内分泌方面　拮抗M受体可致口干、便秘、视力模糊、眼压升高等；拮抗α受体，加之对血管的扩张作用，易引起直立性低血压，多发生于药物剂量较大或注射给药的患者。长期应用可致乳房增大、停经、泌乳及不育症等，部分患者体重增加。

（3）变态反应　常见有皮疹、接触性皮炎及光敏性皮炎，也有剥脱性皮炎发生。另有粒细胞缺乏症、溶血性贫血及再生障碍性贫血的报道。

（4）局部刺激性　对组织有刺激性，应深部肌内注射，反复注射应交替部位，静脉注射可引起血栓性静脉炎，应稀释后缓慢注入。可诱发癫痫发作，禁用于癫痫病史者。昏迷及严重肝、肾功能不全者禁用。有心血管疾病的老年人慎用。冠心病者使用本药易致猝死，应密切注意。

氯丙嗪药物口诀

> 氯丙嗪，安定剂，精神患者不用急；
>
> 人工冬眠没问题，镇吐止呃容易；
>
> 阻断中枢DA受体，还能影响内分泌；
>
> 口干视昏与便秘，皆因阻断M受体；
>
> 也能阻断α受体，血压下降因体位；
>
> 长期用药需注意，多见反应锥外系；
>
> 昏迷癫痫应警惕，肝病患者均禁忌。

奋乃静（Perphenazine）

本品为吩噻嗪类的哌嗪衍生物。药理作用与氯丙嗪相似。抗精神病作用、镇吐作用较强，而镇静作用较弱。对幻觉、妄想、焦虑、紧张、激动等症状有效，也可用于症状性精神病。毒性较低，锥体外系反应较多。肝功能不良者禁用。

氟奋乃静（Fluphenazine）

本品抗精神病作用比奋乃静强且较久。镇静、降低血压作用微弱，但锥体外系反应比奋乃静更多见，适用于妄想型、紧张型精神分裂症。容易出现锥体外系反应，血压过低、严重肝肾功能不全、心脑血管疾病及癫痫患者慎用。

三氟拉嗪（Trifluoperazine）

本品抗精神病作用与镇吐作用均比氯丙嗪强，作用出现快而持久。催眠及镇静作用较弱，主要用于治疗精神病，对急慢性精神分裂症，尤其对妄想型与紧张型较好。

硫利达嗪（Thioridazine）

本品作用与氯丙嗪相似，降血压作用、抗胆碱作用、镇静作用、抗呕吐作用较强，锥体外系效应弱，是吩噻嗪类药物中锥体外系反应最少者。主要用于治疗精神分裂症。

二、硫杂蒽类

硫杂蒽类的基本结构与吩噻嗪类相似，代表药是氯普噻吨，此外还有氟哌噻吨（flupentixol）、替沃噻吨（tiotixene）等。

氯普噻吨（Chlorprothixene，泰尔登）

本品抗精神病作用不如氯丙嗪，但镇静作用较氯丙嗪强，有一定的抗抑郁作用。适用于伴有焦虑、抑郁症的精神分裂症，躁狂症与反应性精神病及伴有兴奋或情感障碍的精神失常。

三、丁酰苯类

丁酰苯类的化学结构与吩噻嗪类完全不同，但药理作用相似，为一类强效抗精神病药。

氟哌啶醇（Haloperidol）

氟哌啶醇药理作用与氯丙嗪相似，抗精神病作用及锥体外系反应很强，镇吐作用亦强。主要用于急慢性精神分裂症，也可用于止吐及顽固性呃逆。本药易引起锥体外系反应，长期大量应用可致心肌损害。

氟哌利多（Droperidol）

氟哌利多作用与氟哌啶醇相似，但体内代谢迅速，作用维持时间短。临床上用于治疗精神分裂症的兴奋躁狂状态。利用其安定作用及增强镇痛药作用的特点，与芬太尼配伍，用于神经阻滞镇痛（一种特殊麻醉状态，表现为精神恍惚、活动减少、不入睡、痛觉消失）。

四、其他类

五氟利多（Penfluridol）

本品为长效抗精神病药，药理作用与氟哌啶醇类似，作用持续时间长，每周口服 1 次即可。可用于各类精神分裂症，尤其适用于慢性患者的维持和巩固治疗。锥体外系反应发生率约 60%。

舒必利（Sulpiride）

本品属苯酰胺类药物，对精神分裂症幻觉、妄想、抑郁症状有较好疗效，对兴奋躁动作用较弱。锥体外系反应轻微。镇吐作用强，可用于止吐。

氯氮平（Clozapine）

本品属二苯二氮䓬类药物，抗精神病作用较强。用于急慢性精神分裂症，对用其他药治疗无效的病例仍可有效，几乎无锥体外系反应。缺点是可致粒细胞减少，应定期检查血象。

任务二　抗躁狂药

躁狂症主要表现为情绪高涨、烦躁不安、活动过度、言语不能自制、联想敏捷伴有妄想等阳性行为亢进。典型抗躁狂症药为碳酸锂，抗精神失常药氯丙嗪和抗癫痫药物卡马西平、丙戊酸钠等对躁狂症也有效。

碳酸锂（Lithium Carbonate）

---- 体内过程 ----

口服易吸收，2～4h 后达峰血药浓度。锂离子先分布于细胞外液，然后逐渐蓄积于各组织中。主要经肾排泄，$t_{1/2}$ 约为 24h。增加钠盐摄入，可促进锂排出。

---- 药理作用与临床应用 ----

治疗量对正常人精神活动几乎无影响，对躁狂症状则有显著疗效。主要用于情感性精神病躁狂症。本药是通过血脑屏障进入脑组织和神经细胞，需要一定时间，因此作用开始慢，可与抗精神病药合用，取得协同效果。

本品主要用于治疗躁狂症。对精神分裂症的兴奋躁动也有效，与抗精神病药合用疗效较好，还可以缓解锂盐所致的恶心、呕吐等不良反应。

---- 不良反应 ----

不良反应多，用药初期有恶心、呕吐、腹泻、乏力、肢体震颤、口干、多尿等。继续用药 1～2 周后可逐渐减轻或消失。此外还有抗甲状腺作用而致甲状腺肿大、白细胞升高等。血药浓度大于 2mmol/L 即可中毒，表现为意识障碍甚至昏迷、深反射亢进、共济失调、震颤、肌张力增高及癫痫发作等中枢神经症状，应立即减量或停药。

任务三　抗抑郁药

抑郁症是一种常见的情感障碍性精神疾病，主要表现为情绪低落、悲观失望、社交恐惧、睡眠障碍等，严重者可出现自残或自杀行为。目前认为该病是由于脑内 5-HT 缺乏，并伴有 NA 不足所致。抗抑郁药通过抑制脑内神经元对 NA 和 5-HT 的再摄取，提高突触间隙上述递质的浓度，提高突触传递功能，发挥抗抑郁的作用。三环类药是常用的抗抑郁药，包括丙米嗪、阿米替林、地昔帕明（desipramine）、多塞平（doxepin）等。其他化学结构的药物有阿莫沙平（amoxapin）、马普替林、氟西汀等，近年也用于抑郁症的治疗。

丙米嗪（Imipramine，米帕明）

···· 体内过程 ····

口服易吸收，2～8h达峰血药浓度。吸收后广泛分布于全身组织，以脑、肝、肾及心肌分布较多。主要被肝药酶代谢，中间产物地昔帕明仍具有活性，经肾排出。

···· 药理作用与临床应用 ····

正常人用药后即可有困倦、疲乏、头晕等症状，继续用药症状加重，并出现注意力不集中、思维能力下降。抑郁症患者服用后，表现为精神振奋、情绪提高、焦虑心情减轻，产生抗抑郁作用。一般需连续用药2～3周后才能见效，不能作为应急治疗用。丙米嗪治疗量有M受体拮抗和降低血压作用。

临床可用于各类型的抑郁症治疗，对内源性、反应性及围绝经期抑郁症疗效较好，对精神分裂症的抑郁状态疗效较差。还可用于小儿遗尿症。

···· 不良反应 ····

不良反应主要是抗胆碱和对心血管作用，引起口干、便秘、散瞳、眼内压升高、尿潴留、心悸、直立性低血压、心律失常等。中枢神经方面可致乏力、头晕等，少数人转为躁狂兴奋。偶见皮疹、粒细胞减少及阻塞性黄疸等变态反应。

禁用于前列腺增生症和青光眼患者，心血管病患者慎用。

氯米帕明（Clomipramine）

本品为安全可靠、起效迅速的三环类抗抑郁药，同时还有抗焦虑与镇静作用。适用于治疗内源性、反应性、神经性抑郁症和各种抑郁状态及伴有抑郁症的精神分裂症。

阿米替林（Amitriptyline）

本品为临床常用的三环类抗抑郁药，能选择性地抑制中枢突触部位对NA的再摄取，其抗抑郁作用与丙米嗪相似，可使抑郁症患者情绪提高，对思维缓慢、行动迟缓及食欲缺乏等症状能有所改善。适用于治疗各型抑郁症或抑郁状态，也用于治疗小儿遗尿症。

马普替林（Maprotiline）

本品为近年合成的四环类广谱抗抑郁药，具有奏效快、不良反应小的特点，用于各型抑郁症，老年抑郁症患者尤为适用。

氟西汀（Fluoxetine）

本品是选择性5-羟色胺再摄取抑制药，其抗抑郁作用与三环类药物相似，但其镇静作用较小，不良反应较多。

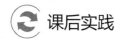 课后实践

抗精神失常药物应用小调研

请同学们根据表格内容自主查找常用抗精神失常药物，并进行同类药物的比较分析。

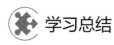 学习总结

知识点导图

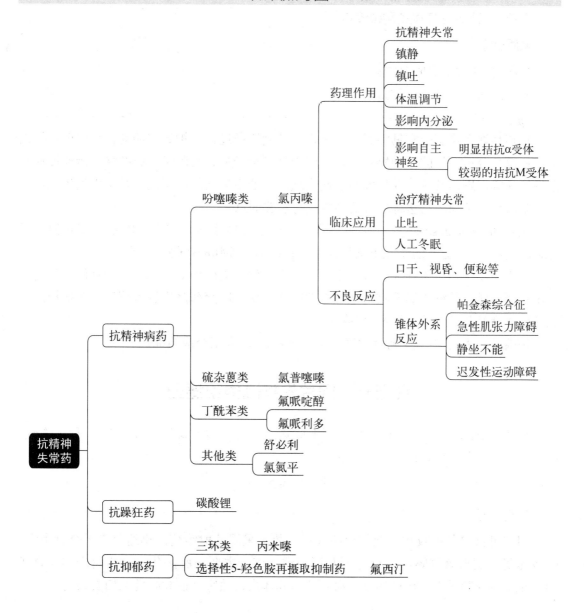

项目四　镇痛药

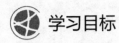 **学习目标** --

知识目标

1. 掌握吗啡的药理作用、临床应用和不良反应。
2. 掌握哌替啶的药理作用、临床应用和不良反应。
3. 熟悉芬太尼、美沙酮、曲马多的作用特点和临床应用。

能力目标

1. 能够解释镇痛药的用药原则。
2. 能够指导患者正确使用镇痛药。

素质目标

1. 树立敬畏生命的职业准则。
2. 树立依法从业的法律意识。

疼痛是许多疾病的常见症状。它是伤害性刺激通过传入神经将冲动传至中枢，经大脑皮质综合分析产生的一种感觉。疼痛的类型有神经痛、内脏平滑肌绞痛、慢性钝痛和急性锐痛等，剧痛及持久性疼痛常引起失眠及其他生理功能的紊乱，甚至引起休克。所以，临床应用镇痛药物缓解患者的疼痛具有重要的意义。

镇痛药（analgesics）是一类主要作用于中枢神经系统，在不影响意识和其他感觉（触觉、视觉、听觉）的情况下选择性地缓解或消除疼痛的药物。

本类药物镇痛作用强大，多用于剧烈疼痛，但反复应用后易成瘾，一旦停药就会表现出戒断症状，故称本类药物为成瘾性镇痛药，属"麻醉药品"管理范畴，应根据国家颁布的《麻醉药品管理条例》，严格控制使用。

镇痛药分为两类：① 阿片生物碱类镇痛药；② 人工合成镇痛药。

任务一　阿片生物碱类镇痛药

阿片（opium）为罂粟科植物罂粟未成熟蒴果浆汁的干燥物。含有 20 余种生物碱，吗啡是其中主要的生物碱。

吗啡（Morphine）

---- **体内过程** --

口服可自胃肠道吸收，但利用率较低，故多采用注射给药。迅速分布于全身组织，仅少量可透过血脑屏障，但已足可发挥药理效应。主要在肝脏代谢，代谢产物经肾排出，小量经乳腺排出，还可通过胎盘到达胎儿体内，故临产前和哺乳期妇女禁用。

---- **药理作用** ---

1. 对中枢神经系统作用

（1）镇痛镇静作用 吗啡镇痛作用强大，对持续性钝痛作用强，对锐痛也有效，作用持续4～6h。镇痛的同时可产生镇静作用，消除患者因疼痛引起的情绪反应，如焦虑、紧张等，若外界安静，患者易入睡。90%～95%的患者有欣快感，是导致成瘾的基础。

目前认为吗啡的镇痛作用通过激动脑区的阿片受体，抑制P物质释放而发挥镇痛作用。阿片受体在体内分布广泛，作用于不同部位阿片受体的作用不同。吗啡与丘脑、脑室及导水管周围灰质及脊髓胶质区的阿片受体结合，干扰痛觉冲动传入中枢引起镇痛作用；与边缘系统的阿片受体结合可消除疼痛伴有的情绪变化；与蓝斑核中的阿片受体结合则与产生欣快感有关。

（2）呼吸抑制作用 吗啡直接抑制呼吸中枢，小于镇痛剂量时就有明显作用。随着剂量增加，呼吸抑制作用也加强，中毒时呼吸极度抑制，可引起呼吸衰竭而死亡。

（3）镇咳作用 此作用可能与吗啡作用于延髓孤束核的阿片受体，抑制咳嗽中枢有关。对各种剧烈咳嗽均有良好疗效。但吗啡易成瘾，故不作镇咳药用，只在肺外伤或肺出血等需立即止咳的情况下应用。

（4）其他作用 刺激延髓催吐化学感受区引起恶心、呕吐；兴奋动眼神经缩瞳核引起缩瞳作用，中毒时瞳孔极度缩小呈针尖样，对吗啡中毒具诊断意义。

2. 对消化道和其他平滑肌的作用

吗啡可提高胃肠道平滑肌及其括约肌的张力，使蠕动减慢；抑制胃、肠、胰液及胆汁分泌。吗啡有止泻作用，并可引起便秘。可使胆道平滑肌及胆道括约肌痉挛性收缩，故胆绞痛患者不宜单用吗啡，应与阿托品合用。

3. 对心血管系统的作用

吗啡可扩张阻力血管及容量血管，引起直立性低血压。治疗量吗啡还可扩张脑血管而升高颅内压，这与吗啡抑制呼吸，CO_2在体内大量贮留从而扩张脑血管有关。脑外伤时应当禁用。

---- **临床应用** ---

（1）镇痛 一般用于其他镇痛药无效时的急性锐痛，如严重创伤、战伤、烧伤疼痛及晚期癌症锐痛，心肌梗死引起的疼痛在患者血压正常时亦可用吗啡止痛。但因连续用药易成瘾，故不能长期使用。

（2）心源性哮喘 除采取吸氧和静脉注射速效强心苷外，静脉注射吗啡常可产生良好效果。主要由于：① 吗啡抑制呼吸中枢，降低呼吸中枢对CO_2的敏感性，从而减弱反射性的呼吸过度兴奋；② 吗啡扩张外周血管，降低心脏前、后负荷，有利于肺水肿的消除；③ 吗啡有镇静作用，可以消除患者的焦虑和恐惧不安情绪。但对于伴有昏迷、休克、痰液过多的严重肺部疾病禁用。

（3）止泻 用于急慢性腹泻，可减轻症状，如伴有细菌感染，应合用抗生素。

---- **不良反应** ---

（1）一般反应 治疗量吗啡有头晕、嗜睡、恶心、呕吐、便秘、抑制呼吸及排尿困

难等不良反应。

（2）耐受性和成瘾性　连续服用吗啡 1～2 周即可产生耐受性和成瘾性。一旦停药，即产生戒断症状，如烦躁不安、失眠、肌肉震颤、疼痛、呕吐、腹痛、腹泻、流泪、流涕、出汗、打呵欠、散瞳甚至虚脱。成瘾者意志消退、身体消瘦、精神萎靡，还会由于不择手段觅药对社会造成危害。

（3）急性中毒　过量的吗啡可致急性中毒。主要症状是昏迷、呼吸深度抑制、瞳孔极度缩小、发绀及血压下降，最后死于呼吸麻痹。抢救措施为：口服中毒者可用 1：2000 高锰酸钾洗胃，同时立即人工呼吸、给氧，使用中枢兴奋药尼可刹米、阿片受体拮抗药纳洛酮。

阿片受体阻断药——纳洛酮

纳洛酮的化学结构与吗啡相似，与脑内阿片受体的亲和力比吗啡和脑啡肽均大，可完全拮抗吗啡与阿片受体的结合。小剂量（0.4～0.8mg）肌内注射或静脉注射均能迅速拮抗吗啡的作用，1～2min 后即能使吗啡中毒者呼吸频率增加，血压回升。对吗啡成瘾者可迅速诱发戒断症状。主要用于抢救吗啡类镇痛药的急性中毒，解救呼吸抑制及其他中枢抑制症状，可使昏迷状态迅速改善。也可用于吸毒成瘾患者的诊断。

可待因药理作用与吗啡相似，镇痛作用为吗啡的 1/12～1/10，镇咳作用为其 1/4，对呼吸抑制作用较轻，镇静作用不明显，欣快感及致依赖性较吗啡弱，仍属于限制性应用的麻醉药品。

本品也为中枢镇咳药的代表药，对干咳效果好，也经常作为复方组分使用。

任务二　人工合成镇痛药

哌替啶（Pethidine，度冷丁，Dolantin）

···· **体内过程** ··

口服易吸收，皮下或肌内注射吸收更快，血浆蛋白结合率 64%～82%，血浆 $t_{1/2}$ 约 3h，大部分经肝代谢，随尿排出。

···· **药理作用** ··

（1）中枢神经系统　能与阿片受体结合，镇痛作用较吗啡弱，作用维持时间较吗啡短，为 2～4h。本药镇静作用明显，可消除患者紧张、烦躁、焦虑不安等情绪；也具有呼吸抑制作用，可降低呼吸中枢对 CO_2 的敏感性；对延髓催吐化学感受区（CTZ）也有兴奋作用，并增加前庭器官的敏感性，可出现恶心、呕吐和眩晕。哌替啶无明显镇咳作用，不引起缩瞳。

（2）心血管系统 治疗量哌替啶可引起直立性低血压和晕厥，这与抑制血管运动中枢、释放组胺及直接扩张血管有关。哌替啶也能升高颅内压。

（3）平滑肌 哌替啶对胃肠道平滑肌的作用类似吗啡，但因作用持续时间短，不易引起便秘，也无止泻作用；能引起胆道括约肌痉挛，提高胆道内压力，但较吗啡弱。

临床应用

（1）镇痛 用于各种剧烈疼痛，如创伤、烫伤、烧伤、晚期恶性肿瘤引起的疼痛及术后疼痛。与阿托品合用，可用于内脏绞痛。

（2）麻醉前给药及人工冬眠 术前给药可消除患者的恐惧、紧张情绪，并可减少麻醉药用量。与氯丙嗪、异丙嗪组成冬眠合剂。

（3）治疗心源性哮喘 作用原理与吗啡相同。

不良反应

治疗量哌替啶可引起眩晕、口干、恶心、呕吐、出汗、心动过速，有时也可引起直立性低血压。过量中毒可出现昏迷、呼吸深度抑制，还可引起类似阿托品的中毒症状，如瞳孔散大、心跳加速、兴奋、谵妄甚至惊厥。连用可产生耐受性和成瘾性，故应控制使用。

阿法罗定（Alphaprodine）

本品特点是作用出现快，持续时间短。镇痛效力不如哌替啶，主要用于短时止痛。不良反应轻微，可出现短暂眩晕、无力、多汗等。本品亦能成瘾，故不宜长期应用。

美沙酮（Methadone）

本品为强效镇痛药，镇痛效力与吗啡相等或稍强，其镇静、欣快、对胃肠道和胆道平滑肌及缩瞳等作用较吗啡弱。耐受性与成瘾性发生较慢，戒断症状略轻于吗啡。适用于创伤或手术后疼痛、癌症剧痛、胆绞痛及其他原因引起的剧痛。也用于阿片、吗啡及海洛因成瘾者的脱毒治疗。因有呼吸抑制作用，对呼吸中枢功能不全者、婴儿和临产妇女均禁用。

芬太尼（Fentanyl）

本品为强效镇痛药，等剂量作用强度为吗啡的 100 倍。作用出现快，维持时间短，呼吸抑制作用较吗啡轻。多用于外科、妇科手术后及术中的镇痛及各种剧痛；与全麻药或局麻药合用，可减少麻醉药用量。成瘾性较小。

罗通定（Rotundine）

罗通定的镇痛和催眠作用较四氢帕马丁强。服药后 15min 起效，2h 作用消失。用于镇痛，对外伤、骨折及术后疼痛有一定止痛作用，但对钝痛效果更好。可用于失眠，特别是由于疼痛引起的失眠。不良反应轻微，偶见眩晕、乏力、恶心等反应。

喷他佐辛（Pentazocine，镇痛新）

喷他佐辛是吗啡受体的部分激动药，为一强效镇痛药，等剂量镇痛效力为吗啡的1/3，但较哌替啶强，作用可维持 3～4h。由于是吗啡受体的部分激动药，可减弱吗啡的镇痛作用，并能加速吗啡成瘾者产生戒断症状。主要用于各种慢性剧痛。成瘾性很小。

二氢埃托啡（Dihydroetorphine）

本品是我国研制的强效镇痛药，其镇痛作用比吗啡强，但镇痛作用短暂，小剂量间断用药不易产生耐受性，大剂量持续用药则易出现耐受性、成瘾性。用于止痛（如晚期癌症、外伤、术后等各种疼痛），也可用于麻醉前给药、静脉复合麻醉、阻滞麻醉辅助用药，还可用于阿片类药物成瘾患者的戒毒。

布桂嗪（Butoconazole，强痛定）

布桂嗪的镇痛作用约为吗啡的1/3。本品有安定、镇咳作用，但不抑制呼吸。适用于神经性疼痛、炎症性疼痛、关节痛、外伤性疼痛、痛经、癌症引起的疼痛。有一定的成瘾性，不可滥用。

四氢帕马丁（Tetrahydropalmatine）

四氢帕马丁又称延胡索乙素，是罂粟科植物延胡索中提取的生物碱，为消旋产品。其左旋体即为罗通定。药用的罗通定是由防己科植物金不换的根提取得来或人工合成得到的。

四氢帕马丁具有显著的镇痛、安眠、镇静、止吐及降压作用。无成瘾性，毒性轻微，可部分代替吗啡类药物使用。临床用于治疗慢性持续性钝痛，如头痛、胸痛、腹痛、神经性胃痛、关节痛、月经痛等；也适用于因疼痛不能入睡的失眠患者。

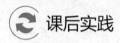 课后实践

吗啡的安全用药指导

（1）吗啡镇痛时提倡口服给药，成人一次8～30mg，皮下一次10mg，视患者的镇痛反应和不良反应调整用量，可4～6h重复给药。静注或肌注主要用于严重的术后疼痛，严重的心绞痛、肾绞痛或胆绞痛，心源性哮喘发作以及不宜全身麻醉或其他麻醉方法的小手术。

（2）吗啡易产生耐受性和依赖性，应严格掌握适应证，控制剂量和疗程，并密切观察有无成瘾现象发生。要向患者进行药物依赖方面的宣教，介绍成瘾后给社会和家庭带来的严重危害，避免药物滥用。

（3）癌症患者的止痛应按照三阶梯止痛原则，根据患者的病情和疼痛程度选择用药，提倡剂量个体化。

（4）注意用药禁忌

① 对未明确诊断的疼痛如急腹症，不应盲目止痛，以免掩盖病情，贻误诊断。

② 能通过胎盘屏障和乳汁，故禁用于分娩止痛和哺乳期妇女止痛。

③ 支气管哮喘、肺心病、颅内压增高、新生儿、婴儿及肝功能严重减退者禁用。

请同学们阅读癌症患者的三阶梯止痛原则和《麻醉药品和精神药品管理条例》，熟悉吗啡及其他镇痛药物的安全用药管理要求。

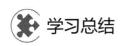 学习总结

知识点导图

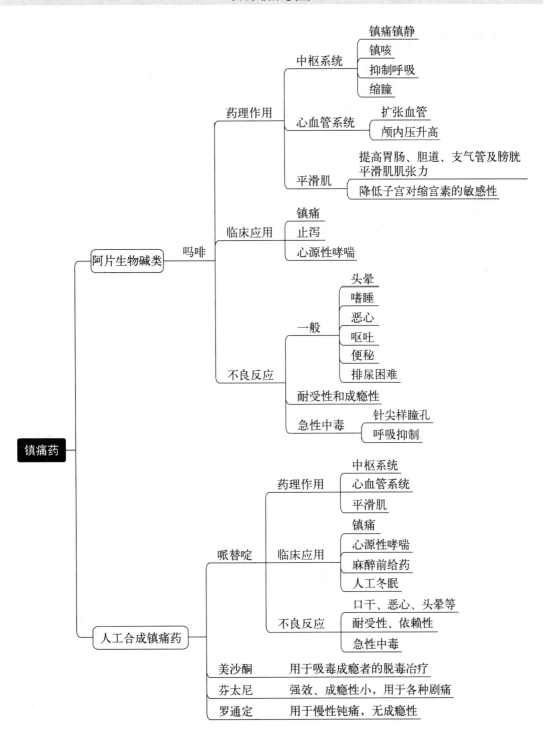

项目五　解热镇痛抗炎药

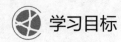 学习目标

知识目标

1. 掌握解热镇痛抗炎药的作用原理。
2. 掌握阿司匹林的药理作用、临床应用和不良反应。
3. 掌握对乙酰氨基酚的药理作用、临床应用和不良反应。
4. 熟悉吡唑酮类、有机酸类等药物的临床应用和不良反应。

能力目标

能够指导患者正确使用解热镇痛抗炎药。

素质目标

1. 树立安全用药的职业准则。
2. 树立为患者服务的社会责任意识。

情景导入

　　患儿，男，5岁。由于近日气温骤降，家长未及时给其增加衣物，导致该儿童受凉，出现困乏、食欲缺乏等症状，并无其他不适表现，家长自行测量患儿体温达38.7℃。

　　课堂讨论：1.根据案例分析，患儿可能患有的疾病是什么？

　　2.请同学们根据生活实践谈谈可以给患儿何种药物进行治疗。

任务一　认识发热

　　发热，也称发烧，是指致热原直接作用于体温调节中枢、体温中枢功能紊乱或各种原因引起的产热过多、散热减少，导致体温升高超过正常范围的现象。每个人的正常体温略有不同，一般为36~37℃。当直肠温度超过37.6℃，口腔温度超过37.3℃，腋窝温度超过37℃，或一日之间体温相差在1℃以上，即为发热。

　　发热是机体的一种防御反应，不同热型又是诊断疾病的重要依据。故对一般发热患者可不急于使用解热药。但对热度过高或持久发热的患者适当使用解热药可降低体温，缓解高热引起的并发症如谵妄、昏迷、小儿高热惊厥等。但应注意不要过量，尤其对幼

儿、老年和体弱患者，体温骤降及出汗过多有引起虚脱的危险。解热镇痛药只是对症治疗，应着重对因治疗。

任务二 药物治疗

解热镇痛抗炎药（antipyretic-analgesic and antiinflammatory drugs）是一类具有解热、镇痛作用，且大多数具有抗炎抗风湿作用的药物。本类药物化学结构各异，但作用相似，都可抑制体内前列腺素（PG）的生物合成。

1. 解热作用

解热镇痛药能使发热者的体温降低，而对正常体温几乎无影响。发热是由于病原体及其毒素刺激中性粒细胞或其他细胞，产生并释放内热原或其他原因（如组织损伤、炎症、抗原-抗体反应和恶性肿瘤等）引起内热原释放，刺激下丘脑体温调节中枢，使该处的 PG 尤其是 PGE2 合成与释放增多，使下丘脑的温热感受神经元的阈值升高，体温调定点提高，导致产热增加，散热减少，体温升高。解热镇痛药可抑制 PG 合成酶（环氧化酶），减少 PG 合成，使异常升高的体温调定点恢复至正常水平，散热增加，因而退热。

2. 镇痛作用

解热镇痛药有中等程度的镇痛作用，对慢性钝痛如牙痛、头疼、神经痛、肌肉痛、关节痛及月经痛等均有较好的镇痛效果，对创伤性剧痛和内脏平滑肌绞痛无效。长期应用一般不产生耐受性和依赖性。

本类药物镇痛部位主要在外周部位。当组织受损或炎症时，局部产生与释放某些致痛、致炎介质如缓激肽、PG 和组胺等。缓激肽作用于神经末梢，可以致痛。PG 除有致痛作用外，主要能提高痛觉感受器对缓激肽等致痛物质的敏感性，产生持续性钝痛。解热镇痛抗炎药抑制炎症部位 PG 合成，因而对慢性钝痛有较好的止痛效果。

3. 抗炎和抗风湿作用

PG 是参与炎症反应的重要生理活性物质，且能增强缓激肽等的致炎作用。在炎症组织中（如类风湿关节炎）也发现有大量 PG 存在。除苯胺类外，其他解热镇痛抗炎药能缓解炎症反应，使炎症的红、肿、热、痛减轻，明显地控制风湿及类风湿的症状，但不能根除病因阻止病程的发展或并发症的出现，仅有对症治疗作用。

综上所述，本类药物的作用均与抑制前列腺素合成酶（cyclo-oxygenase，COX）从而抑制 PG 的合成与释放有关。目前已知，COX 有两型——COX-1 和 COX-2，本类药物对 COX-2 的抑制作用为其治疗作用的基础；而对 COX-1 的作用则成为其不良反应的原因。因而药物对两型 COX 的选择性成为对药物评价的重要因素。

常用的解热镇痛药按其化学结构可分为水杨酸类、苯胺类、吡唑酮类及其他类。作用及应用见表 2-5-1。

表2-5-1　常用解热镇痛抗炎药作用与应用

药物名称	作用特点	临床用途
阿司匹林	具有较强的解热镇痛、抗炎抗风湿作用，还可抑制血小板聚集和释放，防止血栓形成	1.慢性钝痛及一般发热 2.风湿性关节炎、类风湿关节炎、风湿热 3.防治冠状动脉血栓和脑血栓
对乙酰氨基酚	解热作用强，镇痛作用弱，无抗炎抗风湿作用	主要用于感冒发热、头痛、神经痛等
布洛芬	解热镇痛、抗炎抗风湿作用与阿司匹林相似，但胃肠道反应轻	1.一般发热 2.治疗风湿性关节炎和类风湿关节炎、骨关节炎及急性痛风等
吲哚美辛	最强的PG合成酶抑制剂之一。有显著的抗炎抗风湿和解热作用，但不良反应多	主要用于不适于应用阿司匹林的强直性关节炎、骨关节炎及风湿性关节炎等
双氯芬酸	抗炎、镇痛作用强	主要用于风湿性关节炎、类风湿关节炎等

子任务一　水杨酸类

水杨酸类（salicylates）包括阿司匹林和水杨酸钠（sodium salicylate）。水杨酸本身因刺激性强，仅作外用，有抗真菌及角质溶解作用。

阿司匹林（Aspirin）

阿司匹林又称乙酰水杨酸。

---- **体内过程** --

口服后，小部分在胃、大部分在小肠内吸收，1~2h血药浓度达峰值。吸收后，很快水解成水杨酸并以盐的形式迅速分布至全身。水杨酸盐与血浆蛋白结合率为80%~90%。主要经肝脏代谢，代谢物自肾排出，少部分以水杨酸盐形式排出。碱化尿液可减少肾小管的重吸收，加速排泄。

---- **临床应用** --

（1）解热镇痛及抗炎抗风湿作用　阿司匹林有较强的解热镇痛作用，常用于感冒发热及头痛、牙痛、神经痛、月经痛和术后伤口痛等慢性钝痛。抗炎抗风湿作用也较强，较大剂量（成人每日3~5g）治疗急性风湿热，疗效迅速而确实；对类风湿关节炎也可迅速镇痛、缓解关节炎的症状、减轻关节损伤，目前仍是首选药。

（2）抑制血小板聚集　阿司匹林通过抑制PG合成酶，而减少血小板中的血栓素（TXA_2）的生成，有抗血小板聚集及抗血栓形成作用。建议使用小剂量（每日口服

75～100mg）用于防治冠状动脉血栓形成和脑血栓，减少缺血性心脏病发作和复发危险，可使一过性脑缺血发作患者卒中率降低。

---- **不良反应** --

（1）胃肠道反应　口服对胃黏膜有直接刺激作用，引起上腹部不适、恶心、呕吐。较大剂量或长期应用可诱发胃溃疡甚至不易察觉的胃出血。溃疡病患者应慎用或禁用。

（2）凝血障碍　通过抑制血小板聚积，延长出血时间，大量或久服可抑制凝血酶原的形成，引起低凝血酶原血症，可用维生素 K 防治。严重肝损害、低凝血酶原血症、维生素 K 缺乏和血友病患者禁用，术前 1 周也应禁用。

（3）水杨酸反应　剂量过大（每日 5g 以上）可出现头痛、眩晕、恶心、呕吐、耳鸣、视力和听力减退，总称为水杨酸反应。严重者甚至精神错乱。应立即停药，静脉滴注碳酸氢钠以加速其排出。

（4）变态反应　偶见皮疹、荨麻疹、血管神经性水肿和过敏性休克。有些哮喘患者服用后可诱发支气管哮喘。故哮喘患者禁用。

（5）瑞氏综合征（Reye syndrome）　对病毒性感染伴有发热的儿童和青年患者，服药后有发生瑞氏综合征的危险。其表现为严重肝功能不良，合并脑病。此症虽少见，但可致死。

子任务二　苯胺类

苯胺类包括对乙酰氨基酚和非那西丁（phenacetin），二者作用相似。因非那西丁毒性较大，已不单独使用，仅与其他解热镇痛药配成复方应用。

对乙酰氨基酚（Acetaminophen，扑热息痛）

本品为非那西汀在体内的活性代谢产物，几乎无抗炎、抗风湿作用。

---- **体内过程** --

口服吸收快而完全，主要在肝内转化，代谢产物经肾排泄。

---- **作用与应用** --

解热作用与阿司匹林相似，镇痛作用较弱，几乎没有抗炎和抗风湿作用。临床主要用于感冒等引起的发热及各种钝痛，如关节痛、头痛、神经痛和肌肉痛等。

---- **不良反应** --

治疗剂量安全可靠，不良反应少。偶见皮疹、恶心、呕吐等。剂量过大可引起肝坏死、肾乳头坏死等；3 岁以下儿童及新生儿因肝肾功能发育不全，应避免使用。

子任务三　吡唑酮类

吡唑酮类包括氨基比林、安乃近、保泰松和羟基保泰松等。氨基比林和安乃近可引起致命的粒细胞减少和变态反应，临床已不用，仅保留氨基比林作为某些复方解热镇痛成分之一。

保泰松（Phenylbutazone）

保泰松又称布他酮，羟基保泰松（oxyphenbutazone）为保泰松的活性代谢产物。保泰松抗炎抗风湿作用强，解热镇痛作用弱。主要用于风湿性关节炎和类风湿关节炎、强直性脊柱炎。由于本药物不良反应多且严重，故不作为抗风湿首选药。较大剂量可使尿酸排泄，可用于治疗急性痛风。羟基保泰松与保泰松作用相似。但无促尿酸排出作用。

本类药物毒性较大，不良反应较多，常见有胃肠道反应如上腹不适、恶心、呕吐及腹泻，较大剂量可诱发消化道溃疡及出血，溃疡病患者禁用。久用可出现水钠潴留引起水肿。偶见皮疹或剥脱性皮炎、粒细胞减少等变态反应。大剂量可致肝、肾损害，故肝、肾功能不全者禁用。

子任务四　有机酸类

布洛芬（Ibuprofen，异丁苯丙酸）

布洛芬口服吸收快且完全，1～2h 血药浓度可达峰值，$t_{1/2}$ 约 2h，血浆蛋白结合率为 99%。本药可缓慢透过滑膜腔，血浆浓度降低后关节腔内仍保留较高浓度。布洛芬具有较强的抗炎抗风湿和解热镇痛作用。适用于治疗风湿性关节炎和类风湿关节炎、骨关节炎及急性痛风。对三叉神经痛、头痛也有较好的疗效。胃肠道不良反应较阿司匹林轻，患者较易耐受。但长期服用仍应注意胃肠溃疡和出血。

萘普生（naproxen）、酮洛芬（ketoprofen）与布洛芬为同类药物，其作用及用途均相似。

吲哚美辛（Indomethacin，消炎痛）

吲哚美辛又名消炎痛，为人工合成的吲哚衍生物。

吲哚美辛是最强的 PG 合成酶抑制剂之一。有显著的抗炎抗风湿和解热作用，其抗急性风湿性关节炎、类风湿关节炎作用与保泰松相似。由于本药不良反应多，故主要用于不适于应用乙酰水杨酸的强直性关节炎、骨关节炎及风湿性关节炎，对急性痛风性关节炎也有效，还可用于恶性肿瘤引起的发热。

本药不良反应较多见，约 20% 患者因不能耐受而被迫停药。主要有：① 消化道反应如恶心、呕吐、腹痛、腹泻、诱发胃溃疡或胃出血及穿孔等；② 头痛、眩晕等中枢神经症状；③ 粒细胞减少、再生障碍性贫血及肝功能损害。少数发生变态反应。

双氯芬酸（Diclofenac）

双氯芬酸抗炎、镇痛作用较强，临床主要用于风湿性关节炎和类风湿关节炎、骨性关节炎、强直性脊柱炎的长期治疗；也可用于肌肉骨骼疼痛、术后痛和痛经等。常见的不良反应有嗜睡、头痛、头晕、恶心、腹泻、消化性溃疡等；偶见溶血性贫血、骨髓抑制和暂时性肝、肾功能异常。

子任务五　其他类

吡罗昔康（Piroxicam）和美洛昔康（Meloxicam）

吡罗昔康和美洛昔康为同类药。吡罗昔康对 PG 合成酶有强大的抑制作用，适用于治疗风湿性关节炎及类风湿关节炎、强直性脊柱炎及急性痛风等。特点为用药剂量小，作用持续时间长，不良反应少。美洛昔康对 COX-2 具有选择性抑制作用，因而其抗炎作用强而不良反应较小，应用同吡罗昔康。但剂量过大或长期服用也可致消化道出血、溃疡，应予注意。

尼美舒利（Nimesulide）

尼美舒利具有较高的选择性抑制 COX-2 作用，因而其抗炎作用强而不良反应较小。常用于治疗类风湿关节炎、骨关节炎及呼吸道、耳鼻喉、软组织、口腔炎症。偶有消化系统反应，但较轻微而短暂。

塞来昔布（Celecoxib）

塞来昔布属于高选择性 COX-2 抑制剂，治疗量对体内 COX-1 无明显影响，故胃肠道反应、出血和溃疡发生率比非选择性 COX 抑制剂低。口服吸收好，半衰期长。主要用于骨关节炎和类风湿关节炎。

柴胡

柴胡的主要有效成分是柴胡皂苷。实验证明本品对中枢神经系统具有广泛的抑制作用，呈现明显的解热镇痛、抗炎、镇静安定、镇咳以及促进肠蠕动等作用，并能抑制某些病毒，保护肝脏，降低转氨酶。口服小剂量柴胡（相当于生药 0.6g）可引起轻度倦意与镇静，大剂量时可引起深睡或减退食欲。常用于解热。

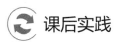 **课后实践**

解热镇痛抗炎药应用小调研

解热镇痛药常配成复方应用，以加强其解热镇痛效果，减少不良反应。复方中除含乙酰水杨酸、对乙酰氨基酚外，还含有咖啡因、氯苯那敏、麻黄碱等。请同学们根据表格内容自主查找常用的感冒药，并分析其成分。

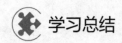 学习总结

知识点导图

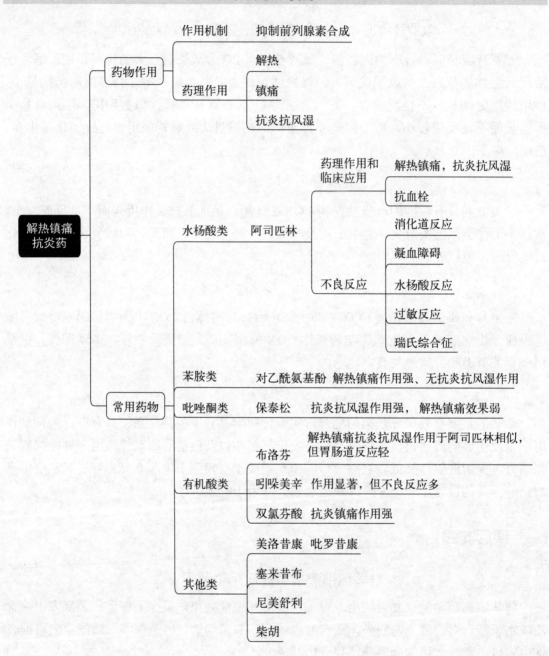

项目六　抗中枢神经退行性疾病药

 学习目标 --

知识目标

1. 掌握左旋多巴的药理作用、临床应用和不良反应。
2. 掌握多奈哌齐的药理作用、临床应用和不良反应。

能力目标

1. 能够指导患者正确使用抗帕金森药物。
2. 能够指导患者正确使用治疗阿尔茨海默病药物。

素质目标

1. 培养学生富有爱心、责任心。
2. 树立社会责任意识。

情景导入

患者，男，75 岁。大约 5 年前出现反应迟钝，记忆力减退，走路时偶有出现不能识别回家的路，不能说出家庭住址，对刚说过的话、做过的事情记忆不清。近一年上述症状逐渐加重，尚可认识家人。

课堂讨论：1. 请根据案例中出现的情况，判断患者可能患有的疾病是什么？

2. 试着说一说患者为什么会出现这样的症状。

任务一　认识帕金森病

中枢神经系统退行性疾病是指一组由慢性进行性的中枢神经组织退行性变性而产生的疾病的总称。病理上可见脑和（或）脊髓发生神经元退行变性、丢失。主要疾病包括帕金森病、阿尔茨海默病、亨廷顿病和肌萎缩侧索硬化症。本项目主要介绍帕金森病和阿尔茨海默病。

帕金森病（Parkinson disease，PD）是神经系统常见的慢性退行性疾病，主要症状为静止性震颤、肌强直和运动障碍。现认为帕金森病主要病变在黑质纹状体的多巴胺（DA）神经通路。黑质含有大量多巴胺能神经元，其末梢及相应受体在纹状体（尾核和壳核）形成黑质纹状体束。释放的多巴胺递质，对脊髓前角运动神经元起抑制作用。纹状体内还含有来自其他部位的胆碱神经元，以乙酰胆碱为递质，对脊髓前角运动神经元起兴奋作用。正常情况下，这两类神经元相互制约，处于动态平衡，通过锥体外系调节机体的运动，若黑质内多巴胺能神经元发生退行性改变，导致纹状体内 DA 含量下降，多巴胺能神经功能不足，胆碱能神经相对占优势，就可出现帕金森病症状。因此，临床上治疗帕金森病的药物主要是通过纠正这种不平衡状态而达到治疗目的的。

阿尔茨海默病（Alzheimer disease，AD）又称原发性老年痴呆，是一种起病隐匿的进行性发展的神经系统退行性疾病。临床上以记忆障碍、失语、失用、失认、视空间技能损害、执行功能障碍以及人格和行为改变等全面性痴呆表现为特征。该病主要病理变化为脑萎缩，中枢神经区域神经元和神经突触明显减少或消失，与认知相关的区域如海马体及相关皮质的改变更为明显。目前主要治疗药物有胆碱酯酶抑制药、M 受体激动药和促进脑代谢药物。

任务二　药物治疗

子任务一　抗帕金森病药物

抗帕金森病药物根据作用机制不同可分为两大类。第一类为拟多巴胺类药物，本类药物的主要作用在于增加脑内的多巴胺含量，按其作用机制可有多巴胺的前体物质、多巴胺受体激动药、左旋多巴的增效剂。包括左旋多巴、卡比多巴、溴隐亭、金刚烷胺。第二类为中枢抗胆碱药，其可通过拮抗中枢 M 受体，减弱纹状体内乙酰胆碱（Ach）的兴奋作用，使纹状体内 DA 与 Ach 失平衡状态得到纠正，起到抗帕金森病的作用。包括苯海索、卡比特灵等。

左旋多巴（Levodopa）

---- **体内过程** --------

口服易吸收，入血后广泛分布于各器官中，吸收量的 95% 以上被外周多巴胺脱羧酶脱羧形成多巴胺，而后者不能透过血脑屏障，最终入脑的左旋多巴仅有 1% 左右，故显效较慢，一般需连续服用药 2～3 周才开始显效。左旋多巴在体内部分转变为多巴胺，代谢后由肾排除。

---- **药理作用** --------

左旋多巴透过血脑屏障后可在纹状体神经细胞内经多巴脱羧酶作用转变为 DA，通过补充纹状体内 DA 的含量发挥作用。用药后可使帕金森病的肌肉僵直、运动障碍等症状得到明显改善，也能减轻震颤。

---- **临床应用** --------

（1）治疗帕金森病　对帕金森病及多种原因引起的帕金森综合征均有效，对轻症患者特别是肌强直及运动迟缓效果好，对重症及震颤症状疗效较差，对吩噻嗪类抗精神病药引起的锥体外系症状无效。

（2）治疗肝昏迷　能使肝昏迷患者的意识转为清醒。但不能改善肝功能，故不能根治。

---- **不良反应** --

（1）胃肠道反应　治疗初期常见恶心、呕吐、厌食等，与 DA 对延脑催吐化学感受区（CTZ）的作用有关。其他不良反应尚有腹胀、腹痛、腹泻或便秘、消化性溃疡出血、穿孔等。

（2）心血管反应　约有 1/3 患者治疗初期出现直立性低血压，也可引起心律失常。

（3）精神行为异常　常见激动、不安、焦虑、做噩梦等。约 15% 的患者可发生严重的精神错乱，如幻觉、妄想和谵妄。

（4）不自主运动和"开关现象"　长期用药常引起异常的不随意运动，多见于面部，也可累及肢体躯干肌群，甚至引起过度呼吸，减少用药剂量症状可减轻。此反应的出现意味此药已达最大耐受量，不可再增加剂量。长期应用（1～2 年）约有 40% 患者出现"开关现象"，短时（几分钟）面部、口部、肢体等处多动（称"开"），突然转为强直不动状态（称"关"），妨碍患者的正常活动。

卡比多巴（Carbidopa）

本药为左旋芳香氨基酸脱羧酶抑制剂，不易透过血脑屏障，单独使用无治疗作用。与左旋多巴合用，可减少左旋多巴在外周的脱羧作用，使其更多地进入黑质和纹状体以增强疗效。临床将本品与左旋多巴按 1∶10 比例给予，可以减少左旋多巴的剂量 75%，使外周不良反应大为减少，是左旋多巴的重要辅助药。

用药指导

左旋多巴为最常用且有效的抗帕金森病治疗药，若与卡比多巴合用既可提高疗效，又可降低不良反应发生率，与金刚烷胺、溴隐亭合用亦有协同作用。

左旋多巴不宜与维生素 B_6、单胺氧化酶抑制药（如苯乙肼、异羧肼）合用，二者可使外周不良反应增强；不宜与吩噻嗪类合用，后者拮抗多巴胺受体，抵消左旋多巴的作用。

溴隐亭（Bromocriptine）

溴隐亭又称溴麦角隐亭，是半合成的麦角生物碱，为多巴胺受体激动药。近年发现，黑质纹状体 DA 受体尚可分为 D_1、D_2 两种受体亚型，并认为 DA 在 D_2 受体处不足时可引起帕金森综合征。溴隐亭能选择性兴奋 D_2 受体，故可用于帕金森病的治疗，本品对重症患者疗效佳。还可激动垂体细胞的多巴胺受体，使垂体催乳素及生长激素释放减少，用于溢乳症、肢端肥大症的治疗。

不良反应有口干、恶心、呕吐、消化性溃疡出血；心悸、心律失常、直立性低血压；不安、幻觉、复视等。故溃疡病、心血管病、精神病患者慎用。

培高利特（Pergolide）

培高利特的作用、用途与溴隐亭相似。

金刚烷胺（Amantadine）

金刚烷胺为一种人工合成的抗病毒药，临床发现对帕金森病有效。可缓解帕金森病的肌强直、震颤和运动障碍，其疗效优于抗胆碱药，但不及左旋多巴。此药特点为显效快、用药后48h作用已达高峰，但疗效维持时间短。常与左旋多巴合用发挥协同作用。不良反应较少，常见四肢皮肤出现网状青斑和踝部水肿；其次为易激动、失眠，也有发生精神抑郁、嗜睡、口干及胃肠道不适。

苯海索（Benzhexol，安坦）

本品中枢性抗胆碱作用较强，对纹状体胆碱能神经占优势的帕金森病和其他原因引起的帕金森综合征有治疗作用。用药后运动障碍、肌强直、震颤、流涎、多汗及忧郁等症状得到改善。临床上用于帕金森病，与左旋多巴合用起协同作用；还可用于长期服用吩噻嗪等类药物引起的锥体外系反应的治疗。外周作用较弱，仅为阿托品的1/10，故引起口干、散瞳、视力模糊等较轻。青光眼患者禁用。

子任务二　治疗阿尔茨海默病药物

他克林（Tacrine）

本品为可逆的中枢抗胆碱酯酶药，通过抑制乙酰胆碱的水解，提高脑内胆碱能神经元功能，改善脑代谢，提高患者的认知能力和生活自理能力。常与磷脂酰胆碱合用治疗阿尔茨海默病，是目前治疗阿尔茨海默病最有效的药物。

主要不良反应有恶心、呕吐、腹泻、消化不良、尿频、流涎、多汗、眩晕和皮疹等。有肝毒性，可能会引起氨基转移酶升高，多数患者于停药3周后恢复。在用药最初的18周，每周检测一次血清氨基转移酶，以后3个月检测一次。若剂量增加时，应每周检测，至少6周。

多奈哌齐（Donepezil）

本品为第二代可逆性胆碱酯酶抑制剂，与他克林相比，对中枢胆碱酯酶有更高的选择性。口服吸收完全，生物利用度可达100%，$t_{1/2}$约为70h，每天用药一次。本品能提高中枢神经系统，特别是大脑皮质神经突触中乙酰胆碱的浓度，改善认知能力。

多奈哌齐是唯一可用于阿尔茨海默病各阶段的药物，对轻度及中度患者治疗效果最佳，能明显改善其认知能力。药物外周抗胆碱副作用少，患者耐受性较好，可见恶心、呕吐、腹泻、肌痛、头晕、乏力等。

石杉碱甲（HuperzineA）

本品为我国学者从石杉属植物千层塔中分离到的一种生物碱，原用于治疗重症肌无力，后来发现石杉碱甲对良性记忆功能减退的老年人有明显增强记忆的作用，可用于老年性记忆功能减退及阿尔茨海默病的治疗。常见不良反应有恶心、头晕、多汗、腹痛、视物模糊等，可自行消失，严重者可用阿托品拮抗。有心动过缓、低血压、心绞痛、哮喘、肠梗阻等患者慎用。

加兰他敏（Galanthamine）

本品为竞争性胆碱酯酶抑制剂。口服吸收快而完全，生物利用度高。临床用于治疗轻中度患者。禁忌证与石杉碱甲同。

美金刚（Memantine）

本品为第一个 *N*-甲基-D-天冬氨酸受体拮抗药。能有效改善患者的认知功能及日常生活能力，临床用于中重度患者及帕金森病所致的痴呆。常见不良反应有轻微眩晕、不安、口干等。肝功能不全、意识紊乱、妊娠期及哺乳期禁用。

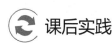 **课后实践**

抗帕金森病药物应用小调研

抗帕金森病药主要治疗帕金森病所引起的静止震颤、肌强直、运动迟缓和共济失调等。请同学们根据表格内容自主查找常用抗帕金森药物的选用。

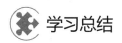 **学习总结**

知识点导图

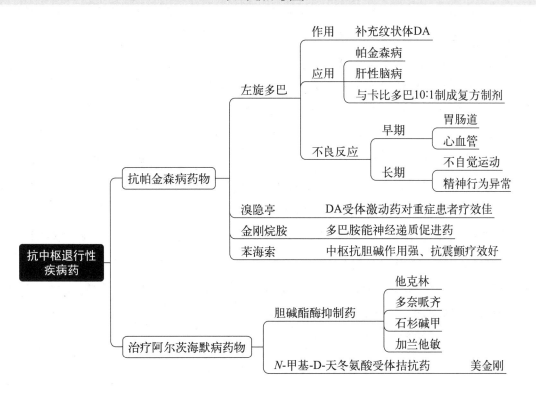

项目七　中枢兴奋药

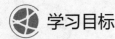 **学习目标** --

知识目标

1. 掌握尼可刹米的药理作用、临床应用和不良反应。

2. 掌握洛贝林的药理作用、临床应用和不良反应。

3. 熟悉其他中枢兴奋药的药理作用和临床应用。

能力目标

能够指导患者正确使用本类药物。

素质目标

1. 树立安全用药的职业标准。

2. 树立严谨细致的工作态度。

情景导入

　　患者，女性，15 岁。因一氧化碳中毒紧急入院治疗，入院时呼吸 10 次 / 分，血压 140/70mmHg，心率 49 次 / 分，四肢冰冷，神志不清，中度昏迷。双侧瞳孔等大，对光反射迟钝，四肢肌张力增强，心、脑、肺无异常。

　　初步诊断：一氧化碳中度。

　　课堂讨论：1. 试着说一说一氧化碳中毒的原因。

　　2. 请根据案例中患者出现的症状，谈谈需要如何治疗。

　　中枢兴奋药指能选择性兴奋中枢神经系统，促进中枢神经系统功能的一类药物，根据药物对各中枢部位兴奋作用的选择不同分为三类：主要兴奋大脑皮质的药物、主要兴奋呼吸中枢的药物和促进大脑功能恢复的药物。

　　本类药物主要用于由于严重感染、创伤、药物或毒物中毒等引起的中枢性呼吸抑制，故也称为呼吸兴奋药。而对由于心搏骤停、失血过多等循环障碍以及呼吸肌麻痹等引起的呼吸抑制疗效差，甚至无效。本类药物可作为抢救呼吸抑制的措施之一，还应重视其他维持呼吸的手段等综合措施进行抢救。

任务一 兴奋大脑皮质的药物

咖啡因（Caffeine）

咖啡因是从咖啡、茶叶等中提取的黄嘌呤类的生物碱，能明显兴奋大脑皮质。临床所用药物为人工和成品。

---- **药理作用** --

本品小剂量即可增强大脑皮质兴奋过程，振奋精神，减少疲劳。较大剂量可兴奋延髓呼吸中枢及血管运动中枢，使呼吸加深加快、血压升高。主要用于解救急性感染性中毒，催眠药、麻醉药、镇痛药中毒引起的呼吸衰竭、循环衰竭。可收缩脑血管，还具有利尿、刺激胃酸和胃蛋白酶分泌的作用。

---- **临床应用** --

（1）与溴化物合用，调节大脑皮质的兴奋与抑制，用于治疗神经官能症。

（2）与麦角胺配伍制成麦角胺咖啡因片，治疗偏头痛。

（3）与解热镇痛药配伍成复方制剂治疗一般性头痛。

---- **不良反应** --

本品不良反应少见且较轻，过量可出现烦躁、恐惧、耳鸣、视物不清、呼吸加快、心跳过速等现象；中毒剂量兴奋延髓，引起惊厥。高热婴幼儿退热时避免选用咖啡因的复方制剂；孕妇、胃溃疡患者慎用或禁用。

哌甲酯（Methylphenidate，利他林）

本品可促通进中枢递质多巴胺、去甲肾上腺素的释放，具有改善精神活动，解除疲劳和轻度中枢抑制作用，大剂量可致惊厥。临床主要用于中枢抑制药中毒、小儿遗尿症、儿童注意缺陷多动障碍等。大剂量可引起血压升高、眩晕、头痛等，癫痫及高血压病禁用。

任务二 兴奋呼吸中枢的药物

尼可刹米（Nikethamide，可拉明）

---- **体内过程** --

本品安全范围较大，口服、注射给药吸收均较好，一次静脉注射仅维持作用5～10min，临床上常采用皮下或肌内注射。

---- **药理作用** --

本品为人工合成药，能直接兴奋延髓呼吸中枢，也可通过刺激颈动脉体和主动脉体化学感受器，反射性兴奋呼吸中枢，提高呼吸中枢对 CO_2 的敏感性，使呼吸加深加快，

作用温和、短暂；对血管运动中枢有微弱的兴奋作用。

---- **临床应用** --

临床用于中枢性呼吸衰竭、循环衰竭，及吗啡等阿片类药物中毒引起的呼吸抑制的解救，对巴比妥类药物的解救效果较差。

---- **不良反应** --

本品过量可致血压上升、心动过速、肌肉震颤、肌强直，甚至引发惊厥。

二甲弗林（Dimefline，回苏灵）

本品对呼吸中枢有强大的直接兴奋作用，作用强、快而短，比尼可刹米强100倍。临床用于各种原因引起的中枢性呼吸衰竭，对肺性脑病有较好的苏醒作用。本品安全范围小，过量易致抽搐或惊厥，小儿尤易发生。静脉注射速度应缓慢，并严密观察患者反应，准备短效巴比妥类药物用于惊厥时的急救；吗啡中毒时应慎用。

洛贝林（Lobeline，山梗菜碱）

本品对呼吸中枢无直接兴奋作用，其通过刺激颈动脉体和主动脉体化学感受器，反射性兴奋呼吸中枢。作用短暂、温和，安全范围大，不易引起惊厥。临床上常用于治疗新生儿窒息、小儿感染性疾病引起的呼吸衰竭、一氧化碳中毒等。过量则兴奋迷走神经中枢，可致心动过缓、传导阻滞，亦可出现交感神经节兴奋所致的心动过速。

任务三　促进大脑功能恢复药

甲氯酚酯（Meclofenoxate，氯酯醒）

本品能促进脑细胞氧化还原代谢，增加对糖类的利用，提高神经细胞的兴奋性。对中枢抑制状态患者的兴奋作用更明显。临床上用于颅脑外伤性昏迷、中毒或脑动脉硬化引起的意识障碍、儿童精神迟钝、阿尔茨海默病、新生儿缺氧及小儿遗尿症。作用出现缓慢，需反复用药。

吡拉西坦（Piracetam，脑复康）

吡拉西坦是GABA的衍生物，能促进大脑对葡萄糖、氨基酸、磷脂的利用，增加ATP、蛋白质的合成。临床上用于脑外伤后遗症、阿尔茨海默病、脑动脉硬化、药物及一氧化碳中毒所致思维和记忆障碍、儿童智能低下等。偶见口干、失眠、食欲减退、呕吐等不良反应。

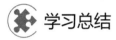

课后实践

中枢兴奋药应用调研

中枢兴奋药主要用于严重传染病引起的中枢性呼吸抑制，也可用于中枢抑制药的急性中毒。但此类药物作用多不持久，安全性有限，选择性作用常因剂量增加而加强，其作用范围也相应扩展。过量可引起中枢神经系统强烈兴奋、反射亢进乃至惊厥。严重者转为难以恢复的中枢抑制，不能再被中枢兴奋药所对抗。故中枢兴奋药的用量和间隔时间应根据病情决定，通常以数药交替使用。

目标测试
习题与解析

请同学们根据表格内容自主查找药物说明书，总结常用药物的用法用量及用药注意事项。

学习总结

知识点导图

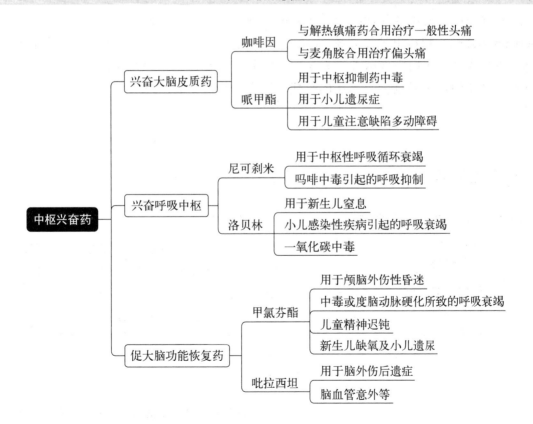

模块三
外周神经系统药物

神经系统通常可分为中枢神经系统和外周神经系统,前者包括脑和脊髓,后者包括脑和脊髓以外的神经和神经节。按功能,外周神经系统分为传入神经系统(afferent nervous system)和传出神经系统(efferent nervous system),因此一般按其主要作用部位,将药物分为作用于传出神经系统的药物和作用于传入神经系统的药物。作用于传出神经系统的药物通过影响递质的合成、贮存、释放、失活以及与受体的结合而发挥作用。

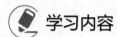 **学习内容**

项目一 传出神经系统药理概述
项目二 拟胆碱药
项目三 抗胆碱药
项目四 拟肾上腺素药
项目五 抗肾上腺素药
项目六 局部麻醉药

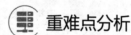 **重难点分析**

学习重点

1. 传出神经系统受体的类别及生理效应。

2. 毛果芸香碱、新斯的明、阿托品、肾上腺素、去甲肾上腺素、异丙肾上腺素及酚妥拉明的药理作用、临床应用及不良反应。

3. 局麻药的作用、给药方法和用药注意事项。

学习难点

传出神经系统药物对心血管系统的影响。

项目一 传出神经系统药理概述

 学习目标 --

知识目标

1. 掌握传出神经系统受体类别及生理效应。

2. 掌握传出神经系统药物的作用方式。

3. 理解传出神经系统药物的分类。

能力目标

具有观察、分析、解决实际问题的能力。

素质目标

1. 具有良好的医疗安全意识和辩证思维能力，合理、安全用药。

2. 关爱患者，具有良好的职业素质和细心严谨的工作作风。

情景导入

某天晚自习结束，夜色漆黑，小刘同学独自一人正走在回家的路上，突然从路旁的草丛中窜出一只黑猫夺路而逃，小刘同学被吓了一大跳，出现了手脚发凉、腿脚酸软、心跳加速、原地不动等反应，稍后小刘同学缓过神来，清楚了事情的原因，以"飞快"的速度跑开了事发地。

导学讨论：1. 小刘同学被吓了一大跳出现以上表现的原因是什么？

2. 小刘同学为何又能以"飞快"的速度跑开了事发地？

传出神经主要是指传导来自中枢的冲动以支配效应器活动的神经。传出神经系统的药物通过直接或间接影响传出神经的化学传递过程而改变效应器的功能活动。

任务一 传出神经系统分类

一、传出神经系统按解剖学分类

（1）自主神经系统 又称为植物神经系统，分为交感神经和副交感神经，主要支配内脏器官、平滑肌和腺体等效应器。其活动为非随意性的（如心脏排血、血流分配和食物消化等）。自主神经自中枢发出后，都要经过神经节交换神经元，然后到达所支配的效应器，故有节前纤维和节后纤维之分（图 3-1-1）。

（2）运动神经系统   自中枢发出后，中途不交换神经元，直接到达骨骼肌支配其运动。通常为随意活动（如肌肉的运动和呼吸等）（图3-1-1）。

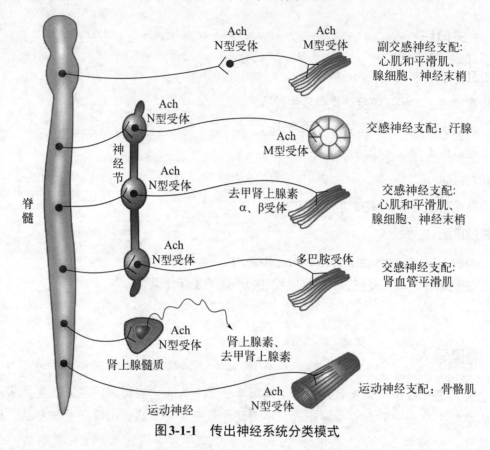

图3-1-1   传出神经系统分类模式

二、传出神经系统按递质的释放分类

根据神经末梢释放递质的不同，传出神经主要分为胆碱能神经和肾上腺素能神经。

（1）胆碱能神经   兴奋时其末梢释放递质乙酰胆碱（acetylcholine，Ach）。包括：① 全部交感神经和副交感神经的节前纤维；② 副交感神经的节后纤维；③ 运动神经；④ 极少数交感神经节后纤维（如支配汗腺和骨骼肌血管的部分神经）。

（2）肾上腺素能神经   兴奋时其末梢释放去甲肾上腺素（noradrenaline，NA；norepinephrine，NE）。绝大多数交感神经节后纤维属于此类。

此外，在某些效应器中还发现有多巴胺能神经（如肾及肠系膜血管）、嘌呤能神经（如肠及膀胱）和肽能神经（如结肠）等，这些神经主要在局部发挥调节作用。

任务二   传出神经系统的递质和受体

一、传出神经系统的递质

传出神经释放的递质主要有乙酰胆碱和去甲肾上腺素。

（1）乙酰胆碱   乙酰胆碱的生物合成主要在胆碱能神经末梢，少量在胞体内合成，以胆碱和乙酰辅酶 A 为原料，在胆碱乙酰化酶的催化下合成乙酰胆碱。乙酰胆碱形成后与 ATP 和囊泡蛋白共同贮存于囊泡中。当神经冲动到达神经末梢时，钙离子进入神经末梢，促进囊泡膜与突触前膜的融合，囊泡中的乙酰胆碱以胞裂外排的方式释放至突触间隙，在呈现作用的同时，数毫秒内即被突触间隙中的胆碱酯酶（acetylcholinesterase，AChE）水解为胆碱和乙酸。部分胆碱被突触前膜再摄取，作为合成乙酰胆碱的原料。

（2）去甲肾上腺素　去甲肾上腺素的生物合成主要在去甲肾上腺素能神经末梢。血液中的酪氨酸经酪氨酸羟化酶催化生成多巴，再经多巴脱羧酶催化生成多巴胺，后者进入囊泡中，经多巴胺 β- 羟化酶催化，生成去甲肾上腺素并与 ATP 和嗜铬颗粒蛋白结合，储存于囊泡中，以避免被胞质中的单胺氧化酶（MAO）破坏。当神经冲动到达神经末梢时，囊泡中的递质以胞裂外排的方式，释放至突触间隙。释放的去甲肾上腺素 75%～95% 被突触前膜再摄取，大部分重新储存于囊泡中，以供再次释放。部分未进入囊泡的去甲肾上腺素可被胞质中线粒体膜上的 MAO 所破坏。非神经组织也能摄取去甲肾上腺素，递质摄取后被细胞内的儿茶酚氧位甲基转移酶（COMT）和 MAO 所破坏。此外，尚有小部分去甲肾上腺素从突触间隙扩撒到血液中，最后被肝、肾等组织的 COMT 和 MAO 所破坏。

此外，传出神经系统递质还有多巴胺（DA）、5- 羟色胺（5-HT）等。

二、传出神经的受体及效应

传出神经的受体根据与之结合的递质而定，能与 Ach 结合的受体，称为胆碱受体（cholinoceptor）。能与肾上腺素或去甲肾上腺素结合的受体，称为肾上腺素受体（adrenoceptor）。

（一）胆碱受体及效应

（1）毒蕈碱型胆碱受体　能选择性地与毒蕈碱结合的受体称为 M 受体。主要分布于副交感神经节后纤维所支配的效应器细胞膜上，如心、眼、血管、支气管、胃肠平滑肌、瞳孔括约肌、腺体等处。根据不同组织与配体亲和力的不同，已将 M 受体分为 5 个亚型，即 M_1、M_2、M_3、M_4、M_5 受体。兴奋时主要表现为心脏抑制、血管扩张、内脏平滑肌收缩、瞳孔缩小、腺体分泌等，称为 M 样作用（表 3-1-1）。

（2）烟碱型胆碱受体　能选择性地与烟碱结合的受体称为 N 受体，可分为 N_N 受体与 N_M 受体两个亚型。N_N 受体主要分布在自主神经节突触后膜和肾上腺髓质，激动时可引起神经节兴奋和肾上腺髓质分泌增加；N_M 受体主要分布于骨骼肌，激动时可引起骨骼肌收缩。N 受体激动所产生的效应称为 N 样作用（表 3-1-1）。

表3-1-1　传出神经主要受体分布及效应

效应器		肾上腺素能神经兴奋		胆碱能神经兴奋	
		受体	效应	受体	效应
心脏	心肌	β_1[①]	收缩力加强[①]	M	收缩力减弱
	窦房结	β_1	心率加快	M	心率减慢
	传导系统	β_1	传导加快	M	传导减慢

续表

效应器		肾上腺素能神经兴奋		胆碱能神经兴奋	
		受体	效应	受体	效应
血管	皮肤、黏膜	α	收缩[①]		舒张
	腹腔内脏	α₁、β₂	收缩、舒张	M	
	骨骼肌	α、β₂	收缩、舒张		舒张
	冠状动脉	α、β₂	收缩、舒张		舒张
平滑肌	支气管	β₂	舒张	M	舒张[①]
	胃肠	β₁	舒张	M	收缩[①]
	胃肠括约肌	α₁	收缩	M	舒张
	胆囊、胆道	β₂	舒张	M	收缩[①]
	膀胱逼尿肌	β₂	舒张	M	收缩[①]
	膀胱括约肌	α₁	收缩	M	舒张
	瞳孔括约肌			M	收缩（缩瞳）
	瞳孔开大肌	α₁	收缩（散瞳）	M	
外分泌腺	汗腺			M	全身分泌（交感）[①]
	唾液腺	α₁	手掌心、脚底心分泌	M	分泌
	胃肠道	α₁、β₂	分泌减少、分泌增加	M	分泌
	呼吸道			M	分泌
代谢	脂肪分解	β₃	增加		
	肝糖原分解	β₂	增加		
	肌糖原分解	β₂	增加		
其他	交感神经节			N₁	兴奋
	肾上腺髓质	β₂	收缩	N₁	分泌
	骨骼肌			N₁	收缩

① 表示占优势。

（二）肾上腺素受体及效应

（1）α 型肾上腺素受体　α 型肾上腺素受体简称 α 受体，可分为 α₁ 受体和 α₂ 受体两个亚型。α₁ 受体主要分布于血管平滑肌、瞳孔开大肌、胃肠和膀胱括约肌等处。激动时主要表现为血管收缩、瞳孔扩大、胃肠和膀胱括约肌收缩等；α₂ 受体主要分布于突触前膜上，兴奋时负反馈调节递质去甲肾上腺素的释放（表 3-1-1）。

（2）β 型肾上腺素受体　β 型肾上腺素受体简称 β 受体，可分为 β₁ 受体、β₂ 受体和 β₃ 受体 3 个亚型，β₁ 受体主要分布于心脏，激动时表现为心肌收缩力增强、心率加快、传导加速；β₂ 受体主要分布于支气管和血管平滑肌等处，激动时表现为支气管平滑肌松弛、血管平滑肌舒张；β₃ 受体主要分布于脂肪组织，激动时表现为脂肪分解（表 3-1-1）。

任务三　传出神经系统药物的作用方式及分类

一、传出神经系统药物的作用方式

1. 直接作用于受体

许多传出神经系统药物可直接与胆碱受体或肾上腺素受体结合而发挥作用。与受体结合后所产生效应与神经末梢释放的递质效应相似，称为激动药；如果结合后不产生或较少产生拟似递质的作用，并可妨碍递质与受体结合，产生与递质相反的作用，就称为拮抗药。

2. 影响递质

（1）影响递质生物合成　某些药物通过影响递质的合成而产生效应，包括前体药和递质合成酶抑制剂，如密胆碱可以抑制 Ach 的生物合成，α- 甲基酪氨酸能抑制 NA 的生物合成。

（2）影响递质的释放　某些药物如麻黄碱和间羟胺可促进 NA 的释放，而卡巴胆碱可促进 Ach 的释放。

（3）影响递质的转运和贮存　某些药物可影响递质的再摄取，如利血平抑制肾上腺素能神经末梢囊泡对 NA 的再摄取，使囊泡内 NA 减少至耗竭。

（4）影响递质的生物转化　某些药物通过影像递质生物转化而产生效应，如抗胆碱酯酶药通过抑制胆碱酯酶而阻碍 Ach 水解，使突触间隙 Ach 含量增加，激动胆碱受体而发挥拟胆碱作用。

二、传出神经系统药物的分类

传出神经系统药物按其作用性质及对受体的选择性不同，可分为四大类，见表 3-1-2。

表3-1-2　常用传出神经系统药分类

拟似药	拮抗药
拟胆碱药 　1. 胆碱受体激动药 　　完全拟胆碱药（卡巴胆碱） 　　M 受体激动药（毛果芸香碱） 　　N 受体激动药（尼古丁） 　2. 胆碱酯酶抑制药（新斯的明） 肾上腺素受体激动药 　1. α、β 受体激动药（肾上腺素） 　2. α 受体激动药（去甲肾上腺素） 　3. β 受体激动药（异丙肾上腺素） 　　β$_1$ 受体激动药（多巴酚丁胺） 　　β$_2$ 受体激动药（沙丁胺醇）	抗胆碱药 　1. 胆碱受体拮抗药 　　M 受体拮抗药（阿托品） 　　N$_1$ 受体拮抗药（美卡拉明） 　　N$_2$ 受体拮抗药（筒箭毒碱） 　2. 胆碱酯酶复活药（氯解磷定） 肾上腺素受体阻断药 　1. α 受体阻断药（酚妥拉明） 　　α$_1$ 受体阻断药（哌唑嗪） 　2. β 受体阻断药（普萘洛尔） 　　β$_1$ 受体阻断药（阿替洛尔） 　3. α、β 受体阻断药（拉贝洛尔）

课堂活动

课堂讨论：神经的受体数量是稳定不变的还是变化的？

✳ 学习总结

知识点导图

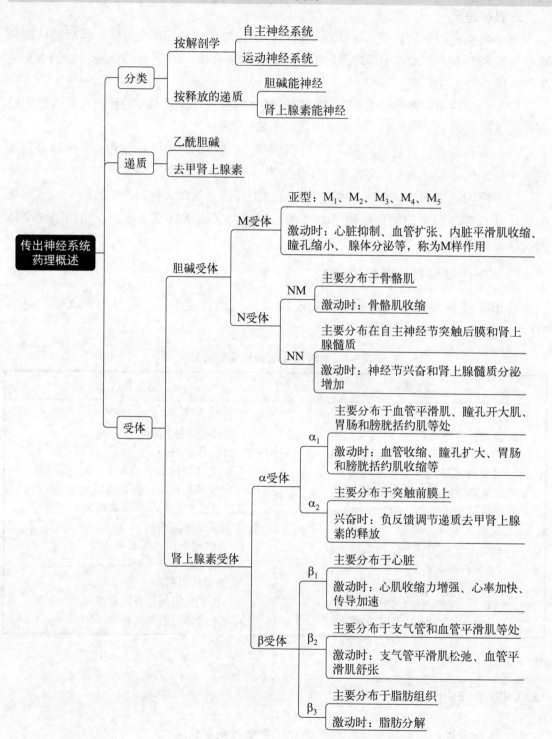

项目二 拟胆碱药

 学习目标 --

知识目标

1. 掌握毛果芸香碱、新斯的明的药理作用、临床应用及主要不良反应。

2. 熟悉毒扁豆碱的药理作用、临床应用及不良反应。有机磷酸酯类中毒的表现及解救方法。

3. 了解其他拟胆碱药、胆碱酯酶抑制药的特点。

能力目标

1. 具有能够根据适应证合理选择拟胆碱药、防止不良反应的能力。

2. 正确指导患者合理用药。

素质目标

1. 养成良好的职业素质和细心严谨的工作作风。

2. 树立良好的医疗安全意识和辨证思维能力。

情景导入

患者，女，45岁。自诉1个月前双眼胀痛、视力下降、虹视，伴有头痛、耳鸣、耳痛。经检查，视力右眼0.5、左眼0.6，双眼混合充血，角膜透明，前房浅，瞳孔呈竖椭圆形散大，眼压右眼30mmHg、左眼22mmHg。房角检查见双眼前房角部分关闭。

初步诊断：原发性闭角型青光眼。根据病症，医生开具了1%硝酸毛果芸香碱滴眼液，每日3次。

导学讨论：1.请根据病例，总结青光眼的疾病特征。

2.结合该患者出现的症状，分析治疗方案。

拟胆碱药（cholinomimetic drugs）是一类作用与胆碱能神经递质乙酰胆碱（Ach）相似的药物。按其作用原理可分为直接兴奋胆碱受体的胆碱受体激动药和胆碱酯酶抑制药。

任务一 胆碱受体激动药

胆碱受体激动药直接激动胆碱受体，产生与乙酰胆碱类似的作用，根据对胆碱受体的选择性不同，又可分为M、N受体激动药，如乙酰胆碱（Ach）、醋甲胆碱

（methacholine）、卡巴胆碱（carbachol）、氯贝胆碱（bethanechol chloride）；M 受体激动药，如毛果芸香碱；N 受体激动药，如尼古丁（nicotine）。

毛果芸香碱 （Pilocarpine，匹罗卡品）

毛果芸香碱是从毛果芸香碱属植物中提出的生物碱，为叔胺类化合物，其水溶液稳定，现可人工合成。

---- **体内过程** ----

毛果芸香碱具有水溶和脂溶双向溶解性，故其通透性良好。溶液滴眼后 10～30min 出现缩瞳作用，持续时间达 4～8h 或以上。降眼压的达峰时间为 75min，持续 4～14h。用于缓解口干症状时，20min 起效，单次使用，作用维持 3～5h；多次使用可持续 10h 以上。母体化合物的清除半衰期为 0.76～1.35h。毛果芸香碱及其代谢物随尿排出。

---- **药理作用** ----

毛果芸香碱能选择性激动 M 受体，产生 M 样作用。尤其对眼和腺体作用最明显。

（1）眼　用其溶液滴眼后可缩瞳、降低眼内压和调节痉挛。如图 3-2-1。

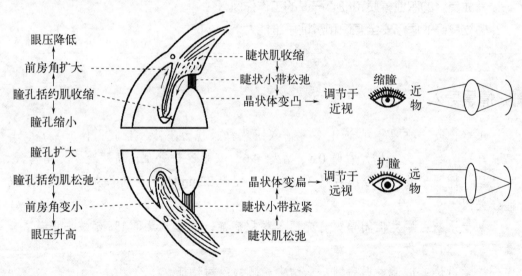

图 3-2-1　拟胆碱药（上）和抗胆碱药（下）对眼的作用

① 缩瞳：激动瞳孔括约肌上的 M 受体，使瞳孔括约肌收缩，瞳孔缩小。

② 降低眼内压：眼内压是指眼内房水对眼球壁的压力，与房水的多少有关。房水由睫状体分泌进入后房，经瞳孔流入前房，由前房角间隙、滤帘流入巩膜静脉窦而进入血液循环。毛果芸香碱通过缩瞳作用，使虹膜向中心收缩，虹膜根部变薄，前房角扩大，房水易于通过滤帘由巩膜静脉窦进入血液循环，从而使眼内压降低。

③ 调节痉挛：毛果芸香碱激动睫状肌环状纤维上的 M 受体，使睫状肌向中心方向收缩，导致悬韧带松弛，晶状体因本身弹性而变凸，屈光度增加，远距离物体不能成像于视网膜上，故视近物清楚。这一作用称为调节痉挛。

（2）腺体　较大剂量的毛果芸香碱（10～15mg 皮下注射）可使汗腺、唾液腺分泌明显增加。

---- **临床应用** --

（1）青光眼 毛果芸香碱通过缩瞳作用使前房角间隙扩大，降低眼内压，可治疗闭角型青光眼；通过扩张巩膜静脉窦周围的小血管及收缩睫状肌使滤帘结构发生改变，降低眼内压，可用于开角型青光眼的早期治疗。

（2）虹膜炎 与扩瞳药交替使用，可防止虹膜与晶状体粘连。

（3）口腔干燥 毛果芸香碱口服可用于颈部放射治疗后的口腔干燥。

（4）M 受体阻断药中毒 毛果芸香碱 1～2mg 皮下注射，可用于解救阿托品等药物的中毒。

---- **不良反应** --

过量可出现流涎、多汗、腹痛、腹泻、支气管痉挛等 M 样症状，可用阿托品对抗。滴眼时应压迫内眦，避免药液经鼻泪管流入鼻腔增加吸收而产生不良反应。

丁公藤（Caulis Erycibes）

丁公藤（包公藤）别名麻辣子，其有效成分丁公藤碱 II 是我国药理工作者从旋花科植物丁公藤提取出的生物碱。实验证明，滴眼能兴奋 M 受体，可缩瞳、降低眼内压，其疗效同毛果芸香碱，对各型青光眼均有较好疗效。用 0.05% 水溶液滴眼后 3～4h 眼内压降低明显，作用可持续 8h。本品不良反应少，个别患者滴眼后可致视力模糊，一般在 20min 内自行消失。

 知识拓展

青光眼

青光眼为临床上常见的眼科疾病，主要特征是眼内压间断或持续升高。眼内压升高可导致患者出现眼胀、头痛、进行性视力减退，严重时可致失明。早期发现青光眼，及时降眼压，可有效防止视力损害。

青光眼分为闭角型青光眼和开角型青光眼，前者主要因为前房角狭窄，房水回流不畅所致；后者主要是小梁网及巩膜静脉窦变性，阻碍房水回流而造成。

任务二 胆碱酯酶抑制药

胆碱酯酶抑制药也称抗胆碱酯酶药，通过抑制胆碱酯酶（AchE）的活性，使 Ach 水解减少，在突触间隙堆积，从而激动胆碱受体，呈现 M 样及 N 样作用，故又称间接作用的拟胆碱药。根据药物与 AchE 结合后解离速度的快慢，可分为易逆性胆碱酯酶抑制药和难逆性胆碱酯酶抑制药两类。

一、易逆性胆碱酯酶抑制药

新斯的明（Neostigmine）

---- **体内过程** --

脂溶性低、极性大，口服吸收少而不规则，故口服剂量明显大于注射剂量。因不易透过血脑屏障和角膜，故对中枢和眼作用较弱。口服后 0.5h 起效，作用维持 2～3h。注射后 5～15min 起效，作用可维持 0.5～1h。

---- **药理作用** --

新斯的明可抑制胆碱酯酶活性，产生 M 样及 N 样作用。

（1）兴奋骨骼肌　兴奋骨骼肌的收缩作用最强。主要通过抑制胆碱酯酶发挥作用；也可直接兴奋骨骼肌运动终板上的 N_2 受体、促进运动神经末梢释放 Ach。

（2）其他作用　对胃肠、膀胱平滑肌兴奋作用较强，对腺体、眼、心血管及支气管平滑肌作用较弱。

---- **临床应用** --

（1）重症肌无力　新斯的明通过兴奋骨骼肌，可改善肌无力症状。一般口服给药即可使症状改善，严重或紧急情况时可皮下或肌内注射给药。

（2）手术后腹胀气和尿潴留　新斯的明可兴奋胃肠道平滑肌和膀胱逼尿肌，松弛括约肌，促进排气和排尿，常用于治疗术后腹胀和尿潴留。

（3）阵发性室上性心动过速　新斯的明通过 M 样作用可使心率减慢。

（4）肌松药中毒的解救　适用于非除极化型肌松药过量中毒的解救，对除极化型肌松药过量中毒无效。

---- **不良反应** --

治疗量时不良反应较少，可引起恶心、呕吐、腹痛、心动过缓、呼吸困难、肌肉震颤等。过量可致"胆碱能危象"，表现为肌无力症状加重，还伴有大汗淋漓、大小便失禁、心动过速甚至呼吸困难等 M 样和 N 样效应。

---- **药物相互作用** --

抗胆碱酯酶药可减慢酯类局麻药及琥珀胆碱的代谢灭活，导致后二者出现毒性反应；氨基糖苷类抗生素、林可霉素类抗生素、多黏菌素、利多卡因等药可阻滞神经肌肉接头，使骨骼肌张力减弱，抗胆碱酯酶药作用降低，导致肌无力等不良反应，临床应避免上述药物合用。

👥 课堂活动

患者，女，31 岁，会计师。因"感觉全身乏力和易疲劳 3 个月，加重 1 周"

于近日入院检查。患者于 3 个月前参加登山活动过度劳累后出现全身乏力、易疲劳、梳头困难并伴有眼睑下垂、复视，上楼时多次跌倒在地，但上述症状休息后可部分缓解，早晨起床时症状轻，午后症状较重，初步诊断为"重症肌无力"，给予新斯的明药物治疗。

　　课堂讨论：1. 选用新斯的明药物是否合理？

　　2. 新斯的明使用时应注意哪些问题？

毒扁豆碱 （Physostigmine，依色林）

毒扁豆碱是从西非毒扁豆种子中提取的生物碱，现已人工合成。

┈ 药理作用与临床应用 ┈

脂溶性高，易透过血脑屏障，中枢作用表现为小剂量兴奋，大剂量转为抑制。吸收后的外周作用与新斯的明相似，但选择性低，毒性大，较少全身用药，常局部用药。滴眼时易透过角膜，对眼的作用与毛果芸香碱相似，引起缩瞳和降低眼内压，主要用于治疗青光眼。本品刺激性强，患者不易耐受，故不宜久用，可先用本品滴眼数次后，改用毛果芸香碱维持疗效。

┈ 不良反应 ┈

滴眼后可致睫状肌强烈收缩而引起调节痉挛，导致视物模糊，并伴有头痛、眼痛。

其他易逆性抗胆碱酯酶药见表 3-2-1。

表3-2-1　其他易逆性抗胆碱酯酶药

药名	作用及应用	不良反应
吡斯的明 Pyridostigmine （吡啶斯的明）	与新斯的明相似，但较弱，用于重症肌无力、术后腹气胀和尿潴留	较少，很少引起胆碱能神经过度兴奋症状
安贝氯胺 Ambenonium Chloride （美斯的明，酶抑宁）	比新斯的明作用强大而持久，主要用于重症肌无力	与新斯的明相似
加兰他敏 Galanthamine	作用比新斯的明短暂，用于治疗重症肌无力、脊髓灰质炎后遗症	与新斯的明相似

二、难逆性胆碱酯酶抑制药——有机磷酸酯类

有机磷酸酯类（organophosphates）包括美曲膦酯（敌百虫）、马拉硫磷、乐果、甲胺磷、内吸磷、对硫磷和敌敌畏等农业杀虫剂，还有毒力极大的神经毒剂如沙林等。

本类药物临床治疗价值不大，主要为毒理学意义。有机磷酸酯类脂溶性高，易挥发，可经呼吸道、消化道、皮肤黏膜等多种途径吸收而引起中毒。因此在生产和使用过程中必须严格管理，注意防护，预防中毒。

---- **中毒机制及表现** --

有机磷酸酯类进入人畜体内可与体内胆碱酯酶牢固结合，生成难以解离的磷酰化胆碱酯酶，使胆碱酯酶失活，造成体内 Ach 大量聚集而产生 M 样、N 样症状及中枢神经系统症状（表 3-2-2）。

表3-2-2　有机磷酸酯类作用及中毒表现

作用		中毒症状
M 样作用	兴奋平滑肌	呼吸道：支气管痉挛、腺体分泌、呼吸困难、肺水肿 胃肠道：恶心、呕吐、腹痛、腹泻、大便失禁 膀胱：小便失禁
	眼：瞳孔括约肌收缩 睫状肌	瞳孔缩小 视力模糊（近视）、眼痛
	腺体分泌增加	流涎、口吐白沫、出汗、支气管分泌增加
	心脏抑制、血管扩张	心率减慢、血压下降
N 样作用	兴奋骨骼肌 N_2 受体 兴奋神经节 N_1 受体	肌肉震颤、抽搐，严重者肌无力，甚至麻痹 心动过速，血压升高（后期下降）
中枢神经系统		躁动不安、失眠、谵妄、惊厥、昏迷、呼吸抑制、循环衰竭

（1）急性中毒　轻度中毒表现为 M 样作用症状；中度中毒则表现为 M 样和 N 样症状；重度中毒除 M 样、N 样症状外，还出现中枢神经系统症状。

（2）慢性中毒　多发生在有机磷酸酯类生产或长期接触的人员中，主要表现为血中 AchE 活性持续下降，但临床症状不明显。临床体征为神经衰弱综合征、腹胀、多汗、偶见肌束震颤及瞳孔缩小。

---- **急性中毒的解救** --

1. 消除毒物阻止吸收

发现中毒，应立即将患者移出现场，根据中毒途径采取不同措施。经皮肤吸收中毒者，用清水或肥皂水清洗皮肤，以消除毒物。口服中毒者，应立即采取洗胃（2% 碳酸氢钠溶液）、导泻（硫酸镁）、强迫利尿（利尿药）等措施增加药物排出。针对不同的毒物需选用不同的洗胃液，如敌百虫中毒不宜用碱性溶液洗胃，因敌百虫在碱性溶液中变成毒性更大的敌敌畏。对硫磷、内吸磷、马拉硫磷和乐果中毒不可用高锰酸钾溶液洗胃，因氧化后毒性增加。

2. 使用特殊解毒药

（1）M 受体阻断药 阿托品、山莨菪碱、东莨菪碱等 M 受体阻断药均可用于解救有机磷酸酯类中毒，其中以阿托品最常用。本类药物需及早、足量、反复使用，以迅速对抗有机磷酸酯类中毒时的 M 样症状，直至出现轻度"阿托品化"。同时还能消除部分中枢神经系统症状（可兴奋呼吸并使昏迷患者苏醒）。但对 N 样症状无效，不能缓解骨骼肌的震颤或抽搐症状，故必须合用胆碱酯酶复活剂。

（2）胆碱酯酶复活药 是一类能使已被有机磷酸酯类抑制的胆碱酯酶恢复活性的药物，可迅速控制肌束震颤；对中枢神经系统的中毒症状也有改善作用，是解救有机磷中毒的特效药。常用药物有氯解磷定和碘解磷定。

① 氯解磷定（pralidoxime chloride）水溶液较稳定，可肌内注射或静脉给药。其能与磷酰化胆碱酯酶结合成复合物，复合物再裂解成磷酰化氯解磷定和胆碱酯酶，使胆碱酯酶恢复活性；还能直接与体内游离的有机磷酸酯类结合成无毒的磷酰化氯解磷定，从肾脏排出，从而阻止游离的有机磷酸酯类进一步与胆碱酯酶结合。但中毒时间过久，磷酰化胆碱酯酶易发生"老化"，此时胆碱酯酶复活药也难以使胆碱酯酶恢复活性，故应及早用药。

② 碘解磷定（pralidoxime iodide）又称 PAM-I，本品水溶液不稳定，久置释放出碘，是最早应用的胆碱酯酶复活药，药理作用和临床应用与氯解磷定相似。但不良反应较多，有刺激性，目前已较少应用。

3. 对症治疗

保持患者体温，维持患者呼吸、循环功能，必要时给予吸氧、人工呼吸、补液等；根据不同症状给予支持治疗，维持生命体征。

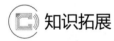 **知识拓展**

重症肌无力

重症肌无力是一种因神经肌肉接头处传递功能障碍所引起的自身免疫性疾病，表现为受累骨骼肌极易疲劳，休息后好转，症状"晨轻晚重"。肌无力早期以局部症状为主，多为眼睑下垂；后期可发展至全身，累及四肢肌肉及呼吸肌，导致全身瘫痪、呼吸困难，甚至危及生命。此病临床少见，但近年来有上升趋势。病情进展很快，约有 40% 的患者在数个月至 2 年内转化成全身型肌无力。

学习总结

知识点导图

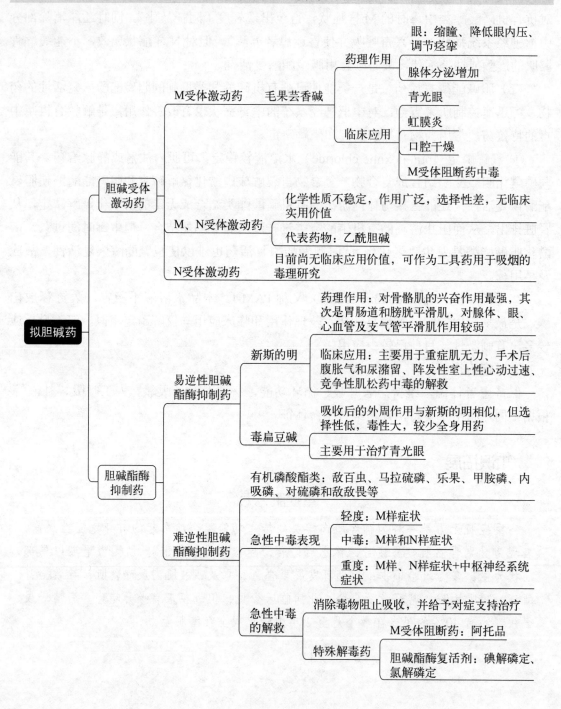

项目三　抗胆碱药

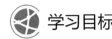 学习目标

知识目标

1. 掌握阿托品的药理作用、临床应用及主要不良反应。
2. 熟悉山莨菪碱、东莨菪碱及溴丙胺太林的作用特点和临床应用。
3. 了解其他抗胆碱药的作用特点和临床应用。

能力目标

1. 具有根据适应证合理选择抗胆碱药、防止不良反应的能力。
2. 开展用药咨询服务，能正确指导患者合理用药。

素质目标

1. 树立以人为本的专业情怀。
2. 树立安全用药的职业准则。

情景导入

　　患者，女，20岁，因与家人吵架服敌百虫一瓶，30min后被家人发现急送医院。家人诉患者曾呕吐一次，并伴有腹痛、大小便失禁，逐渐神志不清。体格检查：T 36.6℃，P 58次/分，R 28次/分，BP 93/54mmHg，神志不清，瞳孔缩小，对光反射减弱，流涎，皮肤湿冷，有肌束震颤，双肺有散在湿啰音。

　　初步诊断：有机磷中毒。

　　医嘱：① 洗胃。② 重复使用阿托品，直至出现"阿托品化"反应。③ 氯解磷定。④ 其他辅助检查项目：血常规、急诊生化（肾功能、血糖、电解质）、胆碱酯酶活性。

　　导学讨论：请根据病例，总结有机磷急性中毒的解救方法。

　　抗胆碱药（anticholinergic drugs）又称胆碱受体阻断药（cholinoceptor blocking drugs），是一类能与胆碱受体结合，拮抗 Ach 或拟胆碱药与胆碱受体结合而产生抗胆碱作用的药物。抗胆碱药按其对受体的选择性不同，可分为 M 受体阻断药和 N 受体阻断药。

任务一　M 受体阻断药

　　M 受体阻断药能阻碍乙酰胆碱或胆碱受体激动药与 M 胆碱受体结合，而拮抗其拟

胆碱作用，表现出胆碱能神经被阻断或抑制的效应。

一、阿托品类生物碱

阿托品类生物碱，包括阿托品、东莨菪碱和山莨菪碱等，均从颠茄、莨菪、洋金花等茄科植物中提取得到，也可人工合成。

阿托品（Atropine）

阿托品的作用机制是与 Ach 或拟胆碱药竞争 M 受体，拮抗 Ach 或拟胆碱药的 M 样作用，即 M 受体拮抗作用。

---- **体内过程** --

口服后迅速吸收，分布于全身组织，可透过血脑屏障和胎盘屏障，亦可经乳汁分泌，$t_{1/2}$ 为 2～4h。此药经房水循环排出较慢，故滴眼后，其作用可维持数日。

---- **药理作用** --

（1）平滑肌　阿托品能松弛内脏平滑肌，对正常活动的平滑肌影响较小，但对于过度活动或处于痉挛状态的平滑肌则有显著的松弛作用。其中对胃肠平滑肌的松弛作用最强；对尿道和膀胱逼尿肌的作用次之；对胆管、输尿管、支气管平滑肌的作用较弱；对子宫平滑肌影响较小。

（2）腺体　阿托品可抑制腺体分泌，对汗腺和唾液腺作用最强，小剂量就能引起口干和皮肤干燥；剂量增大，泪腺和呼吸道腺体的分泌也明显减少；较大剂量还能抑制胃酸分泌，因为胃酸的分泌尚受组胺、促胃泌素等的影响，故对胃酸浓度影响较小。

（3）眼　阿托品局部给药与全身给药时均可出现对眼的作用，此作用与毛果芸香碱相反。

① 扩瞳：阿托品能阻断瞳孔括约肌上 M 受体，致瞳孔括约肌松弛，使瞳孔扩大。前房角狭窄，眼内压升高，调节麻痹，视近物不清。

② 升高眼内压：由于瞳孔扩大，虹膜退向四周边缘，使前房角间隙变窄，阻碍房水回流，造成眼压升高。

③ 调节麻痹：阿托品能阻断睫状肌的 M 受体，使睫状肌松弛退向外缘，睫状小带拉紧致晶状体呈扁平状态，屈光度降低，造成视近物模糊而视远物清楚。这一作用称为调节麻痹。

（4）对心血管系统作用

① 心脏：治疗剂量的阿托品（0.5mg）可使部分患者心率短暂性轻度减慢，可能与阿托品阻断突触前膜 M_1 受体，减弱 Ach 释放的负反馈抑制作用所致。较大剂量的阿托品（1～2mg）可阻断窦房结 M_2 受体，解除迷走神经对心脏的抑制作用，使心率加快。

② 血管：由于多数血管缺少胆碱能神经支配，治疗量阿托品对血管与血压无显著影响。大剂量的阿托品可引起血管扩张，解除小血管痉挛，以皮肤血管舒张最明显。阿托品扩血管作用机制未明，但与其抗 M 胆碱作用无关。

（5）中枢神经系统 治疗量的阿托品对中枢神经系统影响不明显；较大剂量可兴奋延髓和大脑，产生轻度的迷走神经兴奋作用；5mg 中枢兴奋明显增强，出现焦虑不安、多语、谵妄等反应；中毒剂量（10mg 以上）可见明显中毒症状，出现烦躁、幻觉、共济失调、抽搐或惊厥等；继续增加剂量时，可由兴奋转为抑制，出现昏迷、呼吸麻痹而死亡。

---- 临床应用 --

（1）内脏绞痛 适用于各种内脏绞痛，对胃肠绞痛及膀胱刺激症状（如尿频、尿急等）疗效好；也可用于儿童遗尿症，可增加膀胱容量，减少小便次数；但对胆绞痛及肾绞痛疗效较差，常与阿片类镇痛药合用以提高疗效。

（2）全身麻醉前给药 以减少呼吸道腺体及唾液腺分泌，防止分泌物阻塞呼吸道及吸入性肺炎的发生。

（3）严重盗汗及流涎症 阿托品可缓解某些疾病（如肺结核）引起的盗汗症状；也可用于有些疾病（如重金属中毒和帕金森病）导致的流涎症状。

（4）眼科应用

① 虹膜睫状体炎：常与缩瞳药交替使用于虹膜睫状体炎，以防止虹膜与晶状体粘连。

② 验光、眼底检查：阿托品可使睫状肌的调节功能充分麻痹，晶状体充分固定，可准确测定晶状体的屈光度。但因其调节麻痹作用时间长（2～3d），视力恢复较慢，目前已被作用时间较短的后马托品取代，但儿童验光时仍用阿托品。

（5）缓慢型心律失常 阿托品能解除迷走神经对心脏的抑制作用，可用于治疗迷走神经过度兴奋所致的窦性心动过缓、窦房阻滞、房室传导阻滞等缓慢型心律失常。

（6）抗休克 在补足血容量的基础上，大剂量阿托品可用于抢救暴发型流行性脑脊髓膜炎、中毒性菌痢、中毒性肺炎等所致的感染性休克，以解除小血管痉挛，改善微循环，使休克好转。但对休克伴有高热或心率快者不易使用。目前多用不良反应较少的山莨菪碱替代。

（7）解救有机磷酸酯类中毒 阿托品可迅速、有效地缓解有机磷酸酯类中毒的 M 样症状，也可部分解除中枢神经系统症状，是特效的对症治疗药。

---- 不良反应 --

治疗量时常见口干、视物模糊、瞳孔扩大、心率加快及皮肤潮红等不良反应。过量中毒，还可出现呼吸加深加快、高热、谵妄、幻觉、惊厥等中毒反应甚至中枢由兴奋转为抑制，出现昏迷和呼吸麻痹等。

青光眼、幽门梗阻、前列腺增生症、心动过速者禁用，老年人慎用。

课堂活动

患者，女，因贪食过凉食品出现了上腹部持续性隐痛且阵发性加剧，继而出现了上吐下泻等类似食物中毒的症状，遂到诊所就诊。初步诊断为急性胃肠炎。医嘱：①硫酸阿托品注射液，0.5mg，肌内注射。②氨苄西林钠粉针剂，0.5g，肌内注射。

课堂讨论：1.使用阿托品的目的。

2.阿托品使用的注意事项。

东莨菪碱（Scopolamine）

东莨菪碱是一种颠茄类生物碱，其外周作用与阿托品相似，仅在作用强度上略有差异，其中抑制腺体分泌作用较阿托品强，扩瞳及调节麻痹作用较阿托品稍弱，对心血管系统作用较弱。易透过血脑屏障，对中枢神经系统的作用较强，以抑制为主，表现为镇静、催眠作用。亦可用于治疗晕动病，其作用机制可能与抑制前庭神经内耳功能或大脑皮质功能有关，与苯海拉明合用可增强疗效。此外，东莨菪碱对帕金森病也有一定疗效，可改善患者的流涎、震颤和肌强直等症状，可能与其中枢抗胆碱作用有关。

临床用于麻醉前给药、晕动病、帕金森病。本药为中药麻醉药洋金花的主要成分，可代替洋金花用于麻醉；也可用于有机磷酸酯类农药中毒的解救。

不良反应和禁忌证与阿托品相似。

山莨菪碱（Anisodamine）

山莨菪碱是从茄科植物唐古特莨菪中天然分离出的生物碱，为左旋品，简称654；常用的为人工合成的消旋体，称654-2。药理作用与阿托品类似，解除血管平滑肌痉挛和微循环障碍的作用较强，解除平滑肌痉挛作用与阿托品相似。抑制唾液分泌和扩瞳作用较弱，仅为阿托品的 $1/20\sim1/10$。因不易进入中枢，故中枢作用很弱。临床主要用于治疗中毒性休克、内脏平滑肌绞痛、眩晕症和血管神经性头痛等。不良反应和禁忌证与阿托品相似，但其毒性较低。

二、阿托品的合成代用品

阿托品作用广泛，但副作用多，扩瞳后视力恢复慢及解除平滑肌痉挛时不良反应较多。针对这些缺点，通过改变其化学结构，合成一些不良反应较少的代用品。

（一）合成扩瞳药

与阿托品相比，对眼睛的作用时间明显缩短，故适用于成人验光配镜，散瞳检查眼底。

后马托品（Homatropine）

为短效 M 受体阻断药，其扩瞳和调节麻痹作用较阿托品快。作用短暂，仅维持 $24\sim36h$，视力恢复较快，适用于一般眼底检查和验光。但后马托品调节麻痹作用较阿托品弱，对儿童尤为明显，故儿童验光仍需用阿托品。

托吡卡胺（Tropicamide，托品酰胺）

作用与后马托品相似，但是扩瞳和调节麻痹作用起效快，持续时间更短，临床应用同后马托品。

（二）合成解痉药

溴丙胺太林（Propantheline Bromide，普鲁本辛）

溴丙胺太林为季胺类解痉药，是一种临床常用的合成解痉药。本品脂溶性低，口服吸收较差；不易透过血脑屏障，中枢作用不明显；治疗量对胃肠平滑肌解痉作用较强，同时明显减少胃液分泌。适用于治疗胃、十二指肠溃疡和胃肠痉挛。不良反应与阿托品相似，中毒量可致神经肌肉接头阻断，引起呼吸麻痹。

贝那替秦（Benactyzine，胃复康）

贝那替秦为叔胺类解痉药。本品口服易吸收；易透过血脑屏障，有一定的镇静作用；解痉作用较明显，也有抑制胃酸分泌作用。适用于伴有焦虑症的溃疡病，亦可用于肠蠕动亢进及膀胱刺激征者。主要不良反应有口干、头晕及嗜睡等。

知识拓展

休克

休克是由各种严重致病因素引起的临床危重综合征。其共同病理特征是有效循环血容量急剧减少，微循环灌溉不足，重要组织、细胞代谢障碍和功能受损。

根据病因不同，休克可分为：失血性休克、心源性休克、感染性休克、过敏性休克及神经源性休克。其中感染性休克是由病原微生物（细菌、病毒、立克次体、原虫与真菌等）及其代谢产物所诱发的机体微循环障碍，早期表现为血管痉挛，后期表现为血管扩张，若不及时治疗可出现各脏器功能衰竭而导致死亡。

任务二　N 受体阻断药

N 受体阻断药可阻碍乙酰胆碱或胆碱受体激动药与神经节或运动终板上的 N 胆碱受体结合，表现出相应部位胆碱能神经的阻断和抑制效应。N 受体阻断药可分为 N_N 受体阻断药和 N_M 受体阻断药。

一、N_N 受体阻断药

N_N 受体阻断药又称为神经节阻断药，能与神经节的 N_N 胆碱受体结合，竞争性的阻断 Ach 与其受体结合，使 Ach 不能引起神经节细胞除极化，从而阻断神经冲动在神经节中的传递。

本类药物中除了美卡拉明（mecamylamine）和樟磺咪芬（trimetaphan camsilate）外，其他药物已基本不用。因其降压作用快而强，可作为麻醉辅助药以发挥控制性降压作用，减少手术区出血。也可用于主动脉瘤手术，可有效抑制手术剥离时撕拉组织所造成的交感神经反射，使患者血压不致明显升高。

二、N_M 受体阻断药

N_M 受体阻断药又称骨骼肌松弛药或神经肌肉阻滞药，能作用于神经肌肉接头后膜的 N_M 胆碱受体，产生神经肌肉阻滞作用。按其作用机制不同，可将其分为除极化型肌松药和非除极化型肌松药。

1. 除极化型肌松药

本类药物能与神经肌肉接头后膜 N_M 胆碱受体结合，产生与 Ach 相似而更为持久的除极化作用，使神经肌肉接头后膜 N_M 胆碱受体不能对 Ach 起反应，阻碍神经肌肉接头处神经冲动的正常传递，从而导致骨骼肌松弛。作用特点：① 用药后常出现短暂的肌束颤动；② 连续用药可产生快速耐受性；③ 抗胆碱酯酶药不能拮抗其肌松作用，反而增强其毒性，故过量中毒的呼吸肌麻痹不能用新期的明抢救；④ 治疗量无神经节阻滞作用。

琥珀胆碱（Succinylcholine，司可林）

琥珀胆碱肌松作用快而短暂，静脉注射先出现短暂的肌束颤动，尤以胸腹部肌肉明显。对喉肌的麻痹力强，故适用于气管内插管、气管镜、食管镜及胃镜等检查。静脉滴注适用于较长时间手术的肌松需要。主要不良反应有呼吸肌麻痹、手术后肌痛、血钾升高、眼压升高、心血管反应和恶性高热等。

2. 非除极化型肌松药

本类药物能与 Ach 竞争神经肌肉接头的 N_M 胆碱受体，但不激动受体，能竞争性阻断 Ach 的除极化作用，使骨骼肌松弛。

筒箭毒碱（Tubocurarine）

筒箭毒碱主要用于外科时的辅助用药。但用药后作用不易逆转，不良反应多，目前临床已少用。同类药物还有阿曲库铵（atracurium）、多库铵（doxacurium）、米库铵（mivacurium）、泮库铵（pancuronium）、哌库铵（pipecuronium）、罗库铵（rocuronium）、维库铵（vecuronium）等。这些药物目前已基本上取代了传统的筒箭毒碱，用于麻醉辅助用药。

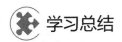 学习总结

知识点导图

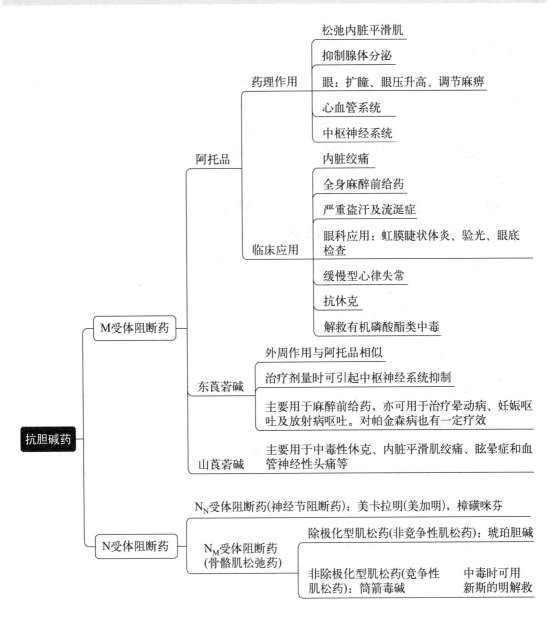

- 抗胆碱药
  - M受体阻断药
    - 阿托品
      - 药理作用
        - 松弛内脏平滑肌
        - 抑制腺体分泌
        - 眼：扩瞳、眼压升高、调节麻痹
        - 心血管系统
        - 中枢神经系统
      - 临床应用
        - 内脏绞痛
        - 全身麻醉前给药
        - 严重盗汗及流涎症
        - 眼科应用：虹膜睫状体炎、验光、眼底检查
        - 缓慢型心律失常
        - 抗休克
        - 解救有机磷酸酯类中毒
    - 东莨菪碱
      - 外周作用与阿托品相似
      - 治疗剂量时可引起中枢神经系统抑制
      - 主要用于麻醉前给药，亦可用于治疗晕动病、妊娠呕吐及放射病呕吐。对帕金森病也有一定疗效
    - 山莨菪碱
      - 主要用于中毒性休克、内脏平滑肌绞痛、眩晕症和血管神经性头痛等
  - N受体阻断药
    - N_N受体阻断药(神经节阻断药)：美卡拉明(美加明)，樟磺咪芬
    - N_M受体阻断药(骨骼肌松弛药)
      - 除极化型肌松药(非竞争性肌松药)：琥珀胆碱
      - 非除极化型肌松药(竞争性肌松药)：筒箭毒碱　中毒时可用新斯的明解救

项目四　拟肾上腺素药

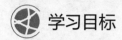 **学习目标**

知识目标

1. 掌握肾上腺素、去甲肾上腺素、异丙肾上腺素、多巴胺的药理作用、临床应用及主要不良反应。

2. 熟悉麻黄碱、间羟胺的药理作用、临床应用及不良反应。

3. 了解其他拟肾上腺素药的作用特点和临床应用。

能力目标

1. 具有根据适应证合理选择拟肾上腺素药、防止不良反应的能力。

2. 开展用药咨询服务，能正确指导患者合理用药。

素质目标

1. 树立以人为本的专业情怀。

2. 树立安全用药的职业准则。

情景导入

患者，女性，24 岁，既往无药物过敏史，因咽痛 1 天就诊。体格检查：咽红，扁桃体 Ⅱ 度肿大，诊断为急性扁桃体炎，青霉素皮试阴性，给予青霉素治疗，给药 10min 后，患者呼吸困难、面色苍白、脉搏细弱、血压降至 75/60mmHg。

初步诊断：过敏性休克。

医嘱：① 去枕平卧，畅通呼吸道。

② 注射 0.1% 肾上腺素 1mL。

③ 地塞米松。

导学讨论：1.请根据病例，总结过敏性休克的表现。

2.结合该患者出现的症状，分析治疗方案。

拟肾上腺素药（adrenomimetic drugs）是一类化学结构及药理作用和肾上腺素、去甲肾上腺素相似的药物，与肾上腺素受体结合并激动受体，产生肾上腺素样作用，又称肾上腺素受体激动药。根据药物对受体的选择性不同，可分为三大类（表 3-4-1）：① α 受体激动药；② α、β 受体激动药；③ β 受体激动药。

表3-4-1　拟肾上腺素药分类及受体选择性

分类	药名	受体选择性	作用方式	
			直接作用于受体	促递质释放
α受体激动药	去甲肾上腺素	α_1、α_2、β_1	+	-
	间羟胺	α_1、α_2、β_1	+	+
	去氧肾上腺素	α_1	+	+
	甲氧明	α_1	+	+
β受体激动药	异丙肾上腺素	β_1、β_2	+	-
	多巴酚丁胺	β_1	+	-
	沙丁胺醇	β_2	+	±
α、β受体激动药	肾上腺素	α_1、α_2、β_1、β_2	+	-
	麻黄碱	α_1、α_2、β_1、β_2	+	+
	多巴胺	α_1、β_1、DA	+	+

任务一　α 受体激动药

去甲肾上腺素

去甲肾上腺素（NA）是去甲肾上腺素能神经末梢释放的主要神经递质，肾上腺髓质也有少量分泌。药用的 NA 为人工合成品，化学性质不稳定，见光、遇热易分解，在中性尤其碱性溶液中迅速氧化变色而失效，在酸性溶液中较稳定，常用其重酒石酸盐。

---- **体内过程** --

口服吸收少，皮下或肌内注射使血管强烈收缩，易致局部组织缺血坏死；一般采用静脉滴注法给药，进入体内后迅速被突触前膜再摄取或被 COMT 和 MAO 破坏，故作用短暂。

---- **药理作用** --

主要激动 α 受体作用强，对 β_1 受体作用较弱，对 β_2 受体几乎无作用。

（1）心脏　激动心脏 β_1 受体，使心肌收缩力增强、心率加快、传导加速、心输出量增加。但在整体情况下，心率由于血压升高而反射性减慢，又由于强烈缩血管作用，使外周阻力增高，故心输出量无明显变化，当剂量过大或静脉注射过快时，可引起心律失常，但较肾上腺素少见。

（2）血管　激动血管平滑肌上的 α_1 受体，使全身小动脉小静脉（除冠脉外）均收缩。其中皮肤黏膜血管收缩最明显，其次为肾、脑、肝、肠系膜和骨骼肌血管。冠状血管舒张，主要由于心脏兴奋，心肌兴奋的代谢产物（腺苷）增加所致。

（3）血压　小剂量使心脏兴奋，收缩压升高，舒张压升高不明显，故脉压增大。大剂量时，因血管强烈收缩使外周阻力明显升高，故收缩压舒张压均升高，脉压减小。

---- **临床应用** ----

（1）休克和低血压　目前仅用于早期神经源性休克、应用血管扩张药无效的感染性休克及药物中毒（如氯丙嗪、酚妥拉明）引起的低血压等。如长时间或大剂量应用，由于强烈缩血管作用反而会加重微循环障碍。

（2）上消化道出血　适量稀释后口服能收缩食管和胃黏膜血管，产生局部止血作用。

---- **不良反应** ----

（1）局部组织缺血坏死　静脉滴注时间过长、浓度过高或药物外漏，可引起局部皮肤苍白、疼痛，甚至缺血坏死。可更换注射部位，进行局部热敷，并用 α 受体阻断药酚妥拉明做局部浸润注射，使血管扩张。

（2）急性肾功能衰竭　用药时间过长或剂量过大，可使肾血管强烈收缩，产生少尿、无尿和肾实质损伤，故用药期间尿量应保持在每小时 25mL 以上。

高血压、动脉硬化、器质性心脏病、少尿、无尿患者及孕妇禁用。

间羟胺（Metaraminol，阿拉明）

间羟胺化学性质较去甲肾上腺素稳定，在体内不易被 MAO 破坏，作用维持时间较长。主要激动 α 受体，对 $β_1$ 受体作用弱；同时还能促进去甲肾上腺素能神经末梢释放递质 NA。药理作用与 NA 相似，但升压作用较温和持久，对肾血管收缩作用弱，较少引起急性肾衰竭，使用方便，除静脉注射外，也可肌内注射。临床上，常用间羟胺代替 NA 治疗早期休克和其他低血压状态。

去氧肾上腺素（Phenylephrine，苯肾上腺素）和甲氧明（Methoxamine）

去氧肾上腺素和甲氧明均为人工合成的拟肾上腺素药，作用机制与间羟胺相似，不易被 MAO 代谢，可直接和间接激动 $α_1$ 受体，使血管收缩、血压升高，反射性地兴奋迷走神经而引起心率减慢，故均可用于治疗阵发性室上性心动过速。去氧肾上腺素还能激动瞳孔开大肌上的 $α_1$ 受体，产生扩瞳作用，其作用较阿托品弱，起效快而持续时间短，一般不升高眼内压和调节麻痹，临床也作为扩瞳药用于眼底检查。

任务二　α、β 受体激动药

肾上腺素（Adrenaline，AD，Epinephrine）

肾上腺素是肾上腺髓质分泌的主要激素，药用肾上腺素由动物肾上腺提取或人工合成。其化学性质不稳定，见光易失效，在中性尤其是碱性溶液中，易氧化变色失去活性。

---- **体内过程** ----

口服易被碱性肠液和肝脏破坏而失效。皮下注射因局部血管收缩而延缓吸收，作

用可维持 1h 左右，为临床常用的给药途径。肌内注射较皮下注射吸收快，仅维持 10～30min。静脉注射立即生效，仅维持数分钟。吸收后大部分被去甲肾上腺素能神经末梢摄取或被血液和组织中的儿茶酚氧位甲基转移酶（COMT）与单胺氧化酶（MAO）破坏，其代谢产物经肾排泄。

药理作用

肾上腺素对 α 受体、β 受体有强大的激动作用。作用与机体的生理病理状态、靶器官中肾上腺素受体亚型的分布、整体的反射作用和神经末梢突触间隙的反馈调节等因素有关。

（1）心脏　激动心脏 β_1 受体，心脏兴奋，使心肌收缩力增加、心率加快、传导加速、心输出量增加。同时，又能迅速扩张冠脉状血管，改善心肌的血液供应。肾上腺素兴奋心脏，提高心肌代谢，使心肌耗氧量增加，故剂量过大或静脉注射过快时易致心律失常，甚至引起心室颤动。

（2）血管　肾上腺素同时激动血管上的 α_1 受体、β_2 受体。肾上腺素对血管的作用取决于各器官血管平滑肌上 α_1 受体及 β_2 受体的分布密度以及给药剂量的大小。

① 皮肤、黏膜和内脏血管以 α 受体占优势，当激动 α_1 受体时，呈现收缩作用。

② 骨骼肌和肝脏血管上以 β_2 受体占优势，当激动 β_2 受体时，呈现舒张作用；而对冠状血管，因心脏兴奋，心肌代谢产物增加，而使冠状血管舒张。

③ 在低剂量时，β 受体占主导地位，血管呈舒张状态；高剂量时，α 受体占主导地位，血管呈现收缩状态。

（3）血压　对血压的影响与用药剂量密切相关。

① 小剂量和治疗剂量的肾上腺素激动 β_1 受体时，使心脏兴奋，心排出量增加，故收缩压增高；激动 β_2 受体时，使骨骼肌血管舒张作用抵消或超过对皮肤黏膜血管的收缩作用，故舒张压不变或略降，脉压增大。

② 大剂量肾上腺素除强烈兴奋心脏外，还可使血管平滑肌的 α 受体占优势，故血管收缩作用超过了激动 β_2 受体的血管舒张作用，使收缩压和舒张压均升高。

③ 肾上腺素典型血压变化呈双相反应，即给药后迅速出现明显的升压作用，而后出现微弱的降压反应，后者持续作用时间较长。如事先给予 α 受体阻断药（酚妥拉明等），肾上腺素的升压作用可被翻转，呈现明显的降压反应。

（4）支气管　激动支气管平滑肌的 β_2 受体，使支气管平滑肌舒张，对处于痉挛状态的支气管平滑肌尤为明显；此外，肾上腺素还能激动肥大细胞的 β_2 受体，抑制肥大细胞释放组胺等过敏活性物质；还可通过激动支气管黏膜血管的 α 受体，使支气管黏膜血管收缩，降低毛细血管的通透性，有利于消除支气管黏膜水肿和渗出。

（5）代谢　肾上腺素能提高机体代谢。激动 α 受体和 β_2 受体能促进肝糖原分解，此外，肾上腺素还能降低外周组织对葡萄糖的摄取，使血糖升高。肾上腺素激活三酰甘油酶加速脂肪分解，使血中游离脂肪酸升高。

临床应用

（1）心脏骤停　对于溺水、麻醉、手术意外、药物中毒、急性传染病、房室传导阻滞引起的心脏骤停，在进行心脏按摩、人工呼吸和纠正酸中毒等措施的同时，可首选肾上腺素心室内注射，具有兴奋心脏作用。

（2）过敏性休克　肾上腺素是抢救过敏性休克的首选药物。能激动 α 受体、β 受体，具有兴奋心脏、收缩血管、舒张支气管、抑制过敏性物质释放和减轻支气管黏膜水肿等作用，可迅速缓解过敏性休克所致的循环衰竭和呼吸衰竭症状。

（3）支气管哮喘急性发作　肾上腺素可用于控制支气管哮喘的急性发作，皮下或肌内注射数分钟奏效。

（4）局部应用　与局麻药合用，可使注射部位血管收缩，延缓局麻药的吸收，从而延长局麻作用时间，减少局麻药吸收中毒的发生。当鼻黏膜和齿龈出血时，以浸有肾上腺素溶液（0.1%）的纱布或棉球填塞出血处，使血管收缩而止血。

---- **不良反应** --

治疗量一般有烦躁、心悸、出汗、面色苍白、头痛等反应，停药后可自行消除。大剂量或静脉滴注过快，可引起血压骤升，诱发脑出血，亦可引起心律失常等严重不良反应。

器质性心脏病、高血压、冠状动脉病变、甲状腺功能亢进症和糖尿病等患者禁用。

🧑‍🤝‍🧑 课堂活动

宋某，男性，29 岁。外地出差时与当地朋友聚餐，用餐时品尝自己未曾食用过的当地特色美食——油炸蝗虫，食用 20min 后，出现面色苍白、胸闷、呼吸困难、手脚发凉、抽搐等症状，立即送医抢救。

课堂讨论：1. 患者出现的上述症状，医学上如何称谓？

2. 首选何种药物立即抢救？

多巴胺（Dopamine，DA）

多巴胺是去甲肾上腺素生物合成的前体，药用多巴胺为人工合成品。

---- **体内过程** --

口服后易在肠和肝中被破坏而失效。一般采用静脉滴注给药，在体内迅速被 MAO 和 COMT 代谢灭活，故作用时间短暂。不易透过血脑屏障，所以外源性多巴胺无中枢作用。

---- **药理作用** --

多巴胺在外周除激动 DA 受体外，还直接激动 α 受体和 β 受体，也可促进去甲肾上腺素能神经末梢释放 NA。

（1）心脏　高浓度多巴胺激动心脏 $β_1$ 受体，使心肌收缩力增强、心输出量增加。

（2）血管 小剂量多巴胺主要与肾、肠系膜、冠状血管的多巴胺受体结合，通过激活腺苷酸环化酶，使细胞内 cAMP 水平升高而导致血管舒张。大剂量时则以 α 受体兴奋作用占优势，激动 α_1 受体，皮肤、黏膜、肾及肠系膜血管均收缩。

（3）血压 治疗量多巴胺使收缩压升高，舒张压不变或略升。大剂量则使收缩压、舒张压均升高。

（4）肾脏 治疗量多巴胺可激动肾血管上的 D_1 受体，舒张肾血管使肾血流量和肾小球滤过率增加。同时多巴胺还能抑制肾小管对钠的重吸收，通过排钠产生利尿作用。但大剂量时激动肾血管 α 受体，可使肾血管明显收缩。

临床应用

（1）休克 用于治疗各种休克，如感染性休克、心源性休克、失血性休克等，尤其适用于心肌收缩无力、尿少而血容量已补足的休克患者。

（2）充血性心衰 对急性心功能不全，具有改善血流动力学作用，故可用于充血性心衰。

（3）急性肾衰竭 与利尿药合用治疗急性肾衰竭，可增加尿量，改善肾功能。

不良反应

治疗量较轻，偶见恶心呕吐。但大剂量可出现心动过速及诱发心律失常等反应。减慢滴速或停药，上述反应可消失。

麻黄碱（Ephedrine）

麻黄碱是从中药麻黄中提取的生物碱，现已人工合成。口服易吸收，也易透过血脑屏障。吸收后大部分以原型经肾排泄。

本品除直接激动 α 受体和 β 受体外，还促进去甲肾上腺素能神经释放递质 NA，间接产生拟肾上腺素作用。拟肾上腺素作用弱而持久，易产生快速耐受性，中枢兴奋作用较明显。临床用于治疗轻症哮喘和预防哮喘发作，鼻黏膜充血引起的鼻塞，防治硬膜外和蛛网膜下腔麻醉所引起的低血压、荨麻疹等某些变态反应疾病。

🔘 知识拓展

过敏性休克

过敏性休克是外界某些抗原性物质进入已致敏的机体后引发的一种广泛的全身性过敏反应。常因药物、血清制剂、输血等引起，蚊虫叮咬过敏、食物或花粉过敏也可导致。主要表现为血压下降、呼吸道阻塞，与血管扩张、毛细血管通透性增加有关。过敏性休克多为典型的 I 型变态反应，发病突然，若不及时抢救可危及生命。

任务三　β 受体激动药

异丙肾上腺素（Isoprenaline，ISO）

---- **体内过程** --

异丙肾上腺素为人工合成品，口服无效，可气雾吸入或舌下给药。吸收后，主要在肝及其他组织中被 COMT 代谢。异丙肾上腺素较少被 MAO 代谢，也较少被去甲肾上腺素能神经所摄取，因此其作用持续时间较肾上腺素略长。

---- **药理作用** --

本药为强大的 β 受体激动药，对 $β_1$ 受体和 $β_2$ 受体的激动无选择性，对 α 受体无作用。

（1）心脏　激动心脏 $β_1$ 受体，使心肌收缩力增强、心率加快、传导加速、心输出量增加，也可引起心律失常，但较少产生心室颤动。

（2）血管　激动血管平滑肌上 $β_2$ 受体使血管舒张。其中骨骼肌血管明显舒张，肾和肠系膜血管舒张作用较弱，对冠状血管也有舒张作用。

（3）血压　治疗量时兴奋心脏、扩张血管使收缩压升高而舒张压降低，脉压加大。大剂量使血管剧烈舒张，因回心血量减少，心输出量减少，故收缩压和舒张压均降低。

（4）支气管　激动 $β_2$ 受体，松弛支气管平滑肌，并有抑制组胺等过敏递质释放作用，但对支气管黏膜血管无收缩作用，故消除支气管黏膜水肿不如肾上腺素。

（5）代谢　能增加糖原和脂肪分解，增加组织耗氧量。

---- **临床应用** --

（1）支气管哮喘急性发作　气雾剂吸入及舌下给药控制急性发作，疗效快而强。

（2）心脏骤停　异丙肾上腺素 0.2～1mg 心室内注射兴奋心脏，对停搏心脏有强大起搏作用。优点是较少诱发心室纤颤。

（3）房室传导阻滞　利用其兴奋心脏加快传导作用可明显改善上述症状。

（4）休克　在补足血容量的基础上，对低心输出量、高外周阻力型休克有一定疗效，但因心率和心肌耗量明显增加，对休克不利，现临床少用。

---- **不良反应** --

常见心悸、头晕、皮肤潮红，过量易致心律失常，严重时引发心室颤动。冠心病、心肌炎、甲状腺功能亢进症等患者禁用。

多巴酚丁胺（Dobutamine）

多巴酚丁胺为人工合成品，其化学结构和体内过程与多巴胺相似。口服无效，常静脉滴注给药。选择性激动 $β_1$ 受体，兴奋心脏，使心肌收缩力增强、心输出量增加，而心率加快不明显。临床主要用于治疗心肌梗死并发心力衰竭。偶见心律失常，心房纤颤患者禁用。

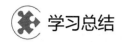 学习总结

知识点导图

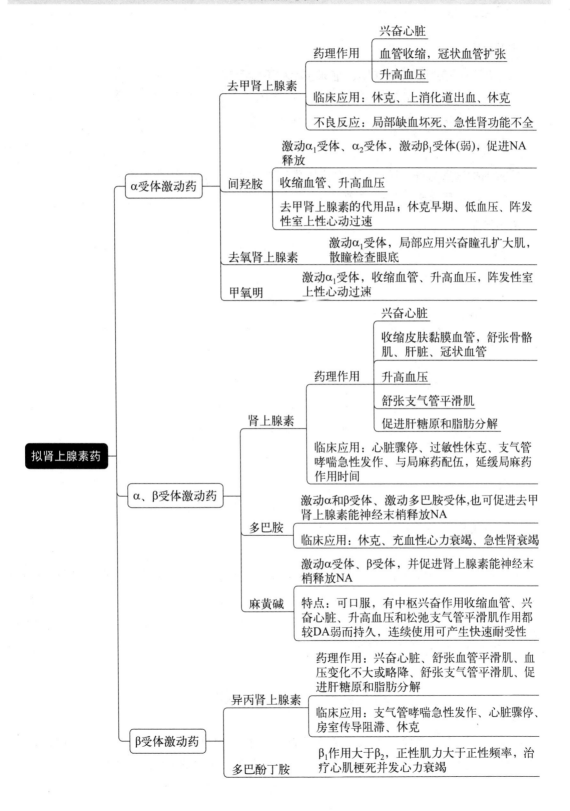

拟肾上腺素药

- α受体激动药
  - 去甲肾上腺素
    - 药理作用
      - 兴奋心脏
      - 血管收缩，冠状血管扩张
      - 升高血压
    - 临床应用：休克、上消化道出血、休克
    - 不良反应：局部缺血坏死、急性肾功能不全
  - 间羟胺
    - 激动α_1受体、α_2受体，激动β_1受体(弱)，促进NA释放
    - 收缩血管、升高血压
    - 去甲肾上腺素的代用品；休克早期、低血压、阵发性室上性心动过速
  - 去氧肾上腺素
    - 激动α_1受体，局部应用兴奋瞳孔扩大肌，散瞳检查眼底
  - 甲氧明
    - 激动α_1受体，收缩血管、升高血压，阵发性室上性心动过速
- α、β受体激动药
  - 肾上腺素
    - 药理作用
      - 兴奋心脏
      - 收缩皮肤黏膜血管，舒张骨骼肌、肝脏、冠状血管
      - 升高血压
      - 舒张支气管平滑肌
      - 促进肝糖原和脂肪分解
    - 临床应用：心脏骤停、过敏性休克、支气管哮喘急性发作、与局麻药配伍，延缓局麻药作用时间
  - 多巴胺
    - 激动α和β受体、激动多巴胺受体,也可促进去甲肾上腺素能神经末梢释放NA
    - 临床应用：休克、充血性心力衰竭、急性肾衰竭
  - 麻黄碱
    - 激动α受体、β受体，并促进肾上腺素能神经末梢释放NA
    - 特点：可口服，有中枢兴奋作用收缩血管、兴奋心脏、升高血压和松弛支气管平滑肌作用都较DA弱而持久，连续使用可产生快速耐受性
- β受体激动药
  - 异丙肾上腺素
    - 药理作用：兴奋心脏、舒张血管平滑肌、血压变化不大或略降、舒张支气管平滑肌、促进肝糖原和脂肪分解
    - 临床应用：支气管哮喘急性发作、心脏骤停、房室传导阻滞、休克
  - 多巴酚丁胺
    - β_1作用大于β_2，正性肌力大于正性频率，治疗心肌梗死并发心力衰竭

项目五 抗肾上腺素药

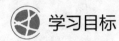 **学习目标** --------------------------------

知识目标

1. 掌握酚妥拉明的药理作用、临床应用和不良反应。

2. 熟悉 β 受体阻断药的药理作用、临床应用和不良反应。

3. 了解其他抗肾上腺素药的作用特点及临床应用。

能力目标

1. 具有根据适应证合理选择抗肾上腺素药并防止不良反应的能力。

2. 能正确指导患者合理用药。

素质目标

1. 树立以人为本的专业情怀。

2. 树立安全用药的职业准则。

情景导入

患者，女，50 岁，近来有心悸、失眠等症状，食欲增加但消瘦。检查：甲状腺肿大，心率 120 次 / 分。心电图提示窦性心动过速。T_3、T_4 高于正常。初步诊断：甲状腺功能亢进症。患者用药当晚出现呼吸困难、喘息不能平卧现象。

医嘱：① 甲巯咪唑（抗甲状腺药物）治疗。

② 普萘洛尔治疗。

导学讨论：1. 请根据病例，分析用药后出现哮喘的原因？

2. 应用普萘洛尔应注意哪些问题？

抗肾上腺素药（antiadrenergic drugs）又称肾上腺素受体阻断药（adrenoceptor blocking drugs），能阻断肾上腺素受体从而拮抗去甲肾上腺素能神经递质或肾上腺素受体激动药的作用。根据其对受体的选择性不同，可分为三大类：① α 受体阻断药；② β 受体阻断药；③ α、β 受体阻断药。

任务一 α 受体阻断药

α 受体阻断药能选择性地与 α 受体结合，阻断去甲肾上腺素能神经递质及肾上腺素受体激动药与 α 受体结合而发挥作用。它们能将肾上腺素的升压作用翻转为降压作用，这个现象称为"肾上腺素作用的翻转"（adrenaline reversal）。

一、短效类

酚妥拉明（Phentolamine，立其丁，Regitine）

---- 体内过程 ----

口服生物利用度低，常采用注射给药。药物在体内迅速代谢和排泄，故作用时间短。

---- 药理作用 ----

酚妥拉明竞争性地阻断 α 受体，对 α_1 受体、α_2 受体具有相似的亲和力，可拮抗肾上腺素的 α 型作用。

（1）血管　具有阻断血管平滑肌 α_1 受体和直接舒张血管作用，使血管扩张，外周阻力降低，血压下降。

（2）心脏　因血压下降反射性兴奋心脏，又因阻断去甲肾上腺素能神经末梢突触前膜 α_2 受体，促进递质 NA 释放，使心肌收缩力增强、心率加快、心输出量增加。

（3）拟胆碱作用和组胺样作用　本药也能激动 M 胆碱受体和 H_1 受体、H_2 受体，使胃肠平滑肌兴奋，胃酸分泌增加。

---- 临床应用 ----

（1）外周血管痉挛性疾病　利用扩血管作用可治疗血栓闭塞性脉管炎、雷诺病（肢端动脉痉挛）及冻伤后遗症。

（2）去甲肾上腺素滴注外漏　用酚妥拉明稀释后局部浸润注射。

（3）休克　在补足血容量的前提下，本药有兴奋心脏、增加心输出量、扩张血管、降低外周阻力、改善微循环等作用。适用于感染性、心源性和神经源性休克。临床常与去甲肾上腺素合用，目的是对抗去甲肾上腺素 α 型缩血管作用，保留其 β 型加强心肌收缩力作用，提高抗休克疗效，减少不良反应。

（4）急性心肌梗死和顽固性心力衰竭　本药使小动脉扩张，外周阻力降低，减轻心脏后负荷，增加心输出量；又通过扩张小静脉，使回心血量减少，减轻心脏前负荷，改善心力衰竭。

（5）肾上腺嗜铬细胞瘤　用于鉴别诊断和防治手术过程中突发的高血压危象。

---- 不良反应 ----

常见直立性低血压，呕吐、腹痛、腹泻等胃肠反应。静脉注射有时可致心率加快、心律失常和心绞痛，故需缓慢注射和滴注。冠心病、胃炎、溃疡病慎用。

妥拉唑林（Tolazoline）

妥拉唑林作用与酚妥拉明相似，但 α 受体阻断作用较弱，拟胆碱和组胺样作用较强，故不良反应发生率较高。临床主要用于外周血管痉挛性疾病和静脉滴注 NA 药液外漏的治疗。亦可用于肾上腺嗜铬细胞瘤以控制症状。

二、长效类

酚苄明（Phenoxybenzamine，苯卞胺，竹林胺）

酚苄明为长效、非竞争性 α 受体阻断药。本药局部刺激性强，不做肌内或皮下注射。药理作用与酚妥拉明相似，具有起效慢、作用强、持久的特点。临床用于治疗外周血管痉挛性疾病，亦可用于嗜铬细胞瘤和休克的治疗。

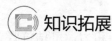 **知识拓展**

嗜铬细胞瘤及其诊断

嗜铬细胞瘤好发于肾上腺髓质，瘤细胞可大量分泌肾上腺素，引起血压升高。症状特征为血压间断性或持续升高，伴有剧烈头痛、心悸、心律失常等，严重者可致急性左心衰竭或心脑血管意外。此时用酚妥拉明不仅能降低血压，还能使肾上腺素升压作用翻转，使血压急剧下降。

任务二　β 受体阻断药

β 受体阻断药能与去甲肾上腺素能神经递质或肾上腺素受体激动药竞争 β 受体，从而拮抗其 β 型拟肾上腺素作用。β 受体阻断药可分为非选择性阻断药（β_1、β_2）和选择性阻断药（β_1）两类。在 β 受体阻断药中，部分具有内在拟交感活性，因此本类药物又可分为有内在拟交感活性及无内在拟交感活性两类。见表 3-5-1。

---- **体内过程** ---

β 受体阻断药体内过程特点与各类药的脂溶性有关。口服后，由于受脂溶性及首过消除的影响，其生物利用度个体差异较大。进入血液循环的 β 受体阻断药一般能分布到全身各组织。脂溶性高的药物主要在肝脏代谢，少量以原型随尿排泄；脂溶性小的药物主要以原型经肾脏排泄。见表 3-5-1。

表3-5-1　常用β受体阻断药作用比较

药物	β受体阻断作用			内在拟交感活性	膜稳定作用	消除
	β_1	β_2	效价			
普萘洛尔	+	+	1.0	−	++	肝
吲哚洛尔	+	+	5～10	++	+	肝肾
氧烯洛尔	+	+	0.5～1.0	++	+	肝
阿普洛尔	+	+	0.3～1.0	++	+	肝

续表

药物	β受体阻断作用			内在拟交感活性	膜稳定作用	消除
	β_1	β_2	效　价			
纳多洛尔	+	+	0.5	−	−	肾
阿替洛尔	+	+	1.0	−	−	肾
美托洛尔	+	−	0.5～2.0	−	±	肝
噻吗洛尔	+	+	5～10	−	−	肝肾

---- **药理作用** --------------------------------

1. β 受体阻断作用

（1）心血管系统　阻断心脏 β_1 受体，使心肌收缩力减弱、心率和传导减慢、心输出量减少、心肌耗氧量减少，血压下降。应用非选择性β受体阻断药会引起肝、肾和骨骼肌血流量减少，一方面来自其对血管 β_2 受体的阻断作用，另一方面与其抑制心脏功能，反射性兴奋交感神经，使血管收缩、外周阻力增加有关。

（2）支气管　非选择性的β受体阻断药阻断支气管平滑肌 β_2 受体，使支气管平滑肌收缩，呼吸道阻力增加。此作用对健康人影响小，但对哮喘患者可诱发或加重哮喘，甚至危及生命。

（3）肾素　通过阻断肾小球旁器细胞的 β_1 受体，使肾素释放减少，可致血压降低。

（4）代谢　可抑制交感神经兴奋所致的脂肪、糖原分解，减弱肾上腺素的升高血糖作用，延缓使用胰岛素后的血糖恢复，并且能掩盖低血糖时交感神经兴奋的症状，使低血糖不易被察觉。对血糖、血症正常者影响较小。此外，甲状腺功能亢进时，β受体阻断药不仅能对抗机体对儿茶酚胺的敏感性增高，而且也可抑制甲状腺素（T_4）转变为三碘甲状腺原氨酸（T_3），有效控制甲亢症状。

2. 内在拟交感活性

有些β受体阻断药（如吲哚洛尔）与β受体结合后，既有阻断β受体的作用，又有部分激动β受体的作用，称为内在拟交感活性（intrinsic sympathomimetic activity）。由于这种作用较弱，可被β受体阻断作用所掩盖。内在拟交感活性较强的药物在临床应用时，其抑制心肌收缩力、减慢心率和收缩支气管作用较不具内在拟交感活性的药物弱。

3. 膜稳定作用

某些β受体阻断药可降低细胞膜对离子的通透性，产生局部麻醉作用和奎尼丁样作用，称为膜稳定作用。

4. 眼

降低眼压，治疗青光眼，其机制可能是通过阻断睫状体的β受体，减少cAMP生成，进而减少房水产生。

---- **临床应用** --

（1）心律失常   对各种原因所致快速型心律失常有效，尤其对运动或情绪激动所致或因心肌缺血、强心苷中毒引起的心律失常疗效好。

（2）心绞痛和心肌梗死   对心绞痛有良好疗效，与硝酸酯类合用能增加疗效，并互相抵消其不良反应。心肌梗死患者久用（2年以上）能缩小心肌梗死范围，可降低复发率和猝死率。

（3）高血压   可单独亦可与其他抗高血压药配伍使用治疗高血压。

（4）充血性心力衰竭   对扩张型心肌病的心力衰竭治疗作用明显，在心肌状况严重恶化之前早期应用，能缓解某些充血性心力衰竭的症状，改善其预后。

（5）甲状腺功能亢进症   可降低基础代谢率，减慢心率，控制激动不安等症状。还可抑制 T_4 转化为 T_3。

（6）其他   噻吗洛尔减少房水生成，降低眼内压，可用于治疗原发性开角型青光眼。另外，β受体阻断药还可用于偏头痛、肌肉震颤以及酒精中毒等。

---- **不良反应** --

（1）常见不良反应   如恶心、呕吐、轻度腹泻等消化道症状。偶见过敏性皮疹和血小板减少等。

（2）诱发或加重支气管哮喘   阻断支气管平滑肌 β_2 受体，使支气管平滑肌收缩，呼吸道阻力增加。

（3）抑制心脏功能   阻断心脏 β_1 受体，使心功能抑制。若使用不当可致心力衰竭、肺水肿、房室传导阻滞、心脏停搏。

（4）外周血管收缩和痉挛   阻断血管平滑肌 β_2 受体，可使外周血管收缩和痉挛，出现间歇性跛行或雷诺病。

（5）反跳现象   长期应用β受体阻断药突然停药，可使疾病原有症状加重，与β受体上调有关，故停药时应逐渐减量。

（6）其他   疲乏、失眠和精神抑郁等症状。少数人可出现低血糖及加强降血糖药的降血糖作用。

任务三   α、β 受体阻断药

本类药物对 α 受体、β 受体均有阻断作用，但其 β 受体阻断作用明显强于 α 受体阻断作用。临床常用代表药拉贝洛尔（labetalol），主要用于治疗高血压，另对心绞痛也有较好的疗效。

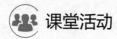 **课堂活动**

患者，男性，65岁，冠心病、心绞痛史6年，高血压病史2年。近日因心前

区压榨性疼痛，气促而入院。入院后诊断为急性前间壁心肌梗死。医嘱：① 吸氧；② 硝酸甘油；③ 美托洛尔。

  课堂讨论：1. 美托洛尔适应证有哪些？

  2. 美托洛尔应该如何停药？

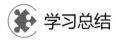 学习总结

知识点导图

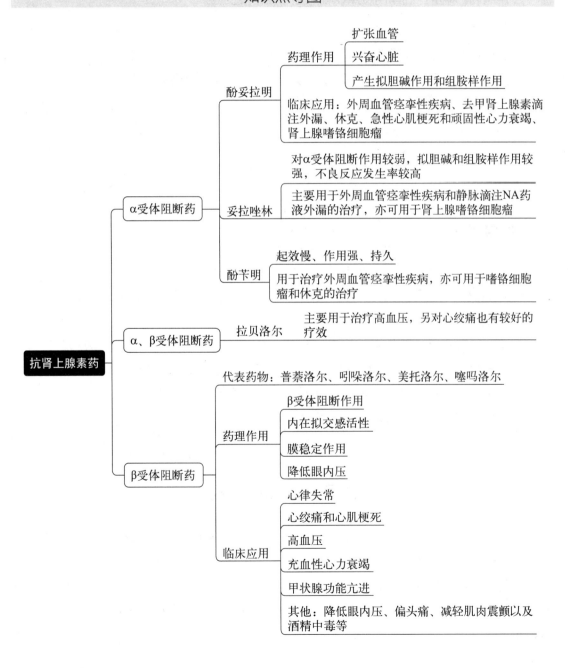

项目六　麻醉药

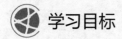 **学习目标** --

知识目标

1. 掌握局部麻醉药的药理作用、给药方法和用药注意事项。

2. 常用局部麻醉药的作用特点、临床应用及不良反应。

能力目标

1. 具有根据适应证合理选择麻醉药及防止不良反应的能力。

2. 能够学会观察局麻药的疗效及不良反应，能正确实施用药护理。

素质目标

1. 树立以人为本的专业情怀。

2. 树立安全用药的职业准则。

情景导入

患者，女，30岁。腹痛腹胀，畏寒3天。体格检查：体温37℃，血压100/80mmHg，精神不佳，脸色苍白，嘴唇轻度发绀，自动体位，右下腹麦氏点压痛（++）、反跳痛。

初步诊断：急性阑尾炎。医嘱：局麻药局部麻醉，行阑尾切除术。局麻药局部浸润麻醉后5min，出现烦躁不安、寒战、呼吸急促、胸闷、继而四肢抽搐、惊厥。

导学讨论：1.患者为何出现上述症状？最可能的原因是什么？

2.应该使用何种局麻药？

任务　局部麻醉药

局部麻醉药（local anaesthetics）简称局麻药，主要作用于传入神经系统，是一类局部用于神经末梢或神经干周围，在意识清醒的状态下能可逆地阻断神经冲动产生和传导，使其支配部位出现暂时、可逆性感觉（尤其是痛觉）消失的药物。按化学结构可分为两类：第一类为酯类，主要有普鲁卡因、丁卡因等；第二类为酰胺类，主要有利多卡因、布比卡因等。

一、局麻药的作用

1. 局麻作用

局麻药对所有神经冲动的产生和传导都有阻滞作用。局麻药在低浓度时可抑制感觉神经冲动的发生和传导，使感觉丧失。麻醉的顺序为：痛觉最先消失，其次是温觉、触觉、压觉。较高浓度时使运动神经亦可受到影响出现麻醉。神经冲动传导的恢复则按相反顺序进行。局麻药的作用机制尚不完全清楚，目前认为：局麻药能与神经细胞膜内侧钠通道结合，阻断 Na^+ 内流，抑制动作电位的产生和神经冲动的传导，从而产生局部作用。由于局麻药并不影响神经细胞内的物质代谢，所以局麻药的作用是可逆的。

2. 吸收作用

（1）中枢神经系统　对中枢神经系统的作用是先兴奋后抑制，出现不安、视听觉紊乱、舌唇麻木、肌肉震颤，甚至惊厥，最后转入昏迷，呼吸衰竭而死亡。

（2）心血管系统　局麻药对心肌有直接抑制作用，吸收后可降低心肌兴奋性，使心肌收缩力减弱、传导减慢和不应期延长，甚至心跳停搏。还可松弛血管平滑肌，扩张血管，浓度过高时可导致血压下降，甚至休克。

二、局麻药的给药方法

（1）表面麻醉（surface anaesthesia）　又称黏膜麻醉，是将穿透力强的局麻药涂于局部黏膜表面，使黏膜下的感觉神经末梢麻醉，常用于眼、鼻、咽喉、气管、尿道等黏膜部位的浅表手术。常用药物如丁卡因、利多卡因等。

（2）浸润麻醉（infiltration anaesthesia）　是将局麻药注入皮下或手术切口部位，使局部神经末梢被药物浸润而麻醉，适用于浅表小手术。常选用穿透力小、毒性低的普鲁卡因、利多卡因、布比卡因等。

（3）传导麻醉（conduction anaesthesia）　又称神经干阻滞麻醉，是将药物注射到外周神经干，阻断神经冲动传导，使该神经分布的区域产生麻醉，适用于四肢、盆腔及口腔手术。传导麻醉较浸润麻醉所需药物浓度高、剂量小，麻醉区域大，常用药如普鲁卡因、利多卡因、布比卡因等。

（4）蛛网膜下腔麻醉（subarachnoidal anaesthesia）　又称腰麻，是将药物注入脊椎蛛网膜下腔内，麻醉该部位的脊神经根，适用于腹部及下肢手术。常用药物如利多卡因、普鲁卡因、丁卡因等。腰麻时由于交感神经传导被阻滞，可引起血管扩张，血压下降，肌内注射麻黄碱或间羟胺可预防和治疗。

（5）硬膜外麻醉（epidural anaesthesia）　又称硬脊膜外腔麻醉，是将药物从 3-4 或 4-5 腰椎间隙穿刺注入硬脊膜外腔，阻断附近脊神经根的传导，适用于从颈部至下肢的手术。常用药如普鲁卡因、丁卡因等。

三、常用的局麻药

普鲁卡因（Procaine，奴佛卡因）

普鲁卡因为短效酯类局麻药，水溶液不稳定，宜避光保存。

---- **体内过程** --

注射给药后 1～3min 起效，可维持 30～45min，吸收后，大部分与血浆蛋白暂时结合，随即释出而分布于全身。在体内可被假性胆碱酯酶水解变成对氨苯甲酸和二乙氨基乙醇。对氨苯甲酸能对抗磺胺类的抗菌作用，故两药不宜合用。

---- **药理作用和临床应用** --

（1）局部麻醉　本药对黏膜穿透力弱，一般不作表面麻醉，采用注射给药方法，主要用于浸润麻醉、传导麻醉、腰麻和硬膜外麻醉。由于有扩血管作用而药液吸收快、维持时间短，而加入肾上腺素后作用时间可延长 20%、减少吸收中毒和手术出血。

（2）局部封闭　用 0.25%～0.5% 溶液注射于病灶周围，可减少病灶对中枢神经系统产生的恶性刺激，有利于改善病变局部组织的营养过程，促进病变痊愈。常用于治疗化脓性炎症，蛇、蝎所致的炎症，神经痛及外伤痛。

---- **不良反应** --

（1）毒性反应　吸收过量或误注入血管内，可产生中枢神经系统的毒性反应。严重中毒时，可因呼吸麻痹、血压下降而死亡。

（2）低血压　腰麻及硬膜外麻醉时常见血压下降，肌内注射麻黄碱或间羟胺可预防和治疗。

（3）过敏反应　极少数患者用药后可发生皮疹、哮喘甚至休克等过敏反应，故用药前应询问过敏史并做皮试。

👥 课堂活动

患者，男性，20 岁，在校学生，打篮球时踝关节扭伤，因严重肿痛到校医院就诊，给予 2% 普鲁卡因注射液局部封闭治疗。2h 后出现胸闷气短、呼吸困难、手脚发凉、血压下降等症状。

课堂讨论：1. 秦某出现上述症状的原因是什么？

2. 使用普鲁卡因应采取何种护理措施？

利多卡因（Lidocaine，赛罗卡因）

利多卡因为中效局麻药，水溶液稳定。黏膜穿透力强，起效快，局麻作用比普鲁卡因强而持久，毒性反应发生率较普鲁卡因高，过敏反应罕见。临床上可用于多种形式的局部麻醉，有全能麻醉药之称。由于扩散力强，麻醉范围不易控制，故腰麻慎用。利多卡因尚有抗心律失常作用，常用于治疗室性心律失常。

丁卡因（Tetracaine，地卡因）

丁卡因局麻作用及毒性均较普鲁卡因大，故一般不用于浸润麻醉，其作用迅速，穿透力强，最常用于表面麻醉，也可用于传导麻醉、腰麻和硬膜外麻醉。

布比卡因（Bupivacaine，麻卡因）

为酰胺类局麻药，为长效、强效局麻药。主要用于浸润麻醉、传导麻醉和硬膜外麻醉。因组织穿透力弱，故不适用于表面麻醉。

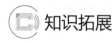 **知识拓展**

封闭疗法

封闭疗法又称局部封闭。常用 0.25%～0.5% 的普鲁卡因溶液注射于病灶周围组织，麻醉局部的感觉神经末梢，阻断病理不良刺激向中枢传导，可缓解疼痛。另外，普鲁卡因的局部扩张血管作用可改善血液循环，增加局部组织营养，促进炎症和损伤部位的组织恢复。局部封闭时也可根据治疗的需要注入相应的药物，以增加局部药物的浓度，达到治疗目的。如临床常用普鲁卡因和泼尼松龙局部封闭治疗肩周炎、急性关节损伤等。

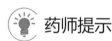 **药师提示**

正确区分麻醉药和麻醉药品

麻醉药和麻醉药品是两类完全不同的药物，要正确区分。

麻醉药是指能够暂时引起机体全身或局部感觉（特别是疼痛）暂时消失的药物。临床主要用于全身麻醉和局部麻醉，以便进行外科手术。如乙醚、普鲁卡因、利多卡因等。属于一般性麻醉药。

麻醉药品是指能产生欣快感，连续使用极易产生生理依赖性的药品。如吗啡、哌替啶、可卡因的镇痛药。属于国家特殊管理药品，必须按照《中华人民共和国药品管理法》《麻醉药品管理条例》严格管理。

课后实践

1. 课后，请通过查阅盐酸普萘洛尔（心得安）片药品说明书，进一步了解普萘洛尔的性状、适应证、用法用量、不良反应、禁忌、注意事项、药物相互作用、药理作用等。

2. 课后，请设计一份调查问卷进行问卷调查，统计分析身边人使用传出神经系统药物情况。

目标测试
习题与解析

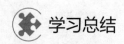 学习总结

知识点导图

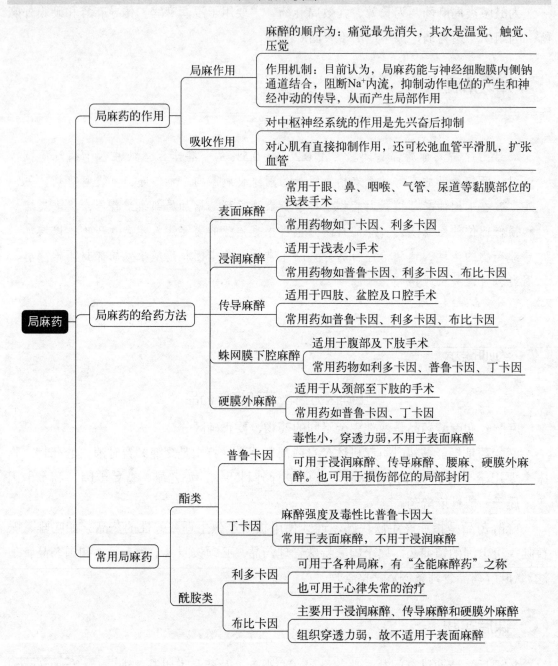

局麻药
├─ 局麻药的作用
│　├─ 局麻作用
│　│　├─ 麻醉的顺序为：痛觉最先消失，其次是温觉、触觉、压觉
│　│　└─ 作用机制：目前认为，局麻药能与神经细胞膜内侧钠通道结合，阻断Na⁺内流，抑制动作电位的产生和神经冲动的传导，从而产生局部作用
│　└─ 吸收作用
│　　├─ 对中枢神经系统的作用是先兴奋后抑制
│　　└─ 对心肌有直接抑制作用，还可松弛血管平滑肌，扩张血管
├─ 局麻药的给药方法
│　├─ 表面麻醉
│　│　├─ 常用于眼、鼻、咽喉、气管、尿道等黏膜部位的浅表手术
│　│　└─ 常用药物如丁卡因、利多卡因
│　├─ 浸润麻醉
│　│　├─ 适用于浅表小手术
│　│　└─ 常用药物如普鲁卡因、利多卡因、布比卡因
│　├─ 传导麻醉
│　│　├─ 适用于四肢、盆腔及口腔手术
│　│　└─ 常用药如普鲁卡因、利多卡因、布比卡因
│　├─ 蛛网膜下腔麻醉
│　│　├─ 适用于腹部及下肢手术
│　│　└─ 常用药物如利多卡因、普鲁卡因、丁卡因
│　└─ 硬膜外麻醉
│　　├─ 适用于从颈部至下肢的手术
│　　└─ 常用药如普鲁卡因、丁卡因
└─ 常用局麻药
　├─ 酯类
　│　├─ 普鲁卡因
　│　│　├─ 毒性小，穿透力弱，不用于表面麻醉
　│　│　└─ 可用于浸润麻醉、传导麻醉、腰麻、硬膜外麻醉。也可用于损伤部位的局部封闭
　│　└─ 丁卡因
　│　　├─ 麻醉强度及毒性比普鲁卡因大
　│　　└─ 常用于表面麻醉，不用于浸润麻醉
　└─ 酰胺类
　　├─ 利多卡因
　　│　├─ 可用于各种局麻，有"全能麻醉药"之称
　　│　└─ 也可用于心律失常的治疗
　　└─ 布比卡因
　　　├─ 主要用于浸润麻醉、传导麻醉和硬膜外麻醉
　　　└─ 组织穿透力弱，故不适用于表面麻醉

模块四
循环系统药物

循环系统药物（circulatory system）是进行血液循环的动力和管道系统，由心血管系统和淋巴系统组成。心血管系统是一个完整的循环管道，它以心脏为中心通过血管与全身各器官、组织相连，血液在其中循环流动；淋巴管系统则是一个单向的回流管道，它以毛细淋巴管盲端起源于组织细胞间隙，吸收组织液形成淋巴液，淋巴液在淋巴管内向心流动，沿途经过若干淋巴结，并获得淋巴球和浆细胞，最后汇集成左、右淋巴导管开口于静脉。

循环系统它的主要功能是将呼吸器官获得的氧气、消化器官获取的营养物质、内分泌腺分泌的激素等运送到身体各组织细胞，又将身体各组织细胞代谢产物运送到具有排泄功能的器官排出体外；而且循环系统还维持机体内环境的稳定、免疫和体温的恒定。因此循环系统是生物体内的运输系统。

循环系统药物按治疗的疾病或药物作用不同主要分为抗动脉粥样硬化药、抗高血压药、抗心律失常药、抗慢性心功能不全药和抗心绞痛药。

 学习内容

项目一　抗动脉粥样硬化药
项目二　抗高血压药
项目三　抗心律失常药
项目四　抗慢性心功能不全药
项目五　抗心绞痛药

 重难点分析

学习重点

1. 掌握几类临床常见的抗动脉粥样硬化药的作用特点及临床用途。

2. 掌握一线抗高血压药分类及每一类的代表药物作用特点及临床用途。

3. 抗心律失常药的分类，每类的代表药物及主要临床用途。

4. 掌握正性肌力药强心苷的作用特点、临床用途、不良反应及防治措施。

5. 掌握各类抗心绞痛的作用、临床用途及主要不良反应。

学习难点

1. 动脉粥样硬化发生机制及与心血管疾病防治的关系。

2. 血压的影响因素，重点是肾素－血管紧张素－醛固酮系统。

3. 异常心肌电生理及抗心律失常药物的作用原理。

4. 强心苷正性肌力作用增加衰竭心脏排出量。

5. 硝酸酯类与 β 受体阻断药联合的内在机制。

项目一　抗动脉粥样硬化药

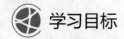 **学习目标** --

知识目标

1. 掌握他汀类、贝特类调血脂药的药理作用、临床用途和不良反应。
2. 熟悉胆汁酸结合树脂、烟酸类调血脂药的药理作用、临床用途和不良反应。
3. 理解抗氧化剂、多烯脂肪酸类、保护动脉内皮药的药理作用、临床用途。

能力目标

1. 能够解释各类型高血脂的用药原则。
2. 能够针对各类型高血脂进行用药指导。

素质目标

1. 树立关爱高血脂患者的职业情怀。
2. 树立安全用药的职业准则。

情景导入

　　患者，女，53岁，因"发现血压升高十余年，头昏，心前区不适十余天"收住院。入院检查：血压180/100mmHg，总胆固醇7.72mmol/L（正常参考值2.8～5.7mmol/L），三酰甘油3.76mmol/L（正常参考值0.29～1.83mmol/L）。冠状动脉造影提示：左冠状动脉前降支中段狭窄60%，第一对角支开口处狭窄20%，左回旋支中段狭窄50%；右冠状动脉内膜不光滑，中段狭窄30%。

　　初步诊断：① 高血压；② 冠状动脉粥样硬化性心脏病。给予阿伐他汀40mg、1次/晚，阿司匹林100mg、1次/日，美托洛尔25mg、2次/日等，药物治疗2周后，症状明显缓解。治疗4周后检测：总胆固醇5.79mmol/L，三酰甘油3.58mmol/L，血总胆固醇下降明显，接近正常值范围。

　　导学讨论：1. 该患者为什么选用他汀类调血脂药？

　　2. 除他汀类调血脂药外，该患者还可选用哪些调血脂药？

　　动脉粥样硬化（atherosclerosis，AS）是心血管病的主要病理基础。防治AS已成为防治心脑血管疾病的根本性战略措施之一。一般认为本病的发生与脂质代谢紊乱关系甚密。早期或轻症患者通过合理膳食、控制体重、适当的锻炼，病情可得到缓解，无效或较重者则应该考虑药物治疗。

　　根据其作用机制的不同，常用的抗动脉粥样硬化药物主要有调血脂药、抗氧化药、多烯脂肪酸类及保护动脉内皮细胞药等。

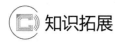 **知识拓展**

动脉粥样硬化与高脂血症

　　动脉粥样硬化是动脉硬化的一种，大、中动脉内膜出现含胆固醇、三酰甘油等的黄色物质，多由脂肪代谢紊乱、神经血管功能失调引起。主要累及主动脉、冠状动脉及脑动脉等，常导致血栓形成、供血障碍甚至管腔闭塞及管壁破裂出血等严重后果。常见的动脉粥样硬化性疾病有冠心病（包括心肌梗死、心绞痛及猝死）、脑梗死以及周围血管血栓栓塞性疾病等。高脂血症是一种全身性疾病，指血中总胆固醇（TC）和（或）三酰甘油（TG）过高或高密度脂蛋白胆固醇（HDL-C）过低，现代医学称之为血脂异常。高脂血症是引起人类动脉粥样硬化性疾病的主要危险因素，并且也是促进高血压、糖耐量异常、糖尿病的一个重要危险因素。高脂血症还可导致脂肪肝、肝硬化、胆石症、胰腺炎、眼底出血、高尿酸血症等疾病，因而应高度重视高脂血症的预防和治疗。

任务一 调血脂药

　　血脂异常主要指血清总胆固醇（TC）与三酰甘油（TG）升高和（或）血清高密度脂蛋白胆固醇（HDL-C）降低。临床分为高胆固醇血症、高三酰甘油血症、混合型高脂血症和低高密度脂蛋白血症。大量临床研究已经证实，TC 增高，特别是低密度脂蛋白胆固醇（LDL-C）浓度增高以及 HDL-C 降低是冠心病的重要危险因素。降低 TC、LDL-C 和升高 HDL-C 可以明显降低冠心病的发病率和死亡率。

一、HMG-CoA 还原酶抑制药

　　羟甲基戊二酸单酰辅酶 A（HMG-CoA）还原酶抑制药，简称为他汀类药物，现在临床上常用的有洛伐他汀、辛伐他汀（simvastatin）、普伐他汀（pravastatin）等。

洛伐他汀（Lovastatin）

---- **体内过程** --

　　口服吸收率约 30%，与食物同服可增加吸收。血浆蛋白结合率约 95%，代谢半衰期为 1～2h，在肝脏内将内酯环打开转化为活性物质。

---- **药理作用与临床应用** --

　　HMG-CoA 还原酶为肝内合成胆固醇的限速酶，洛伐他汀及同类药物竞争性抑制 HMG-CoA 还原酶的活性，降低血中胆固醇及 LDL，亦可减少 VLDL 的合成，此外，还可轻度升高 HDL。

临床主要用于治疗原发性高胆固醇血症、杂合子家族性高胆固醇血症和以胆固醇增高为主的混合型高脂血症。也用于治疗 2 型糖尿病伴有多种脂蛋白代谢异常，特别是血清 LDL- 胆固醇（LDL-C）和 VLDL 水平过高的患者。

---- 不良反应 ----

不良反应轻微，部分患者有轻度胃肠道反应、皮疹、头痛等。严重的不良反应少见，可出现横纹肌溶解症，表现为肌痛、肌无力、肌酸激酶升高等症状，与苯氧酸类、盐酸、红霉素、环孢素合用可增加横纹肌溶解症的发生率或使其加重。少数患者出现肝炎以及血管神经性水肿等，故长期用药应定期检查肝功能。有肝病史者慎用，孕妇和哺乳期妇女不宜应用。

二、胆汁酸螯合剂

本品为一种强碱性阴离子交换树脂，常用药物为考来烯胺（cholestyramine，消胆胺）和考来替泊（cholestipol，降胆宁）。

---- 药理作用与临床应用 ----

胆固醇经肝脏代谢生成胆酸，随胆汁排入肠腔，参与脂肪的消化吸收。95% 的胆酸经肝肠循环后被重新利用。此类药物不溶于水，在消化道内不被吸收，以氯离子形式与胆酸进行离子交换，形成不被吸收的胆酸螯合物，随粪便排出，阻碍了胆酸的肝肠循环，从而抑制了肠道内胆固醇的吸收，促进了胆固醇向胆酸的转化，降低了血中低密度脂蛋白（LDL）和胆固醇水平。

临床上主要用于总胆固醇及 LDL 升高的高胆固醇血症；对高三酰甘油血症无效；对混合型高脂血症，应与降三酰甘油的贝特类配伍应用。

---- 不良反应 ----

主要是味差和便秘，用矫味剂和多食纤维性食物可减轻。但应注意本品可影响多种药物和脂溶性维生素的吸收，故其他药应在用本品前 1～4h 服用，并注意补充维生素 A、维生素 D、维生素 K、叶酸及钙剂。

三、苯氧酸类（贝特类）

氯贝丁酯是最早的苯氧酸类药物，20 世纪 80 年代后开发的同类药物有吉非罗齐（gemfilbrozil，诺衡）、非诺贝特（fenofibrate，力平脂）、苯扎贝特（benzafibirate）等。

氯贝丁酯（Clofibrate）

---- 药理作用与临床应用 ----

氯贝丁酯激活脂蛋白脂肪酶，促进血液中极低密度脂蛋白（VLDL）和三酰甘油分解，还能轻度抑制胆固醇在肝脏的合成，显著降低血液中的三酰甘油和 VLDL，轻度降低胆固醇。长期服用尚有降低血浆纤维蛋白原含量及血小板黏附性的作用，可减少血栓的形成。

临床主要用于三酰甘油及 VLDL 升高的高脂血症的治疗。

---- **不良反应** --

少数患者有胃肠道反应、头痛、脱发、皮肤过敏和肌炎样综合征，偶发肌痛，与他汀类药物合用，肌病发生率增高。也可见肝功能异常及肾功能改变，孕妇、哺乳期妇女及肝、肾功能不全者禁用。

四、烟酸类

烟酸（Nicotinic Acid，尼克酸）

---- **药理作用与临床应用** ---

口服较大剂量可抑制肝脏合成三酰甘油和 VLDL，继而降低 LDL。也能促进胆固醇经胆汁排泄，阻止胆固醇的酯化。还能适度升高高密度脂蛋白。

临床上可用于各型高脂血症，与胆酸螯合剂合用可加强降脂效果。

---- **不良反应** --

口服易出现胃肠道刺激症状，如恶心、呕吐、腹泻等，并可加重消化性溃疡。皮肤血管扩张可出现皮肤潮红、瘙痒等。大剂量可引起血糖、尿酸增高，长期应用可致肝功能异常。故长期应用应定期检查血糖、肝肾功能。消化性溃疡、痛风、糖尿病患者禁用。

阿昔莫司（Acipimox）

阿昔莫司是烟酸异构体，其作用与烟酸相似，抑制脂肪组织的脂解作用更强、更持久，可改善糖尿病患者的空腹血糖和糖耐量，不引起尿酸升高。可用于治疗伴有 2 型糖尿病或伴有痛风的高脂血症。

任务二　其他抗动脉粥样硬化药

一、抗氧化剂

氧自由基直接损伤血管内皮，还可氧化 LDL，通过产生氧化型低密度脂蛋白（ox-LDL）对内皮细胞造成损伤和促进泡沫细胞形成，进而加速 AS 的发生和发展。许多有抗氧化性能的药物如维生素 E、维生素 C 具有一定的防治意义。近年发现原有的调血脂药普罗布考的降脂作用较弱，而抗氧化作用较强，对 AS 呈现良好的防治效应。

普罗布考（probucol）

---- **体内过程** --

口服吸收差，饭后立即服药可增加吸收。口服 6～9 小时血药浓度达到峰值。主要分布于脂肪组织，循环中的药物多与 LDL 结合。$t_{1/2}$ 为 47 天，主要经肠道排出。

---- **药理作用与临床应用** ---

能降低血清总胆固醇，并同时降低 LDL-C 和 HDL-C。它在降脂治疗中的地位尚未

被确定，但作为强效抗氧剂，对 LDL 氧化有抑制作用，防止氧化型 LDL（ox-LDL）的形成及其致动脉粥样硬化作用。主要与其他调血脂药合用治疗高胆固醇血症及预防动脉粥样硬化的形成。

---- **不良反应** --------

不良反应为胃肠道反应、头痛、头晕及肝功能异常等。近期有心肌损伤者禁用。用药期间应定期检测心电图，孕妇和小儿禁用。

二、多烯脂肪酸类

多烯脂肪酸类是指有两个或两个以上不饱和键结构的脂肪酸，也称多不饱和脂肪酸（PU-FA）。有临床意义的是 ω-3 型多不饱和脂肪酸，它是受因纽特人食海鱼及海生动物而很少发生心血管病的启发而开发的。它不仅能降低血清 TG、VLDL、LDL，升高 HDL，还有抗血小板聚集、抑制内皮细胞 Na^+-K^+-ATP 酶活性、扩张血管、降低血压、缓解炎症等作用。

三、保护动脉内皮药

在动脉硬化的发病过程中，血管内皮损伤有重要意义。机械、化学、细菌毒素等因素都可损伤血管内皮，改变其通透性，引起白细胞和血小板黏附，并释放各种活性因子，导致内皮进一步损伤，最终促使动脉粥样硬化斑块形成。目前应用的主要是硫酸多糖，如肝素及其半合成品。这类物质具有大量负电荷，结合在血管内皮表面，能防止白细胞、血小板以及有害因子的黏附，因而对血管内皮有保护作用，对平滑肌细胞增生也有抑制作用。同类药物还有硫酸皮肤素、硫酸软骨素、硫酸葡聚糖以及它们的复合制剂冠心舒、脑心舒等。

课堂活动

患者，男，58 岁，1 个月前因患高脂血症（II_b 型），医生开出以下处方治疗：辛伐他汀片 40mg，每晚口服；苯扎贝特片 0.2g，每日 3 次。服药 2 周后患者感觉下肢肌肉开始酸痛，但一直当作是运动后症状，也没停药。近 2 日突然发现尿液变成了酱油色，遂去医院检查，最后确诊为药物性横纹肌溶解症。

课堂讨论：1. 患者为什么会出现横纹肌溶解症？

2. 针对患者情况，治疗应如何调整？

课后实践

请同学们调查身边高脂血症患者的用药情况，总结 5 个案例，记录他们高脂血症类型、常用治疗药物、遇到过哪些不良反应以及生活中饮食、健康有哪些措施。

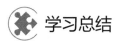 **药师提示**

高脂血症用药的选择

高胆固醇血症：对于轻度至中度高胆固醇血症，首选药物为他汀类药物，也可选用烟酸、非诺贝特等药物。而对于重度或难治性的高胆固醇血症，则适宜选用胆汁酸隔离类药物或他汀类药物。

高三酰甘油血症：只适用于非药物治疗 3～6 个月无效的患者。这类患者的药物治疗首选为贝特类药物，根据血清三酰甘油的水平还可以依次选择烟酸或氯贝丁酯类药物。

混合型高脂血症：混合型高脂血症是指血清总胆固醇水平和三酰甘油水平同时升高的一种高血脂类型。如果血清总胆固醇水平升高明显而三酰甘油水平升高不明显，则首选他汀类药物；如果是以血清三酰甘油水平明显升高为特征的混合型高脂血症，则应以贝特类药物作为首选药物。另外，对于病情较重的患者，则可以在必要的时候采取两种药物联用的治疗方法。

低高密度脂蛋白血症：单纯性低高密度脂蛋白血症，应以非药物治疗为主要方法。随着病情的发展可应用他汀类、贝特类和烟酸类药物进行治疗，因为这些药物都有一定的升高高密度脂蛋白胆固醇的功效。其中，尤其以烟酸类药物升高高密度脂蛋白胆固醇的作用最为显著。

学习总结

知识点导图

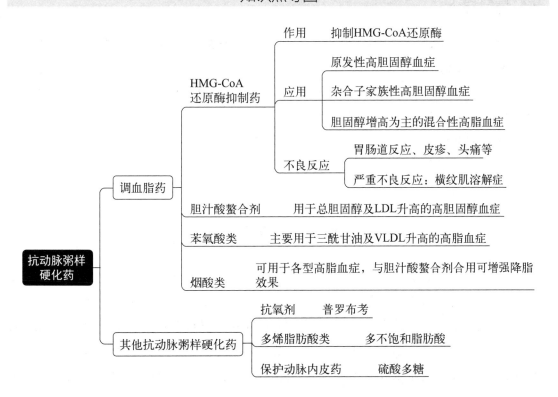

项目二　抗高血压药

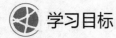 学习目标 --

知识目标

1. 掌握：一线抗高血压药的药理作用、临床用途和不良反应。

2. 熟悉：中枢性抗高血压药、α_1 受体阻断药、血管扩张药的降压特点、作用机制和临床应用。

3. 理解：去甲肾上腺素能神经末梢阻滞药和神经节阻断药的应用。

能力目标

1. 具备根据适应证合理选择抗高血压药及正确处理不良反应的能力。

2. 能厘清不同种类抗高血压药的作用。

3. 会分析抗高血压药常用配伍用药的合理性。

素质目标

1. 树立关爱高血压病的职业情怀。

2. 树立合理用药的职业准则。

情景导入

　　患者，男，70 岁，患慢性肾炎 5 年，血压 165/105mmHg。医嘱给予卡托普利 25mg po tid，螺内酯 20mg po bid，两药联合应用 1 周后，患者出现下肢软弱无力、疲乏、感觉异常等症状。血钾检测结果为 5.7mmol/L（血钾正常参考值为 3.50～4.50mmol/L）。

　　导学讨论：1. 患者用药后出现上述症状和血钾升高的可能原因是什么？

　　2. 本案例医生开出的处方是否合理？理由是什么？

任务一　高血压概述

　　高血压是一类以体循环动脉血压升高为主要表现的临床综合征，是常见心血管疾病，发病率高，对人类健康危害大。参照世界卫生组织/国际高血压联盟将高血压定义为：未服抗高血压药的情况下，收缩压≥140mmHg（18.665kPa），或舒张压≥90mmHg（11.999kPa）。常用正常血压和高血压分级见表 4-2-1。绝大部分（90% 以上）高血压病因不明，称原发性高血压或高血压病；少数高血压继发于其他疾病，称继发性高血压或症状性高血压，常见病因如原发性醛固酮增多症、妊娠中毒症、肾动脉狭窄等。随着高血压疾病的发展，可引发脑血管意外、心力衰竭、肾衰竭等。凡能有效降低血压用于高血压治疗的药物称为抗高血压药（antihypertensive）。合理使用抗高血压药不仅可以控制血压，还可以减少心、脑、肾等器官的损伤，降低病死率，提高生活质量，延长寿命。多数高血压病需长期服药以控制症状，若能配合非药物治疗，如低盐饮食、戒烟限酒、控制体重、改变生活方式等，可取得更好的效果。

表4-2-1　常用正常血压和高血压分级

类别	收缩压/mmHg		舒张压/mmHg
正常血压	＜120	和	＜80
正常高值	120～139	和（或）	80～89
高血压	≥140	和（或）	≥90
1级高血压（轻度）	140～159	和（或）	90～99
2级高血压（中度）	160～179	和（或）	100～109
3级高血压（重度）	≥180	和（或）	≥110
单纯收缩期高血压	≥140	和	＜90

任务二　常见抗高血压药物

根据抗高血压药作用环节及机理的不同，可分为以下几类，见表4-2-2。

表4-2-2　抗高血压药分类

药物分类		常用药物
利尿降压药		氢氯噻嗪、吲达帕胺、呋塞米等
交感神经抑制药	中枢性抗高血压药	可乐定、甲基多巴、莫索尼定等
	神经节阻滞药	樟磺咪芬、美加明等
	去甲肾上腺素能神经末梢阻滞药	利血平、胍乙啶等
	肾上腺素受体阻断药	β受体阻断药：普萘洛尔、美托洛尔、比索洛尔、阿替洛尔等 α₁受体阻断药：哌唑嗪、特拉唑嗪等 α和β受体阻断药：拉贝洛尔
	钙通道阻滞药（CCB）	硝苯地平、尼群地平、氨氯地平、非洛地平等

续表

药物分类		常用药物
肾素-血管紧张素系统（RAS）抑制药	血管紧张素转化酶抑制药（ACEI）	卡托普利、依那普利等
	血管紧张素Ⅱ受体拮抗药（ARB）	氯沙坦、缬沙坦、厄贝沙坦
血管扩张药	血管平滑肌舒张药	肼屈嗪、硝普钠
	钾通道开放药	吡那地尔、米诺地尔

目前临床上应用广泛、疗效好、毒性低的抗高血压药，称为一线抗高血压药，包括利尿药、β受体阻断药、钙通道阻滞药、血管紧张素转化酶抑制药、血管紧张素Ⅱ受体拮抗药等。

子任务一　利尿药

利尿药是治疗高血压的常用药物，本类药物降压作用温和，能增强其他抗高血压药的降压作用，无耐受性，因此作为基础抗高血压药被广泛用于临床。常用药物为噻嗪类和吲达帕胺，其中以氢氯噻嗪最常用。

氢氯噻嗪（Hydrochlorothiazide，双氯氢氯噻嗪，双氯克尿噻）

---- **药理作用和临床应用** --

氢氯噻嗪降压作用温和、持久、可靠，降压过程平稳，长期应用不易发生耐药性。一般认为利尿药初期降压机制是排钠利尿，造成体内 Na^+、水负平衡，使细胞外液和血容量减少之故。长期应用利尿药，当血容量及心输出量已逐渐恢复至正常时，血压仍可持续降低，其可能机制如下：① 因排钠而降低动脉壁细胞内 Na^+ 的含量，并通过 Na^+-Ca^{2+} 交换机制，使胞内 Ca^{2+} 量减少。② 降低血管平滑肌对收缩血管物质如去甲肾上腺素的反应性。③ 诱导动脉壁产生扩血管物质，如激肽、前列腺素等。

可单用于轻度高血压或与其他抗高血压药合用治疗各类高血压，联合用药可增强降压作用，并防止其他药物引起的水钠潴留。

---- **不良反应** --

长期应用可降低血钾、血钠、血镁，升高血中总胆固醇、三酰甘油及低密度脂蛋白胆固醇，升高尿酸，增加血浆肾素活性。大剂量噻嗪类利尿药还可加剧高脂血症、降低糖耐量等。

吲达帕胺（Indapamide，钠催离，寿比山）

吲达帕胺是一种磺胺类利尿药，通过抑制远端肾小管皮质部对水和电解质的重吸收发挥作用。

---- **药理作用和临床应用** ----

本药利尿作用不能解释其降压作用，因降压作用的剂量远小于利尿剂量。其降压作用可能与以下机制有关：① 调节血管平滑肌的钙内流；② 刺激具有血管扩张作用的前列腺素 PGE_2 和 PGI_2 的合成；③ 降低血管对缩血管物质的敏感性，从而抑制血管收缩。

吲达帕胺用于 Ⅰ 级、Ⅱ 级高血压的治疗，并具有明显逆转心肌肥厚的作用。不影响血脂和碳水化合物代谢，所以可代替噻嗪类利尿药用于伴有高脂血症和（或）高血糖的患者。

---- **不良反应** ----

吲达帕胺不良反应较轻而短暂，呈剂量依赖性。禁用于磺胺过敏、严重肾功能不全、肝性脑病、严重肝功能不全及低钾血症者。

其他利尿药如髓袢利尿药呋塞米、布美他尼主要用于高血压危象及伴有慢性肾功能不良的高血压病。

子任务二　肾上腺素受体阻断药

本类药物临床常用的药物有 β 受体阻断药如普萘洛尔、美托洛尔、比索洛尔、阿替洛尔等；α_1 受体阻断药如哌唑嗪、特拉唑嗪等；α 和 β 受体阻断药如拉贝洛尔。其中 β 受体阻断药最为常用。

一、β 受体阻断药

普萘洛尔（Propranolol，心得安）

普萘洛尔首过消除显著，生物利用度 25%，半衰期约 4h，但降压可持续 1～2h。

---- **药理作用** ----

普萘洛尔为非选择性 β 受体阻断药，对 β_1 受体、β_2 受体都有阻断作用。降压机制目前认为与下列作用有关：① 阻断心肌 β_1 受体，使心肌收缩力减弱，心率减慢，心输出量减少而发挥作用。② 阻断肾小球旁器部位的 β_1 受体，减少肾素分泌，从而抑制肾素 - 血管紧张素系统。③ 阻断去甲肾上腺素能神经突触前膜 β_2 受体，消除正反馈作用，减少 NA 的释放。④ 阻断中枢 β 受体，抑制外周交感神经张力而降压。⑤ 促进具有扩张血管作用的前列环素等的生成。

---- **临床应用** ----

可用于各级高血压，可单独应用，也可与其他抗高血压药如利尿药、ACEI、钙通道阻滞药及 α_1 受体阻断药合用。对心输出量高及肾素活性偏高的高血压病疗效较好，特别是对高血压合并心绞痛、偏头痛、焦虑症及某些心律失常（如心房纤颤、室性期前收缩）更为适用。适用于交感神经张力较高的青年型高血压，对有心输出量、肾素水平偏高或伴有心绞痛、快速型心律失常、甲亢、脑血管病变的高血压病更为适宜。

因口服剂量的个体差异较大，用药应从小剂量开始，逐渐增至治疗量。长期用药时不可突然停药，以防因 β 受体上调导致血压剧烈回升，出现心绞痛、心律失常甚至心肌梗死等严重后果。

---- **不良反应** --

该类药物长期使用不能突然停药，以免诱发或加重心绞痛。支气管哮喘、严重左心室衰竭及重度房室传导阻滞者禁用。

其他 β 受体阻断药还有美托洛尔（metoprolol，倍他乐克）、阿替洛尔（atenolol，氨酰心安）、比索洛尔（bisoprolol，博苏）等，这三种药物对 β_1 受体有较高的选择性，对 β_2 受体的选择性低，因而不良反应少，既可以降低血压，也可以保护靶器官、降低心血管事件风险。

二、α_1 受体阻断药

α_1 受体阻断药能选择性阻断血管平滑肌突触后膜的 α_1 受体，舒张小动脉和静脉平滑肌，降低外周阻力，引起血压下降。

哌唑嗪（Prazosin）

---- **药理作用与临床应用** --

哌唑嗪的作用特点是降压时不加快心率，对心输出量、肾血流量及肾小球滤过率无明显影响，不增高血浆肾素活性。长期应用有调血脂作用，降低血浆三酰甘油、总胆固醇、低密度脂蛋白，升高高密度脂蛋白。

临床上适用于各级高血压，主要用于治疗 I 级、II 级高血压及伴有肾功能不全的高血压，亦适用于高血压合并前列腺增生的老年患者，能减轻排尿困难症状。对重度高血压病，可合用利尿药及 β 受体阻断药增加疗效。

---- **不良反应** --

部分患者首次用药后可出现严重的直立性低血压、心悸、晕厥等，称为首剂现象，多发生在用药后 1h 内。若首次剂量减为 0.5mg，卧位或睡前服用可避免。尚有口干、晕眩、鼻塞等不良反应。

本类药物还有特拉唑嗪（terazosin）、多沙唑嗪（doxazosin）等。

三、α 和 β 受体阻断药

拉贝洛尔（Labetalol）

拉贝洛尔兼有 β_1 受体、β_2 受体及 α_1 受体阻断作用，对 β_1 受体、β_2 受体作用强度相似，对 α_1 受体作用较弱。主要用于 II 级、III 级高血压及高血压急症。老年高血压患者使用安全。高血压危象时可静脉给药。少数患者用药后出现乏力、眩晕、上腹部不适等症状，大剂量可导致直立性低血压。

子任务三 钙通道阻滞药

钙通道阻滞药的基本作用是抑制细胞外 Ca^{2+} 的内流，使血管平滑肌细胞内 Ca^{2+} 浓度降低，导致血管平滑肌松弛、血管扩张进而降低血压。在降压的同时可反射性导致交感神经兴奋，优点是降血压时并不降低重要器官的血流量，不引起脂质代谢及葡萄糖耐受性的改变。代表药物有硝苯地平、尼群地平、氨氯地平、尼卡地平和维拉帕米等。

硝苯地平（Nifedipine，心痛定）

体内过程

硝苯地平属于二氢吡啶类，是最早用于临床的钙通道阻滞药。口服 30~60min 见效，生物利用度为 65%，持效 3h，$t_{1/2}$ 为 3~4h，主要在肝脏代谢，少量以原型药经肾脏排泄。

药理作用与临床应用

硝苯地平对各型高血压均有降压作用，作用快而强，但对血压正常者影响不明显。降压时伴有反射性心率加快，心输出量增加，血浆肾素活性增高，合用 β 受休阻断药可避免这些反应并能增强降压效应。

可用于治疗 I 级、II 级、III 级高血压，可单用或与利尿药、β 受休阻断药、ACEI 合用，以增强疗效，减少不良反应，也适用于伴心绞痛、肾脏疾病、糖尿病、哮喘、高脂血症及恶性高血压病。目前多推荐使用缓释片剂，可减少血药浓度波动，降低不良反应的发生率，延长作用时间，减少用药次数。

不良反应

一般较轻，常见面部潮红、头痛、眩晕、心悸、踝部水肿。踝部水肿系毛细血管前血管扩张所致，非水钠潴留。该药的短效制剂有可能加重心肌缺血，伴有心肌缺血的高血压病慎用，长期使用可出现牙龈增生。

尼群地平（Nitrendipine）

尼群地平作用、用途与硝苯地平相似，对血管平滑肌松弛作用较硝苯地平强，降压作用温和持久，适用于各级高血压，尤其适用于老年患者。不良反应与硝苯地平相似，肝功能不良者慎用或减量。

氨氯地平（Amlodipine）

属于第二代二氢吡啶类，为长效钙通道阻滞药。该药起效缓和，渐进性降压，由血管扩张引起的头痛、面红、心率加快等症状不明显。口服吸收好，生物利用度高，$t_{1/2}$ 长达 40~50h，每日只需服药一次，降压作用可维持 24h，血药浓度较稳定，可减少血压波动造成的器官损伤，用于治疗各型高血压。

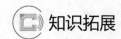 知识拓展

应用二氢吡啶类药物的注意事项

硝苯地平、尼索地平、氨氯地平的结构均为二氢吡啶类药物。二氢吡啶类药物对光敏感，见光可发生光化学歧化反应，生成有毒的吡啶产物，因此在使用和保管时应避光。临床在进行输液治疗时，应在输液瓶的外面用遮光的物质（如黑色塑料等）包装起来，以免药物分解。

子任务四　血管紧张素转化酶抑制药

肾素-血管紧张素系统（RAS）是人体重要的体液调节系统，既存在于循环系统中，也存在于心血管组织中，在生理状态下对维持电解质和体液平衡、调节血压等方面起着重要作用。该类药物降压机制主要涉及：① 抑制血管紧张素Ⅰ转化酶（ACE），减少Ang Ⅱ形成，从而消除Ang Ⅱ收缩血管、促进儿茶酚胺释放的作用。② ACE又称激肽酶Ⅱ，能降解缓激肽等，使之失活。抑制ACE，可减少缓激肽降解，提高缓激肽在血中的含量，进而促进一氧化氮（NO）及前列环素（PGI_2）的生成，增强扩张血管效应。③ 抑制Ang Ⅱ生成的同时，可减少醛固酮分泌，有利于水、钠排出。其特异性扩张肾血管作用也有利于促进水、钠排泄。见图4-2-1。

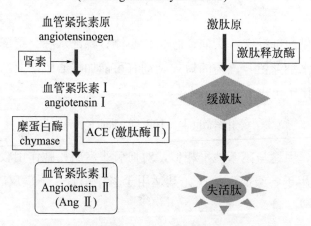

图4-2-1　血管紧张素转化酶抑制药作用机制

血管紧张素转化酶抑制药的作用特点为：① 降压时不伴有反射性心率加快，对心输出量没有明显影响。② 可防止或逆转高血压病的血管壁增厚心肌重构。③ 能增加肾血流量，保护肾脏。④ 能改善胰岛素抵抗，不引起电解质紊乱和脂质代谢改变。⑤ 久用不易产生耐受性。

卡托普利（Captopril）

卡托普利是第一个口服有效并批准使用的血管紧张素转化酶抑制药。

···· 体内过程

卡托普利口服易吸收，生物利用度约 75%，宜在餐前 1h 服用，以免食物影响其吸收。口服后 15min 起效，血药浓度 1h 达到高峰，维持 4～6h。血浆蛋白结合率为 30%，$t_{1/2}$ 约 2h，部分在肝脏代谢，约 40% 以原型经肾脏排出。

···· 药理作用与临床应用

本药具有轻至中度降压作用，降压时不伴有反射性心率加快，不发生直立性低血压；可使肾血管阻力降低，增加肾血流量；可增强机体对胰岛素的敏感性；对脂质代谢无影响；不易产生耐受性，还可以防止和逆转心肌肥大及血管壁增厚等。

临床适用于各型高血压，降压作用与血浆肾素水平相关，对血浆肾素活性高者疗效较好，尤其适用于合并有糖尿病、左心室肥厚、心力衰竭、心肌梗死的高血压病。重型及顽固性高血压宜与利尿药及 β 受体阻断药合用。

···· 不良反应

不良反应发生率较低，主要不良反应有低血压（2%），见于开始剂量过大时，因此应从小剂量开始试用。可致高血钾、血管神经性水肿；肾功能受损，对肾血管狭窄者更甚；咳嗽为刺激性干咳，可能与肺血管床内的激肽及前列腺素等物质的蓄积有关；久用可致血锌降低，引起皮疹、味觉及嗅觉缺损、脱发等。禁用于伴有双侧肾动脉狭窄、高血钾及妊娠期的患者。

依那普利（Enalapril）

作用机制与卡托普利相似，但具有以下特点：① 起效缓慢，需在体内水解为依拉普利拉才具有生物活性；② 长效，一次给药可持续 24h 以上，每日用药一次即可；③ 强效，对 ACE 的抑制作用较卡托普利强 5～10 倍，用药剂量小；不良反应较少，因分子结构中不含巯基，相对卡托普利不良反应少。

其他血管紧张素转化酶抑制药如赖诺普利（lisinopril）、福辛普利（fosinopril）贝那普利（benazepril）、喹那普利（quinapril）、培哚普利（perindopril）、西拉普利（cilazapril）、雷米普利（ramipril）等。它们的共同特点是长效，每日只需服用一次。作用及临床用途与依那普利相似。

子任务五　血管紧张素 Ⅱ 受体拮抗药

血管紧张素 Ⅱ 受体（AT）主要有 AT_1 和 AT_2 两种亚型。AT_1 主要分布在心血管、肾、肺及神经，对心血管功能的稳定具有调节作用。AT_2 主要分布在肾上腺髓质，生理作用尚不完全清楚。血管紧张素 Ⅱ 受体拮抗药可直接阻断 Ang Ⅱ 的缩血管作用而降压，与 ACEI 相比，选择性更强，不影响缓激肽的降解，对 Ang Ⅱ 的拮抗作用更完全，不良反应较 ACEI 少，是继 ACEI 后的新一代肾素 - 血管紧张素系统抑制药。

该类药主要阻断 AT$_1$ 受体，常用药有氯沙坦（losartan）、缬沙坦（valsartan）、伊白沙坦（irbesertan）、替米沙坦（telmisartan）、厄贝沙坦（irbesartan）等。

氯沙坦（Losartan）

氯沙坦适用于各型高血压，每日口服一次，降压作用可维持 24h，是治疗高血压的首选药物之一。该药长期应用还有促进尿酸排泄作用。不良反应较少，不易引起咳嗽和血管神经性水肿，这与本药不影响缓激肽降解有关。孕妇、哺乳期妇女及肾动脉狭窄禁用。避免与补钾药或留钾利尿药合用。

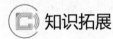 **知识拓展**

血管紧张素 II 受体

血管紧张素 II 受体有两种亚型，即 AT$_1$ 和 AT$_2$。AT$_1$ 主要位于血管平滑肌、心肌、肾、肝、肺、脑及肾上腺皮质；AT$_2$ 受体主要位于肾上腺髓质和中枢。AT$_1$ 受体兴奋可引起血管收缩、血管增生、细胞增殖、心肌纤维化、醛固酮分泌、增加交感神经兴奋等效应；而 AT$_2$ 受体兴奋则有血管扩张、细胞凋亡、抗血管增殖作用。Ang II 的心血管作用都是激动 AT$_1$ 受体而产生的，因此阻断 AT$_1$ 受体可产生扩张血管、抑制醛固酮分泌、逆转心血管重构等作用。

子任务六　其他抗高血压药

临床上除了常用抗高血压药物外，还有一些使用频率较低但仍需要应用的抗高血压药，其中部分药物常作为复方制剂的组成成分。主要包括：中枢性抗高血压药、血管扩张药、去甲肾上腺素能神经末梢阻滞药及神经节阻断药等。

一、中枢性抗高血压药

可乐定（Clonidine）

可乐定是一种人工合成的中枢性抗高血压药。可激活中枢抑制性神经元突触后膜 α$_2$ 受体，引起降压；还可激动外周交感神经突触前膜上 α$_2$ 受体，通过负反馈作用抑制去甲肾上腺素的释放，也可表现出降压作用。本药还可降低血浆肾素和醛固酮水平，此作用也与降压作用有关。本药还具有镇静、抑制肾素释放及抑制胃肠分泌和蠕动的作用。

口服吸收良好，起效快，降压作用中等。适用于中度高血压，特别适用于兼有溃疡病的高血压病。因不良反应较多，不作首选药应用。本药尚可用于偏头痛及开角型青光眼的治疗，也可用于吗啡类镇痛药成瘾者的戒毒。

久用引起水、钠潴留，并可致嗜睡、抑郁、眩晕、心动过缓等不良反应。

甲基多巴（Methyldopa）

甲基多巴的降压作用与可乐定相似，属中等偏强，降压时也伴有心率减慢、心输出量减少、外周血管阻力明显降低。用于治疗中度高血压，适用于肾功能不全的高血压病。

莫索尼定（Moxonidine）

莫索尼定是第二代中枢性抗高血压药，优点为对 I_1- 咪唑啉受体的选择性比可乐定高，口服吸收好，作用持久，可每日给药1次。降压作用略低于可乐定，因其对 α_2 受体作用较弱，不良反应较可乐定少，无停药反跳现象。主要不良反应有口干、嗜睡等。主要用于轻至中度高血压。

二、血管扩张药

血管扩张药包括直接舒张血管平滑肌药和钾通道开放药。根据对动脉、静脉选择性差异分为主要扩张小动脉药（肼屈嗪、米诺地尔、二氮嗪等）和对动脉、静脉均有扩张作用的药物（硝普钠）。本类药物通过松弛血管平滑肌，降低外周阻力，产生降压作用。长期应用因反射性增高交感神经活性，增加心肌收缩力和心输出量；增高肾素活性，激活肾素 - 血管紧张素系统，导致外周阻力增加和水钠潴留。因此，一般不宜单用，常与利尿药和 β 受体阻断药等合用，以提高疗效，减少不良反应。

硝普钠（Sodium Nitroprusside）

又称亚硝基铁氰化钠，硝普钠可直接松弛小动脉和静脉平滑肌。静脉滴注后 $1\sim2min$ 起效。主要用于高血压危象，特别对伴有急性心肌梗死者或左心室功能衰竭的严重高血压病，治疗高血压危象一般按 $3\mu g/(kg\cdot min)$ 滴注，通过调整滴注速度来维持血压于所需水平。还可用于难治性心衰及麻醉时控制性降压。

静脉滴注可见恶心、呕吐、出汗、头痛、发热、不安、肌肉痉挛等。

该药遇光易破坏，故滴注的药液应新鲜配制并避光使用。

肼屈嗪（Hydralazine）

通过松弛小动脉平滑肌降低外周阻力而降压。降压作用快而较强，口服后 $20\sim30min$ 显效。一次给药维持12h，降压的同时伴有反射性交感神经兴奋，使心率加快，心输出量增加，从而减弱其降压作用。降压时还伴有血浆肾素活性增高及水钠潴留。

治疗中至重度高血压。较少单独使用，仅在常用药无效时加用。与 β 受体阻断药、利尿药合用可增强疗效，相互纠正不良反应。

不良反应有头痛、鼻充血、心悸、腹泻等。较严重时表现为心肌缺血和心衰。高剂量使用时可引起全身性狼疮样综合征，用量400mg/d或更大时发生率可达10%～20%，可见与剂量有关。将剂量降至 200mg/d，上述反应少见。本品极少单用，冠心病、心绞痛、心动过速者禁用。

三、去甲肾上腺素能神经末梢阻滞药

本类药物主要通过影响儿茶酚胺的摄取、贮存或释放产生降压作用，如利血平（reserpine，利舍平）及胍乙啶（guanethidine）。利血平因作用较弱，不良反应较多，目前很少单独应用，常与利尿药等制成复方制剂用于轻至中度高血压。胍乙啶降压作用强而持久，但可引起直立性低血压，减少心、脑、肾血流量，仅用于舒张压较高的重度高血压。

四、神经节阻断药

包括樟磺咪芬（trimetaphan）、美卡拉明（mecamylamine）等。本类药物阻断神经节 N_1 受体，对交感神经和副交感神经均有阻断作用。降压作用迅速、显著。因不良反应多，仅用于高血压危象、主动脉夹层动脉瘤、外科手术中的控制性降压等。

任务三   抗高血压药物的合理应用

高血压的治疗旨在最大限度地降低心血管病致死、致残的危险性，避免并发症的发生，延长寿命，提高生活质量。药物治疗是主要手段，应遵循以下原则。

（1）平稳控制血压   为了有效防止器官损害，要求一天 24 小时内稳定降压，并能防止从夜间较低血压到清晨血压突然升高而导致猝死、脑卒中和心脏病发作。要达到此目的，最好使用一天一次给药且有 24 小时持续降压作用的药物。

（2）坚持长期化治疗   非药物治疗通常只能作为药物治疗的辅助手段，药物治疗是提高高血压病生活质量、预防并发症的重要措施。绝大部分高血压病必须坚持长期不间断用药，甚至是终身用药，才能将血压控制在目标水平。切忌中途随意停药，若需要更换药物，应循序渐进，逐步替代。

（3）给药剂量个体化   高血压病在确定所用药物后，应选择合适剂量，既要根据血压程度，又要结合个体对药物的敏感性及反应性，因人而异。常采用较小的有效剂量以获得尽可能大的疗效且使不良反应减至较小。如有效，可以根据患者年龄和反应逐步递增剂量以获得较佳疗效。

（4）联合用药   除轻度高血压常选择单药治疗外，中至重度高血压常需选择二联或三联。在目前常用的四类药物中（利尿药、β 受体阻断药、二氢吡啶类钙通道阻滞药和 ACE 抑制药），任何两类药物的联用都是可行的。其中又以 β 受体阻断药加二氢吡啶类钙通道阻滞药和 ACE 抑制药加钙通道阻滞药的联用效果较好。联合用药的基本原则是不同作用机制的抗高血压药可以联合，同一类抗高血压药不可联合。

（5）注重保护靶器官　高血压最终都将损伤靶器官，包括心肌肥厚、肾小球硬化和小动脉重构等。在抗高血压治疗中，必须考虑逆转或阻止靶器官的损伤。对靶器官的保护作用比较好的药物是 ACE 抑制药、AT_1 受体拮抗药和长效钙通道阻滞药。

（6）积极消除高血压的危险因素　高血压不仅本身影响靶器官，而当其合并其他危险因素时，更容易引起或加重靶器官的损害。危险因素主要包括高血脂、糖耐量低下、肥胖、吸烟、心血管病家族史、静坐的生活方式等。

（7）注重提高患者的生活质量　高血压本身能引起患者各种不适，如头晕、头痛等，经常发作会严重影响患者生活。而以往对高血压进行药物治疗时常常引起相应的不良反应，甚至产生较严重的不良反应，降低患者生活质量。因此，应通过个体化治疗和合理用药提高患者生活质量。

课堂活动

患者，男，65 岁，就诊时血压 175/105mmHg，脉搏 60 次 / 分。心电图示左心室肥厚，空腹血糖 6.0mmol/L，尿常规蛋白（+），尿酸 400μmol/L，低密度脂蛋白 3.1mmol/L。嗜烟酒。医生给予治疗处方：① 美托洛尔 25mg，po，bid；② 氢氯噻嗪 25mg，po，bid。用药 2 周后复查：血压 150/95mmHg 左右，空腹血糖 6.8mmol/L，尿酸 450mmol/L，低密度脂蛋白 3.40mmol/L。

课堂讨论：1. 患者为什么会出现血糖、血脂及血尿酸水平高？

2. 针对患者情况，治疗应如何调整？

课后实践

请同学们调查身边高血压病的用药情况，总结 5 个案例，记录他们高血压类型、常用治疗药物、遇到过哪些不良反应以及生活中饮食、健康有哪些措施。

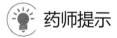

药师提示

高血压用药提示

没有症状要服药：有些高血压病虽然血压高，却无任何自觉症状，便以为不用药。其实，即使是无症状高血压，如果长期不服药，也会使病情加重，还会诱发心脑血管疾病。所以，高血压病即使无任何自觉症状也需服药。

吃药不跟感觉走：许多高血压病仅凭自我感觉服药，感觉舒适的时候，不测量血压就减量或不服药。一旦出现头晕、头痛等症状，就加大药量。殊不知，血压忽高忽低或下降过快，同样会出现头晕、头痛等不适症状。如果不检测血压而盲目服药，不仅不能控制血压，还会使病情恶化，诱发其他心脑血管疾病。

道听途说危害大：高血压病在选药时应注意因人而异，其实没有一种所有人都适用的抗高血压药，所以不可搬用别人的经验，用别人的药方服药。遵照医嘱服用抗高血压药是最安全有效的方法。

联合用药降压好：约 2/3 的高血压患者用一种抗高血压药就可以使血压降到正常范围；1/5 的患者需两种抗高血压药合用，才能使血压降至正常范围；而有 1/10 左右的患者则需要三种抗高血压药合用。如属于后两种情况，而只服一种抗高血压药，血压自然很难降至正常水平。

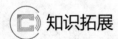 **知识拓展**

高血压危象

高血压危象是发生在高血压病病程中的一种特殊临床现象，它是在高血压的基础上，某些诱因使周围小动脉发生暂时性强烈痉挛，引起血压急剧升高而出现的一系列危象。其可在短时间内发生不可逆的重要器官损害，故为一种致命的临床综合征。临床表现有神志变化、剧烈头痛、呕心呕吐、心动过速、面色苍白、呼吸困难等。其病情凶险，如抢救措施不力，可导致死亡。

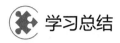 学习总结

知识点导图

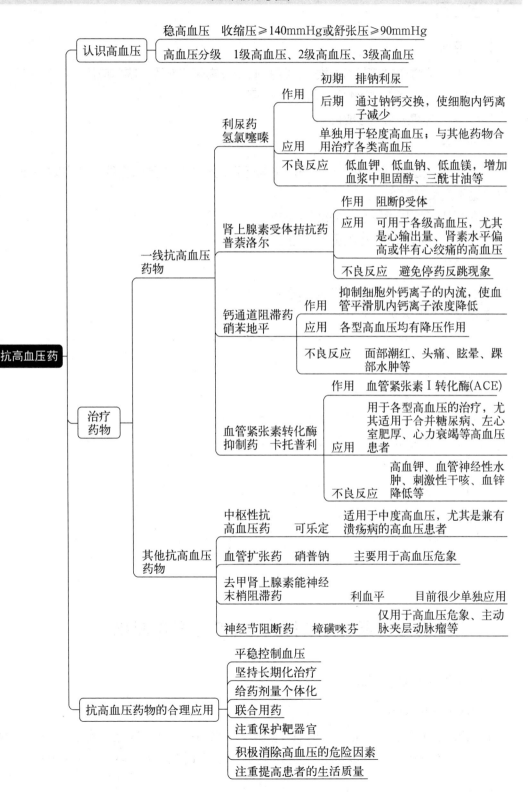

项目三 抗心律失常药

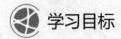 学习目标 --

知识目标

1. 掌握：抗心律失常药的分类，常用抗心律失常药的作用、临床应用、不良反应。

2. 熟悉：抗心律失常药的基本电生理作用。

3. 了解：心律失常的形成机制。

能力目标

1. 具备根据适应证合理选择抗心律失常药及试分析处方是否合理，并说明理由。具备正确处理不良反应的能力。

2. 能区别不同种类抗心律失常药的作用。

3. 会分析抗心律失常药配伍用药的合理性。

素质目标

1. 树立关爱心律失常患者的职业情怀。

2. 树立合理用药的职业准则。

情景导入

患者，男，67 岁。服用地高辛期间出现胸闷、心悸、恶心、呕吐等症状，心电图显示为频发室性期前收缩，医生诊断为：强心苷中毒引起室性期前收缩（频发），随给予下列处方治疗。

RP：苯妥英钠注射液　　0.25mg×2 支

注射用水　　40mL 稀释用

Sig. 稀释后 10min 缓慢静脉注射

导学讨论：试分析处方是否合理，并说明理由。

任务一　心律失常的电生理学基础

一、正常心肌电生理

1. 心肌细胞膜电位

心肌细胞的静息膜电位，膜内负于膜外约 –90mV，处于极化状态。心肌细胞兴奋时，发生除极和复极，形成动作电位。它分为 5 个时相（图 4-3-1），0 相为除极，是

Na^+快速内流所致。1 相为快速复极初期，由 K^+ 短暂外流所致。2 相平台期，缓慢复极，由 Ca^{2+} 及少量 Na^+ 经慢通道内流与 K^+ 外流所致。3 相为快速复极末期，由 K^+ 外流所致。0 相至 3 相的时程合称为动作电位时间（action potential duration，APD）。4 相为静息期，非自律细胞中膜电位维持在静息水平，在自律细胞则为自发性舒张期除极，是特殊 Na^+ 内流所致，其通道在 –50mV 开始开放，它除极达到阈电位就重新激发动作电位。

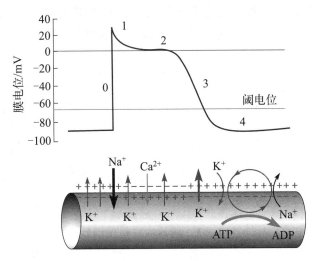

图4-3-1　心肌膜电位

2. 快反应和慢反应电活动

心工作肌和传导系统细胞的膜电位大（负值较大），除极速率快，传导速度也快，呈快反应电活动，其除极由 Na^+ 内流所促成；窦房结和房室结细胞膜电位小（负值较小），除极慢，传导也慢，呈慢反应电活动，除极由 Ca^{2+} 内流促成。心肌病变时，由于缺氧缺血使膜电位减小，快反应细胞也表现出慢反应电活动。

3. 膜反应性和传导速度

膜反应性是指膜电位水平与其所激发的 0 相上升最大速率之间的关系。一般膜电位大，0 相上升快，振幅大，传导速度就快；反之，则传导减慢。可见膜反应性是决定传导速度的重要因素，其典型曲线呈 S 形，多种因素（包括药物）可以增高或降低之。

4. 有效不应期

复极过程中膜电位恢复到 –60～–50mV 时，细胞才对刺激发生可扩布的动作电位。从除极开始到这以前的一段时间即为有效不应期（effectiverefractory period，ERP），它反映快钠通道恢复有效开放所需的最短时间。其时间长短一般与 APD 的长短变化相应，但程度可有不同。一个 APD 中，ERP 数值大，就意味着心肌不起反应的时间延长，不易发生快速型心律失常。

二、心律失常发生的电生理学机制

1. 心肌自律性增高

心肌自律细胞 4 相自动除极加快、最大舒张电位负值减小、阈电位负值增大，都会使自律细胞自律性增高；非自律性细胞，如心室肌，在缺血缺氧情况下会出现异常自律性，这种异常冲动向周围扩布，就会发生心律失常。

2. 后除极

后除极是指在一个动作电位后产生的提前除极化。其频率较快，振幅较小，呈振荡性波动，膜电位不稳定，容易引起异常冲动发放，产生触发活动。后除极包括早后除极和迟后除极（图4-3-2）。前者发生在完全复极之前的2相或3相中，主要由于Ca^{2+}内流增多所引起；后者发生在完全复极之后的4相中，是细胞内Ca^{2+}过多（钙超载），诱发短暂Na^+内流所致。

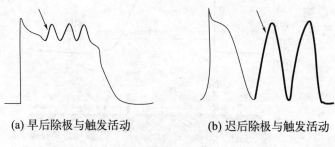

(a) 早后除极与触发活动   (b) 迟后除极与触发活动

图4-3-2　后除极与触发活动

3. 冲动传导障碍形成折返

折返是指一次冲动下传后，经环形通路折回，再次兴奋原通路上的心肌细胞的现象。折返是引发快速型心律失常的重要机制。折返的发生必须具备以下条件：心肌细胞在解剖上存在环形传导通路；在环形通路的某一点上形成单向传导阻滞，使该方向的传导中止，但在另一个方向上，冲动仍能继续传导；回路传导的时间足够长，逆行的冲动不会进入单向阻滞区的不应期；邻近心肌组织有效不应期长短不一。

任务二　抗心律失常药作用机制及分类

一、抗心律失常药作用机制

抗心律失常药物能选择性作用于心肌细胞膜上的离子通道，干扰Na^+、K^+、Ca^{2+}转运，改变心肌细胞电生理特性，从而抑制异常冲动的形成或影响异常冲动的传导。

（一）抑制异常冲动的形成

1. 降低自律性

心肌自律性的高低主要取决于4相自动除极的速率和最大舒张电位与阈电位之间的距离。

奎尼丁和维拉帕米分别抑制快反应细胞4相Na^+内流和慢反应细胞4相Ca^{2+}内流就能降低自律性。

利多卡因促进K^+外流而增大最大舒张电位，使其较远离阈电位，也将降低自律性。

2. 减少后除极与触发活动

后除极是在一个动作电位中继 0 相除极后所发生的除极，其频率较快，振幅较小，呈振荡性波动，膜电位不稳定，容易引起异常冲动发放，这称为触发活动。

后除极分早后除极与迟后除极两种（图 4-3-2）。早后除极发生在完全复极之前的 2 相或 3 相中，与 Ca^{2+} 内流增多有关；迟后除极发生在完全复极之后的 4 相中，与细胞内 Ca^{2+} 过多和短暂 Na^+ 内流有关。

钠通道阻滞药和钙通道阻滞药分别通过抑制钠内流和钙内流，从而抑制迟后除极和早后除极引发的触发活动。

（二）影响异常冲动的传导

1. 改善单纯性传导障碍

异丙肾上腺素、阿托品等药物有加快传导、减少传导阻滞的作用，故可用于缓慢型心律失常的治疗。

2. 消除折返激动

折返激动指冲动经传导通路折回原处而反复运行的现象。如图 4-3-3 所示，正常时浦肯野纤维 AB 与 AC 两支同时传导冲动到达心室肌 BC，激发除极与收缩，而后冲动在 BC 段内各自消失在对方的不应期中。在病变条件下，如 AC 支发生单向传导阻滞，冲动不能下传，只能沿 AB 支经 BC 段而逆行至 AC 支，在此得以逆行通过单向阻滞区而折回至 AB 支，然后冲动继续沿上述通路运行，形成折返。这样，一个冲动就会反复多次激活心肌，引起快速型心律失常。

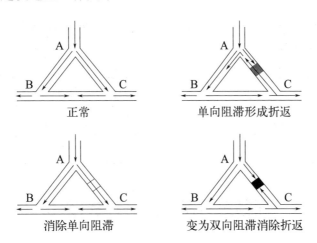

图 4-3-3　折返激动示意

（1）改变膜反应性而消除折返　膜反应性是指膜电位水平与其所激发的 0 相上升最大速率之间的关系。一般膜电位大，0 相上升快，振幅大，传导速度就快；反之，则传导减慢。

增强膜反应性改善传导或减弱膜反应性而减慢传导都能取消折返激动。苯妥英钠促进 3 相 K^+ 外流，增强膜反应性而加快传导，取消单向阻滞，因此消除折返激动；奎尼丁因抑制 0 相 Na^+ 内流而减慢传导，使单向传导阻滞发展成双向阻滞，从而消除折返激动。

（2）一般认为 ERP 与 APD 的比值（ERP/APD）在抗心律失常作用中有一定意义，比值较正常为大，即说明在一个 APD 中 ERP 占时增多，冲动将有更多机会落入 ERP 中，折返易被取消。改变 ERP 及 APD 而减少折返，药物对此有以下三种可能的影响。

① 延长 APD、ERP：但延长 ERP 更为显著，称绝对延长 ERP。奎尼丁等药物能抑制 Na^+ 通道，使其恢复重新开放的时间延长，即绝对延长 ERP。

② 缩短 APD、ERP：但缩短 APD 更较显著，ERP/APD 比值较正常仍大，称相对延长 ERP，同样能取消折返。利多卡因类药物有此作用。

③ 促使邻近细胞 ERP 的不均一（长短不一）趋向均一也可防止折返的发生。一般延长 ERP 的药物，使 ERP 较长的细胞延长较少，ERP 较短者延长较多，从而使长短不一的 ERP 较为接近。反之亦然。所以在不同条件下，这些药物都能发挥促使 ERP 均一的效应。

二、抗心律失常药分类

根据药物对心肌细胞膜离子通道和受体选择性的不同，抗心律失常的药物可以分为四类（表 4-3-1）。

表4-3-1　抗心律失常药物分类及代表药

分类	代表药
Ⅰ类钠通道阻滞药 　Ⅰa类适度阻滞钠通道 　Ⅰb类轻度阻滞钠通道 　Ⅰc类明显阻滞钠通道	 奎尼丁、普鲁卡因胺 利多卡因、苯妥英钠、美西律 氟卡尼、普罗帕酮
Ⅱ类β受体阻断药	普萘洛尔、醋丁洛尔
Ⅲ类延长动作电位时程药	胺碘酮、索他洛尔
Ⅳ类钙通道阻滞药	维拉帕米、地尔硫草

任务三　常用抗心律失常药

子任务一　Ⅰ类钠通道阻滞药

一、Ⅰa类药物

这类药物能适度减少除极时 Na^+ 内流，降低 0 相上升最大速率，降低动作电位振幅，减慢传导速度。也能减少异位起搏细胞 4 相 Na^+ 内流而降低自律性。也延长钠通道失活后恢复开放所需的时间，即延长 ERP 及 APD，且以延长 ERP 为著。这类药还能不同程

度地抑制 K^+ 和 Ca^{2+} 通道。

奎尼丁（Quinidine）

奎尼丁是从金鸡纳树皮中提取的一种生物碱，为奎宁的右旋体，对心脏的作用比奎宁强。

---- **体内过程** --

口服后吸收良好，经 2h 可达血浆峰浓度，$t_{1/2}$ 为 5～7h。生物利用度为 72%～87%。在血浆中有 80%～90% 与血浆蛋白相结合，心肌中浓度可达血浆浓度的 10 倍。在肝中代谢成羟化物，仍有一定活性。经肾排泄。

---- **药理作用** --

（1）降低自律性　通过阻滞钠通道，适度抑制 Na^+ 内流，4 期自动除极速率减慢，心房肌、心室肌和浦肯野纤维的自律性降低，其中对心房肌的作用更强。

（2）减慢传导速度　适度抑制 Na^+ 内流，使动作电位 0 期上升的速率和振幅降低，从而使心房肌、心室肌、浦肯野纤维的传导减慢，可使单向阻滞变为双向阻滞，消除折返激动。

（3）延长不应期　减慢 2 期 Ca^{2+} 内流和 3 期 K^+ 外流，延长 APD 和 ERP。对 ERP 的延长作用更明显。此外，可使邻近细胞的 ERP 趋于一致，减少折返的发生。

（4）其他　竞争性地阻滞 M 受体，有抗胆碱作用，此作用可使心率加快、房室结传导加快，故用奎尼丁治疗心房颤动或心房扑动时，应先用强心苷类或 β 受体阻断药抑制房室结的传导，以防止心室率过快；还可阻滞 α 受体，扩张血管，使血压降低。此外，对 Ca^{2+} 内流的抑制会对心肌产生负性肌力作用。

---- **临床应用** --

奎尼丁是广谱抗心律失常药，主要适用于治疗多种快速型心律失常。对于心房纤颤及心房扑动，目前虽多采用电复律术，但奎尼丁仍有应用价值，复律前合用强心苷和奎尼丁可以减慢心室频率，复律后用奎尼丁维持窦性节律。室性心律失常预激综合征时，用奎尼丁可以中止室性心动过速或抑制反复发作的室性心动过速。对于阵发性室上性心动过速不作首选药。

---- **不良反应** --

奎尼丁应用过程中约有 1/3 患者出现各种不良反应，使其应用受到限制。

（1）胃肠道反应　常见，多见于用药早期，表现为食欲缺乏、恶心、呕吐、腹痛、腹泻等。

（2）金鸡纳反应　与剂量和疗程有关，表现为肠胃不适、头痛、头晕、耳鸣、视觉障碍和眩晕、晕厥等。

（3）过敏反应　表现为发热、血小板减少性紫癜、溶血性贫血、白细胞计数下降、荨麻疹以及呼吸道困难、发绀等。

（4）心脏毒性　较为严重，治疗浓度可致心室内传导减慢（Q-Tc 间期延长），延长超过 50% 表明是中毒症状，必须减量。高浓度可致窦房传导阻滞、房室传导阻滞、室性心动过速等，后者是传导阻滞而浦肯野纤维出现异常自律性所致。

（5）猝死　是偶见但严重的毒性反应。发作时患者意识丧失、四肢抽搐、呼吸停止，出现阵发性室上性心动过速，甚至心室颤动而死。发作时宜立即进行人工呼吸、胸外心脏按压、电除颤等抢救措施。药物抢救可用异丙肾上腺素及乳酸钠。

（6）重度房室传导阻滞、严重心肌损害、心功能不全、低血压、强心苷中毒、高血钾及对奎尼丁过敏者禁用。肝、肾功能不全者慎用。

---- **药物相互作用** --

奎尼丁与地高辛合用，可减少后者的肾清除率而增加其血药浓度；肝药酶诱导剂苯巴比妥等能加速奎尼丁在肝脏的代谢；西咪替丁和钙通道阻滞药等能减慢奎尼丁在肝脏的代谢速度。

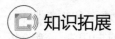 **知识拓展**

奎尼丁与心律失常

奎尼丁是茜草科植物金鸡纳树皮所含的一种生物碱，是奎宁的右旋体，它对心脏的作用比奎宁强 5~10 倍。金鸡纳制剂用于治疗疟疾，历史已久，1918 年发现一疟疾患者兼患的心房颤动也被治愈。之后的研究证明金鸡纳生物碱确有抗心律失常的作用，其中以奎尼丁为最强。

普鲁卡因胺（Procainamide）

普鲁卡因胺是普鲁卡因的衍生物，作用较持久。作用与奎尼丁相似但较弱，降低心肌自律性，减慢房室传导，延长大部分心脏组织的 APD 和 ERP，消除折返。其抑制心肌收缩力作用弱于奎尼丁，无明显的 α 受体阻断及抗胆碱作用。对室上性和室性心律失常均有效，静脉注射或滴注用于抢救危急病例。常用于治疗室性心动过速，但不作首选。长期应用可引起狼疮样综合征及白细胞减少。禁忌证同奎尼丁，同类药还有丙吡胺（disopyramide）等。

二、Ⅰb 类药物

这类药物轻度阻滞钠内流，轻度降低 0 相上升速率；也能抑制 4 相 Na^+ 内流，降低自律性。由于它们还有促进 K^+ 外流的作用，因而缩短复极过程，且以缩短 APD 更显著。

利多卡因（Lidocaine）

利多卡因是局部麻醉药，兼有抗心律失常作用。对室性心律失常有广泛治疗与预防作用，是安全、高效、速效的首选药物，尤其对伴有心肌梗死的心律失常患者效果更佳。

体内过程

口服吸收良好，但首过消除明显。血浆蛋白结合率约 70%，在体内分布广泛，心肌中浓度为血药浓度的 3 倍。经肝脱乙基化而代谢。仅 10% 以原型经肾排泄，$t_{1/2}$ 约 2h，作用时间较短，常用静脉滴注法。

药理作用

利多卡因能抑制 Na^+ 内流，促进 K^+ 外流。其基本作用如下。

（1）降低自律性 抑制 Na^+ 内流，4 相除极速率下降，可提高阈电位，能降低浦肯野纤维的自律性，对窦房结没有影响。促进 K^+ 外流，相对延长不应期，可减少复极的不均一性。

（2）改善传导性 利多卡因对传导速度的影响比较复杂。当细胞外 K^+ 浓度较高、血液偏酸时，可抑制 Na^+ 内流，明显减慢传导，使单向阻滞变为双向阻滞而使折返消除。当血 K^+ 浓度降低或部分除极时，利多卡因则可促进 K^+ 外流，加快传导，消除单向阻滞而终止折返。

（3）相对延长 EPR 利多卡因缩短浦肯野纤维及心室肌的 APD、ERP，且缩短 APD 更为显著，故为相对延长 ERP。

临床应用

利多卡因为窄谱抗心律失常药，仅用于室性心律失常，特别适用于危急病例。治疗急性心肌梗死及强心苷所致的室性早搏、室性心动过速及心室纤颤有效。也可用于心肌梗死急性期以防止心室纤颤的发生。

不良反应

多在静脉注射剂量过大或过快时出现。表现为：中枢神经系统反应，嗜睡、头痛、视力模糊，过量可引起惊厥甚至呼吸抑制；心血管反应，偶见窦性心动过缓、窦性停搏、房室传导阻滞、血压下降，见于用药剂量过大时。禁用于严重室内和房室传导阻滞者。

苯妥英钠（Phenytoin Sodium）

苯妥英钠既可抗癫痫，又可抗心律失常。其药理作用及临床用途都与利多卡因类似，除能阻滞钠通道、降低浦肯野纤维的自律性外，还能与强心苷竞争 Na^+-K^+-ATP 酶，对强心苷中毒所致的室性心律失常是首选药，对心肌梗死、心脏手术、麻醉等原因引起的室性心律失常疗效不如利多卡因。

不良反应为静脉注射过快易引起低血压、呼吸抑制和心律失常。原有窦性心动过缓或严重房室传导阻滞等心脏疾病患者禁用，孕妇禁用。

美西律（Mexiletine，慢心律）

美西律化学结构及电生理效应均与利多卡因相似，可口服用药，作用快且持久，常作为利多卡因治疗后的维持用药。其药理作用似利多卡因，属窄谱抗心律失常药。临床常用于治疗或预防室性心律失常（如急性心肌梗死、二尖瓣脱垂、长 Q-T 间期综合征、洋地黄中毒等）。不良反应常有胃肠道反应及中枢神经系统反应，如震颤、眩晕、共济失调等。心血管反应一般较少发生。

三、Ic类明显阻滞钠通道

这类药物的主要电生理作用是重度阻滞钠通道，明显抑制 Na^+ 内流，降低自律性，抑制传导作用较强，对复极过程影响小。近年报道这类药有致心律失常作用，升高病死率，应予注意。

普罗帕酮（Propafenone，心律平）

---- **体内过程** --

口服吸收完全，30min 起效，首过效应明显。2～3h 作用达峰值，作用可持续 11h。主要经肝脏代谢，99% 以代谢物形式经肾脏排出，$t_{1/2}$ 为 2.4～11.8h。

---- **药理作用与临床应用** --

该药抑制 0 期及 4 期 Na^+ 内流的作用强于奎尼丁，还有较弱的 β 受体阻断作用和钙通道阻滞作用。

（1）降低自律性　明显抑制 Na^+ 内流，降低浦肯野纤维和心室肌细胞的自律性。

（2）减慢传导速度　可使心房、心室和浦肯野纤维的传导速度明显减慢。

（3）延长不应期　轻度延长 ERP 和 APD，对复极过程影响较奎尼丁弱。

（4）轻度抑制心肌收缩力。

临床上用于广谱抗心律失常药，适用于室性、室上性心律失常及预激综合征伴心动过速者。

---- **不良反应** --

常见的不良反应有恶心、呕吐、味觉改变、头晕等。心血管反应有心律失常、房室传导阻滞、心功能不全、低血压等。窦房结功能低下、严重房室传导阻滞、心源性休克者禁用。低血压、肝肾功能不全者慎用。

氟卡尼（Flecainide）

氟卡尼用于治疗室性早搏、室性心动过速可收到良好效果。但已有治疗心肌梗死后心律失常的报道，称氟卡尼引起病死率为对照组的 2 倍。故现认为氟卡尼及恩卡尼应保留用于危及生命的室性心动过速者，不宜用于其他心律失常。

子任务二　Ⅱ类 β 受体阻断药

这类药物具有抗高血压、抗心绞痛及抗心律失常等作用，在此仅介绍其抗心律失常作用。

普萘洛尔（Propranolol，心得安）

···· 药理作用 ····

（1）降低自律性　阻断心肌 β_1 受体，减慢窦房结、心房及浦肯野纤维 4 期自动除极化速率，降低自律性，减慢心率。在运动和情绪激动时作用明显。

（2）减慢传导　具有膜稳定作用，减慢 0 期 Na^+ 内流，使 0 期除极化速率降低，减慢心脏传导速度。

（3）延长不应期　治疗量缩短浦肯野纤维的 APD 和 ERP，相对延长 ERP；较大剂量则相反，绝对延长 ERP。

···· 临床应用 ····

这类药物适于治疗与交感神经兴奋有关的各种心律失常。

（1）窦性心动过速　对由焦虑、甲状腺功能亢进、激动等交感神经兴奋而引发的窦性心动过速有明显疗效，可作为首选药。

（2）室上性心律失常　治疗心房颤动、扑动及阵发性室上性心动过速时，常与强心苷合用以控制心室频率。

（3）室性心律失常　对室性早搏有效。对由运动或情绪变动所引发的室性心律失常效果良好。较大剂量（0.5～1.0g/d）时对缺血性心脏病患者的室性心律失常也有效。

其他 II 类抗心律失常药有美托洛尔（metoprolol）、阿替洛尔（atenolol）、纳多洛尔（nadolol）、吲哚洛尔（pindolol）等。

子任务三　III类延长动作电位时程药

这类药物又称钾通道阻滞药，减少 K^+ 外流，明显抑制心肌的复极过程，延长 APD 和 ERP，但对动作电位幅度和去极化速率影响小。

胺碘酮（Amiodarone，乙胺碘呋酮）

···· 体内过程 ····

口服吸收缓慢，生物利用度为 40%～50%，血浆蛋白结合率为 95%，广泛分布于组织中，尤以脂肪组织及血流量较高的器官为多。几乎全部在肝中代谢，初步代谢成脱乙基物，仍有效。主要经胆汁由肠道排泄，经肾排泄者仅 1%，故肾功能减退者不需减量应用。

···· 药理作用 ····

不仅阻滞心肌细胞膜钾通道，还可阻滞钠通道和钙通道，并可轻度非竞争性地阻滞 α 受体和 β 受体。

（1）延长有效不应期　抑制 K^+ 外流，抑制复极过程，明显延长 APD 和 ERP。

（2）降低自律性　阻滞钠通道、钙通道和 β 受体，降低窦房结和浦肯野纤维的自律性。

（3）减慢传导 阻滞钠通道、钙通道，减慢房室结及浦肯野纤维的传导速度。对心房肌的传导速度少有影响。

（4）扩张血管 扩张外周血管，降低心脏做功，减少心肌耗氧量。

---- **临床应用** --

是广谱抗心律失常药，可用于各种室上性和室性心律失常。

用于心房颤动可恢复及维持窦性节律，治疗阵发性室上性心动过速也有效。对危及生命的室性心动过速及心室颤动可静脉给药，约对 40% 患者有效。

长期口服能防止室性心动过速和心室颤动的复发，持效较久。对伴有器质性心脏病者，还能降低猝死率。

---- **不良反应** --

（1）心血管反应 窦性心动过缓、房室传导阻滞及 Q-T 间期延长（发生率高，需定期查心电图），偶见室性心动过速。静脉注射过快可引起血压下降、心力衰竭。

（2）心血管外反应 因含碘，长期服用可引起甲状腺功能亢进或低下，见于约 9% 的用药者；因少量经泪腺排出，可在角膜形成棕黄色药物颗粒沉着，一般不影响视力，停药后可消退；偶致肺间质纤维化，预后严重；还可引起胃肠道反应及皮肤光过敏症等。长期服用者应定期进行肺部 X 线检查、肝功能检查、监测血清 T_3 与 T_4 等。心动过缓、房室传导阻滞、长 Q-T 间期综合征、甲状腺功能障碍及对碘过敏者禁用。

索他洛尔（Sotalol）

原为 β 受体阻断药，后因明显延长 APD 而用作Ⅲ类抗心律失常药。它能降低自律性，是其阻断 β 受体的作用所致。减慢房室结传导。明显延长 ERP，使折返激动停止。也延长 APD，是阻滞 K^+ 通道所致。临床用于各种严重程度的室性心律失常。也治疗阵发性室上性心动过速及心房颤动。不良反应少，少数 Q-T 间期延长者偶可出现尖端扭转型室性心动过速。

子任务四 Ⅳ类钙通道阻滞药

这类药通过阻滞钙通道而发挥抗心律失常效应，其电生理效应主要是抑制依赖于钙的动作电位与减慢房室结的传导速度。该类药物除用于心律失常的治疗外，还用于高血压、心绞痛等的治疗。

维拉帕米（Verapamil，异搏定）

---- **体内作用** --

口服吸收迅速，但生物利用度仅为 10%～35%。服后 0.5～1h 起效，作用维持 6h 左右。静脉注射剂量仅为口服量的 1/10，注射后立即起效，但仅维持 20min 左右。血浆蛋白结合率约 90%，大部分在肝脏代谢，$t_{1/2}$ 为 4～10h，肝功能不良者消除减慢，$t_{1/2}$ 延长。

---- **药理作用** ---

阻滞心肌细胞膜的钙通道，抑制 Ca^{2+} 内流。

（1）降低自律性 抑制 Ca^{2+} 内流，减慢 4 期自动除极化速率，降低慢反应细胞的自律性。也可减少迟后除极所引起的触发活动。

（2）减慢传导速度 减慢慢反应细胞 0 期除极上升速率，减慢传导，可变单向阻滞为双向阻滞，从而消除折返。这一作用既可终止房室结的折返激动，还可减慢心房颤动、心房扑动时的心室率。

（3）延长有效不应期 对房室结的作用明显，高浓度时也延长浦肯野纤维的 APD 和 ERP。

（4）其他 抑制心肌收缩力，扩张冠脉，扩张外周血管。

---- **临床应用** ---

（1）阵发性室上性心动过速 是首选药物之一。可静脉注射，口服可预防。

（2）房性心律失常 对房性心动过速、房颤、房扑，可减慢房室传导而控制心室率。

（3）对强心苷中毒引起的室性早搏（迟后除极）也有效。

---- **不良反应** ---

静脉注射过快或剂量过大可引起心动过缓、房室传导阻滞甚至心脏停搏，也可引起血压下降，诱发心力衰竭。其他不良反应有恶心、呕吐、便秘、头痛、眩晕、面部潮红等。病态窦房结综合征、心力衰竭及Ⅱ至Ⅲ度房室传导阻滞、心源性休克及低血压患者禁用；心房颤动合并预激综合征者也禁用。

地尔硫䓬（Diltiazem，硫氮草酮）

地尔硫䓬其电生理作用与维拉帕米相似，对房室传导有明显的抑制作用。口服起效较快，可用于阵发性室上性心动过速。治疗心房颤动时可使心室频率减少。

任务四　临床用药原则

选用抗心律失常药物应考虑多种因素，包括心律失常的类别、病情的紧迫性、患者的心功能及医师对各个药物的了解及应用经验等。药物治疗最满意的效果是恢复并维持窦性节律，其次是减少或取消异位节律，再次是控制心室频率，维持一定的循环功能。各种类型的快速型心律失常选药如下。

（1）窦性心动过速 应针对病因进行治疗，需要时选用 β 受体阻断药，也可选用维拉帕米。

（2）心房纤颤或扑动 符合复律指征者，用奎尼丁（宜先给强心苷），或与普萘洛尔合用，预防复发可加用或单用胺碘酮，控制心室频率用强心苷或加用维拉帕米或普萘洛尔。

（3）房性早搏　必要时选用普萘洛尔、维拉帕米、胺碘酮，次选奎尼丁、普鲁卡因胺、丙吡胺。

（4）阵发性室上性心动过速　除先用兴奋迷走神经的方法外，可选用维拉帕米、普萘洛尔、胺碘酮、奎尼丁、普罗帕酮。

（5）室性早搏　发生于没有器质性心脏病也没有症状者，可不用抗心律失常药；若有症状可选用美西律、普罗帕酮。心率偏快、血压偏高者可选用 β 受体阻断药、维拉帕米或地尔硫䓬治疗。急性心肌梗死时宜用利多卡因，强心苷中毒者在停用强心苷及补充氯化钾的基础上用苯妥英钠。

（6）阵发室性心动过速　选用利多卡因、普鲁卡因胺、丙吡胺、美西律、妥卡尼等。伴心肌缺血或心肌梗死者，首选利多卡因。

（7）心室纤颤　选利多卡因、普鲁卡因胺（可心腔内注射）。

课堂活动

患者，男，65 岁，有冠心病病史，突发心悸（心率 200 次 / 分）、头晕、晕厥入院。经检查，心电图提示急性心肌梗死并发室性心动过速。

课堂讨论：针对该患者的心律失常，应首选什么药物治疗？

课后实践

请同学们调查身边心律失常患者的用药情况，总结 5 个案例，记录他们心律失常类型、常用治疗药物、遇到过哪些用药不良反应以及生活中饮食、健康有哪些措施。

药师提示

心律失常用药提示

心律失常治疗中强调用药个体化，而有些患者往往愿意接受患友的建议而自行改药或改量，这样做是危险的。患者必须按医生要求服药，并注意观察用药后的反应。有些抗心律失常药有时能导致心律失常，所以，应尽量少用药并做到合理配伍。

还有，患者应养成按时作息的习惯，保证睡眠。因为失眠可诱发心律失常，运动要适量，量力而行，不勉强运动或运动过量，不做剧烈及竞赛性活动，可打太极拳等。洗澡水不要太热，洗澡时间不宜过长。养成按时排便的习惯，保持大便通畅。饮食要定时定量。不饮浓茶，不吸烟。避免着凉，预防感冒。不从事紧张工作，不从事驾驶员工作。

最后，定期到医院复查，复查有关项目：心电图、电解质、肝功能、甲状腺功能等，因为抗心律失常药可影响电解质及脏器功能。用药后应定期复诊及观察用药效果和调整用药剂量。

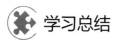 知识拓展

快反应和慢反应电活动

心房肌、心室肌及房室传导系统细胞的电活动为快反应电活动，是由 Na^+ 快速内流所致。其特点是 0 相除极速度快，振幅大，传导快。窦房结、房室结及房室环等处的电活动为慢反应电活动。它们的最大舒张电位小（$-60\sim-70mV$），0 相除极速度慢，振幅小，传导慢，其除极是由较慢的钙内流所引起。

学习总结

知识点导图

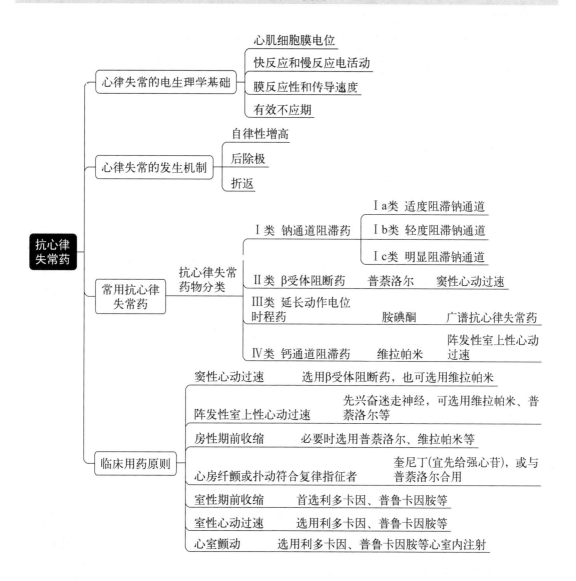

项目四　抗慢性心功能不全药

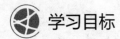 **学习目标** -

知识目标

1. 掌握：强心苷类、肾素－血管紧张素－醛固酮系统抑制药、利尿药、β 受体阻断药的作用、临床应用、不良反应及注意事项。

2. 熟悉：血管扩张药、非苷类正性肌力药的作用特点及临床应用。

3. 理解：强心苷类药物的相互作用及给药方法。

能力目标

1. 具备根据适应证合理选择药物及正确处理不良反应的能力。

2. 能与患者家属进行沟通，开展用药咨询服务，指导患者合理用药。

素质目标

1. 树立关爱慢性心功能不全患者的职业情怀。

2. 树立合理用药的职业准则。

- -

情景导入

　　一老年人患心肌梗死、房颤及心力衰竭。用药：地高辛 0.25mg qd，维拉帕米 80mg bid，10d 量。患者用药后状况：上述药物连用 2 天后，测地高辛血药浓度 1.4μg/L；连用到第 7 天，患者突然晕倒，心搏骤停，血药浓度监测 4μg/L。

　　导学讨论：1. 患者用药后为什么会出现上述症状？

　　2. 针对此种情况，治疗方案应如何调整？

　　慢性心功能不全（congestive heart failure，CHF）又称充血性心力衰竭，是各种病因引起的心室重构、心肌收缩与舒张功能障碍，心脏泵血功能减退，所形成的动脉缺血、静脉淤血的一种临床综合征。CHF 时，心肌的结构与功能均发生变化，出现心血管重构，心率、心脏前后负荷及耗氧量增加。同时，神经内分泌的变化还表现在交感神经及肾素－血管紧张素－醛固酮系统（RAAS）的激活，致血管紧张素 II 增加，进一步加剧心脏功能障碍。随着心血管系统疾病发病率的增高及人口趋于老龄化，慢性心功能不全的发病逐渐增多，致残率和致死率较高。目前药物治疗是主要的治疗手段。

抗慢性心功能不全药是一类能够增强心肌收缩力或者减轻心脏负荷，增加心输出量的药物。可分为正性肌力药、减轻心脏负荷药、血管紧张素转化酶抑制药、β受体阻断药等四大类。

任务一 强心苷类正性肌力作用药

强心苷（cardiac glycosides）是一类选择性作用于心脏，加强心肌收缩力和影响心肌电生理特性的苷类化合物，目前在临床上使用的有地高辛（digoxin）、洋地黄毒苷（digitoxin）、毛花苷 C（lanatoside C）及毒毛花苷 K（strophanthin K）等，其中以地高辛最为常用。

---- **体内过程** --------

强心苷类的体内过程主要与其脂溶性有关，脂溶性低的药物如毒毛花苷 K，口服吸收率低，与血浆蛋白结合率低，消除较快，半衰期最短；反之脂溶性高的药物如洋地黄毒苷，其口服吸收率高，与血浆蛋白结合率也高，消除较慢，半衰期最长，而地高辛则介于二者之间。具体见表 4-4-1。

表4-4-1 常用强心苷类药物的体内过程比较

分类	药物	口服吸收率/%	蛋白结合率/%	肝代谢率/%	肝肠循环/%	肾排泄/%	半衰期	给药方式
速效	毛花苷C	20～40	5	极少	少	90～100	23h	静脉
	毒毛花苷K	2～5	5	0	少	100	19h	静脉
中效	地高辛	65～85	25	20	7	60～90	36h	口服
慢效	洋地黄毒苷	90～100	97	70	26	10	5～7d	口服

---- **药理作用** --------

（1）正性肌力作用（加强心肌收缩力） 强心苷对心脏有高度选择性，其正性肌力作用表现以下特点。

① 缩短收缩期、相对延长舒张期：强心苷能提高心肌收缩力，加快心肌的收缩速度，使心肌收缩敏捷而有力，导致收缩期缩短、舒张期延长，有利于衰竭心脏的充分休息，有利于静脉血回流，也有利于冠状动脉供血，心输出量增加。

② 增加衰竭心脏的输出量：正性肌力作用除增加收缩效率外，还通过降压反射降低交感神经的张力，使外周血管舒张，阻力降低，改善心脏的泵血功能，增加心输出量。

③ 降低衰竭心脏耗氧量：强心苷增强心肌收缩力可使心肌耗氧增加，但由于心脏射血充分，心室腔残留的血量减少，心室壁张力明显降低，使耗氧明显降低；且降低外周交感神经张力导致的心率减慢也可以降低耗氧量。总体来说，总耗氧量是降低的。

（2）负性频率作用（减慢心率）　应用强心苷后心输出量增加，反射性兴奋迷走神经，使窦房结抑制引起心率减慢。心率减慢可使心脏既得到充分的休息，又有利于冠状动脉得到更多的血液供应，还能使静脉回流增加来缓解 CHF 的症状。

（3）负性传导作用（减慢传导）　治疗量的强心苷通过提高迷走神经的活性而减慢房室传导。中毒时可造成不同程度的房室传导阻滞。促 K^+ 外流使心房的 ERP 缩短。

（4）其他作用　强心苷通过正性肌力作用使肾血流量增加，也可直接抑制肾小管 Na^+-K^+-ATP 酶，使 Na^+ 重吸收减少，产生利尿作用，同时也能增加迷走神经张力，抑制交感神经及肾素 - 血管紧张素系统，减少肾素和醛固酮分泌而对心脏具有保护作用。

---- **临床应用** --

1. 慢性心功能不全

强心苷类药物是治疗慢性心功能不全的主要药物，但对不同原因所致者，疗效有一定的差异。对瓣膜病伴有心房颤动且心室率过快者疗效最好；对于瓣膜病、先天性心脏病、冠状动脉粥样硬化性心脏病、高血压性心脏病所致的心功能不全疗效好；对严重贫血、脚气病等能量代谢性心脏病疗效差；对缩窄性心包炎、严重二尖瓣狭窄等伴有机械活动阻塞所致的心功能不全几乎无效；对肺源性心脏病、活动性心肌炎（如风湿活动期）或者严重的心肌损伤所致者疗效差，且易发生中毒。

2. 治疗某些心律失常

（1）心房颤动　心房纤颤时，心房的过多冲动可能下传到达心室，引起心室频率过快，妨碍心排血，导致严重循环障碍，这是心房纤颤的危害所在。强心苷抑制房室传导，使较多冲动不能穿透房室结下达心室而隐匿在房室结中，保护心室免受来自心房的过多冲动的影响，减少心室频率。用药后多数患者的心房纤颤并未停止，而循环障碍得以纠正。

（2）心房扑动　心房扑动时，源于心房的冲动与房颤时相比较少较强，易于传入心室，使室率过快而难以控制，强心苷的治疗功能在于它能不均一地缩短心房不应期，引起折返激动，使心房扑动转为心房纤颤，然后再发挥治疗心房纤颤的作用。某些患者在转为房颤后，停用强心苷，有可能恢复窦性节律。因为停用强心苷就是取消它的缩短心房不应期的作用，就相对地延长不应期，可使折返冲动落入较长的不应期而停止折返，于是窦性节律得以恢复。

（3）阵发性室上性心动过速　强心苷可以增强迷走神经功能，降低心房的兴奋性而终止阵发性室上性心动过速的发作。

---- **不良反应** --

强心苷是一类治疗指数较低的药物，一般治疗量已经接近中毒量的 60%。

1. 中毒反应

（1）消化系统反应　较为常见，表现为厌食，恶心、呕吐、腹泻等是强心苷中毒的先兆症状。应注意与强心苷用量不足致心衰未受控制所致的胃肠道症状相鉴别。

（2）神经系统反应　主要有头痛、头晕、乏力、失眠、谵妄、视觉障碍，如黄视、绿视、视物模糊等。色盲是强心苷中毒的先兆症状，可作为停药的指征。

（3）心脏毒性反应　是最严重的中毒反应，可发生各种类型的心律失常，以室性早搏和房室传导阻滞最为常见，也可出现窦性心动过缓。室性心动过速最为严重，一旦发生应立即抢救，否则可发展为心室纤颤。

2. 中毒防治

（1）预防　① 避免中毒的诱因，如高血钙、低血钾、低血镁及缺氧。② 警惕中毒的先兆症状，如厌食、色盲、早搏及窦性心动过缓（低于 60 次 / 分）等，一旦出现，应及时减量和停药。心电图及强心苷血药浓度的监测则有更重要的诊断意义。

（2）治疗　① 快速型心律失常，氯化钾是治疗强心苷中毒所致的快速型心律失常的有效药物。钾离子与强心苷竞争 Na^+-K^+-ATP 酶，阻止毒性症状发展。苯妥英钠能抑制室性心律失常，因能与强心苷竞争性争夺 Na^+-K^+-ATP 酶而产生解毒效果。利多卡因对心室颤动更好，对严重中毒者可使用地高辛抗体 Fab 片段，可把强心苷从 Na^+-K^+-ATP 酶的结合中心解离出来，疗效迅速可靠，每毫克地高辛需用 80mg Fab 拮抗。② 心动过缓、传导阻滞可用阿托品治疗。

---- **给药方法** --

（1）先全效量再用维持量　这是传统用法，分为两步，即先获足够效应而后维持之。用药先给全效量即"洋地黄化"，而后逐日给予维持量。全效量可口服地高辛首次

0.5mg，4h 后再给 0.5mg，对危急病例可在 5min 内缓慢静脉注射地高辛 1.0mg。维持量应每日补充体内消除量，地高辛每日消除体内储存量 35%，为 0.125～0.5mg。

（2）逐日恒量给药法　逐日给恒定剂量的药物，经 4～5 个 $t_{1/2}$ 后就能在血中达到稳态浓度。据此，对病情不急的 CHF 患者，现多采用地高辛（$t_{1/2}$ 为 36h）逐日给予 0.25～0.375mg，经 6～7d 就能达到稳定的有效浓度，从而取得稳定疗效。这种给药法可明显降低中毒发生率。

任务二　非苷类正性肌力药

一、磷酸二酯酶抑制药

磷酸二酯酶是 cAMP 降解酶，抑制此酶活性将增加细胞内 cAMP 的含量，发挥正性肌力作用和血管舒张作用。用药后能增加心输出量，减轻心负荷，降低心肌氧耗量，缓解 CHF 症状。临床短期用于治疗急性重症 CHF，可明显改善心功能，缓解症状，提高运动耐力。本类药物有氨力农、米力农等。

氨力农（Amrinone）

是一种新型的非苷类、非儿茶酚胺类强心药，兼有正性肌力作用和血管扩张作用。增加心肌收缩力，增加心输出量，降低心脏前、后负荷，降低左心室充盈压，改善左心室功能，增加心脏指数，但对平均动脉压和心率无明显影响，一般不引起心律失常。口服和静脉注射均有效，口服 1h 后起效，静脉注射 2min 内生效，$t_{1/2}$ 为 5～30min。

适用于洋地黄、利尿药、血管扩张药治疗无效或效果欠佳的各种原因引起的急性、慢性顽固性充血性心力衰竭的短期治疗。长期口服可使死亡率增加，现仅限于静脉注射用于其他药物治疗无效的心衰。

米力农（Milrinone）

可明显改善心脏收缩功能和舒张功能，缓解症状，提高运动耐力。作用强度是氨力农的 10～30 倍，仅供短期静脉给药治疗严重 CHF 患者。因其对患者的生存有不利影响，故不主张长期用药。

二、β 受体激动药

多巴酚丁胺（Dobutamine）

主要激动心脏 $β_1$ 受体，能明显增强心肌收缩力，增加心输出量，改善泵血功能，

但对 β_2 受体及 α_1 受体作用弱，临床用于急性心肌梗死或心脏外科手术并发心功能不全及慢性难治性的心衰。

异波帕明（Ibopamine，异部帕胺）

作用与多巴胺相似，激动多巴胺受体及 β_1 和 α_1 受体。加强心肌收缩力，降低外周阻力，增加心输出量。同时舒张肾血管，增加肾血流量，有显著利尿作用。故能缓解 CHF 症状，改善心功能，疗效与地高辛相似。

任务三　其他抗慢性心功能不全药

一、利尿药

利尿药是治疗 CHF 的基本药物，包括中效能的噻嗪类（氢氯噻嗪、氯酞酮、吲达帕胺等）和高效能的呋塞米及低效能的螺内酯、阿米洛利等。轻度 CHF 单用噻嗪类；中度 CHF 时袢利尿药或噻嗪类与留钾利尿药合用；重度 CHF、慢性 CHF 的急性发作、急性肺水肿时用呋塞米治疗。

二、血管扩张药

血管扩张药通过舒张容量血管（静脉），降低心脏前负荷，静脉淤血症状减轻；舒张阻力血管（小动脉），降低心脏后负荷，动脉系统缺血改善；心脏前后负荷降低，可改善泵血功能。常用以下药物。

（1）主要舒张小动脉，包括硝苯地平、氨氯地平、肼屈嗪、卡托普利等。用于心输出量明显减少、外周阻力高的 CHF 患者。

（2）主要舒张静脉，包括硝酸甘油。用于肺静脉淤血症状明显和伴有心肌缺血的 CHF 患者。

（3）舒张小动脉和小静脉，包括硝普钠、哌唑嗪。用于心输出量低、肺静脉压高、肺淤血的 CHF 患者。

三、血管紧张素转化酶抑制药

ACEI 现已广泛用于 CHF 的治疗，是近 20 年来 CHF 药物治疗最重要的进展之一。临床试验证明，ACEI 不仅能缓解 CHF 患者的症状，改善血流动力学变化及左心室功能，提高运动耐力，提高患者生活质量，而且能降低 CHF 的发生率、再住院率、病死率并改善预后。基础研究也证实，ACEI 能逆转心室肥厚，在相当程度上延缓和逆转心室重构。药物包括卡托普利（captopril）、依那普利（enalapril）、西拉普利（cilazapril）及贝那普利（benazapril）等。

···· **药理作用与临床用途** ·······································

① 减少 Ang Ⅱ 生成，扩张外周血管，减轻心脏的后负荷；② 降低醛固酮的分泌，

减轻钠水潴留，使回心血量减少，减轻心脏的前负荷；③ 减少组织中 Ang Ⅱ，阻止或逆转心血管重构，改善心功能。此外，ACE 抑制药还可抑制交感神经活性，减少去甲肾上腺素的释放，恢复 CHF 时下调的 β 受体数目，提高副交感神经的张力。

临床适用于治疗心功能不全，尤其是重症及难治性心衰以及高血压伴心功能不全者。临床常与利尿药、地高辛合用，作为治疗 CHF 的基本药物。

---- **不良反应** --

干咳、血管神经性水肿、皮疹、味觉缺乏、血钾升高、脱发等。因对胎儿有害故孕妇禁用。

研究表明，对于所有心功能不全患者，除非有禁忌证或不能耐受，均可终生应用血管紧张素转化酶抑制药，从小剂量开始，逐渐增至最大耐受量；对于因咳嗽等不能耐受的患者，可用血管紧张素 Ⅱ 受体（AT$_1$）拮抗药，如氯沙坦（losartan）、缬沙坦（valsartan）及厄贝沙坦（irbesartan）等，疗效更好。

四、β 受体阻断药

传统观念认为 β 受体阻断药有负性肌力作用而禁用于心功能不全，但现在理论认为 β 受体阻断药在 CHF 治疗中具有重要地位。大量研究证明，β 受体阻断药若无禁忌证，可与地高辛、ACEI 等合用，改善 CHF 患者症状，降低死亡率。常用药物有比索洛尔（bisoprolol）、美托洛尔（metoprolol）、卡维地洛（carvedilol）等。

---- **药理作用** --

① 阻断 β 受体，阻断儿茶酚胺的心脏毒性。② 上调 β 受体数目，恢复对儿茶酚胺的敏感性，促进心肌舒缩功能的协调性。③ 抑制 RAAS 的作用，扩张血管，减轻水钠潴留，降低心脏前、后负荷，减少心肌耗氧量，逆转心室重构，改善心功能。④ 减慢心率，延长左心室充盈时间，增加心肌血流灌注。⑤ 抗心律失常作用，降低 CHF 猝死的发生率。⑥ 卡维地洛阻断 α 受体，降低后负荷。⑦ 降低心肌细胞内的 Ca^{2+} 和自由基，减少心肌细胞的损伤和死亡。

---- **临床应用** --

目前临床主要用于扩张型及缺血性 CHF，改善心功能，阻止症状恶化，也用于 CHF 伴有高血压、心律失常、冠心病、心梗等，可降低心律失常及猝死的发生率，注意从小剂量开始，合用其他抗 CHF 药（如利尿药、ACEI、强心苷等）可消除其负性肌力作用。

严重心动过缓、左心室功能减退、房室传导阻滞、低血压及支气管哮喘慎用或禁用。

👥 课堂活动

患者，男，57 岁，以胸骨后疼痛和呼吸困难为主要症状入院。体格检查所见：

肝大，颈静脉怒张，下肢水肿。X 线检查显示：心脏显著增大，心胸比为 0.7。诊断：充血性心力衰竭。下列处方是否合理，并说明选药理由。

Rp：

毒毛旋花苷 K 注射液　　0.25mg×1

　　5% 葡萄糖　　40mL

　　Sig.　　混合后缓慢静脉注射

螺内酯片　　20mg×12

　　Sig.　　20mg　　tid　　po

课堂讨论：处方是否合理，并说明选药理由。

 课后实践

请同学们调查身边慢性心功能不全患者的用药情况，总结 5 个案例，记录他们心衰类型、常用治疗药物、遇到过哪些用药不良反应以及生活中饮食、健康有哪些措施。

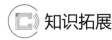 **药师提示**

慢性心功能不全用药提示

1. 使用强心药物的观察

洋地黄类药是目前治疗心力衰竭的主要药物，其治疗量与中毒量很接近，不可随意加服或少服。两次剂量间隔太近，也易产生蓄积中毒。在用药前应测脉搏，若出现脉搏 <60 次 / 分或 >120 次 / 分、尿量减少、体重增加等异常时，应及时告知医护人员并注意有无洋地黄中毒反应。

2. 利尿药的观察

慢性心衰，首选噻嗪类药物。患者应密切配合观察尿量，每日测体重。每天排尿超过 2000mL 者注意有无四肢乏力、恶心、呕吐、腹胀、各种心律失常等低钾血症表现。

知识拓展

强心苷类作用机制

治疗量的强心苷能选择性与心肌细胞膜上的强心苷受体 Na^+-K^+-ATP 酶结合，适度抑制该酶的活性，使 Na^+-K^+ 交换受阻，细胞内的 Na^+ 浓度升高，促进了潜在的 Na^+-Ca^{2+} 交换，使 Ca^{2+} 内流增加，储 Ca^{2+} 和释放 Ca^{2+} 增加，故心肌细胞内 Ca^{2+} 浓度升高，通过兴奋 - 收缩耦联作用使心肌收缩力增强。而中毒量的强心苷过度抑制 Na^+-K^+-ATP 酶的活性，使细胞内的 Na^+ 和 Ca^{2+} 大量增加，致胞内 Ca^{2+} 增加，诱发心肌细胞后除极触发活动；同时 K^+ 明显减少，使细胞内缺 K^+，导致心肌细胞自律性增高，传导减慢，易致心律失常。

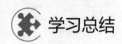 学习总结

知识点导图

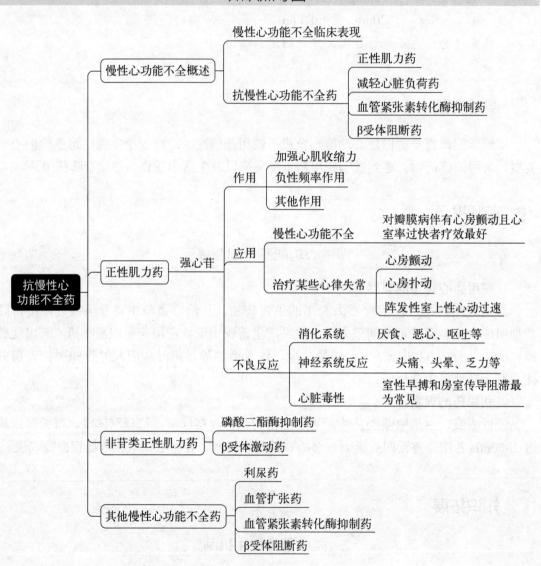

项目五　抗心绞痛药

 学习目标 --

知识目标

1. 掌握硝酸酯类、β受体阻断药和钙通道阻滞药抗心绞痛的作用机制、作用特点、临床应用及不良反应；硝酸酯类与β受体阻断药联合用药的目的意义、特点及注意事项。

2. 熟悉其他抗心绞痛药的作用特点及临床应用。

3. 了解常用药物的给药方法。

能力目标

1. 能够根据适应证合理选择抗心绞痛作用药物及处置不良反应。

2. 能够分析心绞痛药常用配伍用药的合理性。

素质目标

1. 树立关爱心绞痛患者的职业情怀。

2. 树立安全用药的职业准则。

📖 **情景导入**

患者，女，62岁。高血压多年，近年来劳累后常感胸前区闷痛。前天与邻居争吵，情绪激动，突感胸骨后绞痛，面色苍白，出冷汗，入院求治。诊断为稳定型心绞痛。

Rp:

硝酸甘油片　0.5mg×20　Sig.　0.5mg　舌下含服　St.

普萘洛尔片　10mg×20　Sig.　10mg　tid　po

导学讨论：请问处方是否合理？并说明理由。

心绞痛是冠状动脉粥样硬化性心脏病（冠心病）的常见症状，是冠状动脉供血不足，心肌急剧、暂时的缺血和缺氧所引起的临床综合征。发作时胸骨后部及心前区出现阵发性绞痛或闷痛，并可放射至左上肢。

参照世界卫生组织有关意见，将心绞痛分型如下。

① 稳定型心绞痛：最常见，多在体力劳动或者情绪变化时发病。

② 不稳定型心绞痛：包括初发型、恶化型及自发性心绞痛，不定时频繁发作，有可能发展为心肌梗死或猝死，也可逐渐恢复为稳定型心绞痛。

③ 变异型心绞痛：为冠状动脉痉挛所诱发，休息时也可发病。

心肌暂时性缺血缺氧是由于血和氧的供需失去平衡所致。现已明确心肌对氧的需求增加和冠状动脉痉挛这两方面是心绞痛发生的重要病理生理机制。疼痛是由缺血缺氧的代谢产物乳酸、丙酮酸或类似激肽的多肽类物质等所引起。

药物可通过舒张冠状动脉、解除冠状动脉痉挛或促进侧支循环的形成而增加冠状动脉供血。也可通过舒张静脉、减少回心血量来降低前负荷，通过舒张外周小动脉、降低血压来减轻后负荷；降低室壁肌张力；减慢心率及降低收缩性等作用而降低心肌对氧的需求。实际上，常用的抗心绞痛药正是通过对这两方面的影响，恢复氧的供需平衡而发挥治疗作用的。目前临床上常用的抗心绞痛药物包括硝酸酯类药、β受体阻断药、钙通道阻滞药三类。

任务一 硝酸酯类

硝酸酯类药物有硝酸甘油、硝酸异山梨酯、单硝酸异山梨酯，其中硝酸甘油最常用。

硝酸甘油（Nitroglycerin）

硝酸甘油是硝酸酯类药物的代表药。

---- **体内过程** --

舌下含服经口腔黏膜迅速吸收，2～5min出现作用，3～10min作用达峰值，维持20～30min，血浆$t_{1/2}$约为3min，舌下含化的生物利用度为80%，也可经皮肤吸收而达到治疗效果。经肝代谢，随尿排出。

---- **药理作用** --

硝酸甘油的基本作用是松弛平滑肌，但以松弛血管平滑肌的作用最为明显，主要作用如下。

（1）降低心肌耗氧量 硝酸甘油能舒张全身静脉和动脉，但舒张静脉远较舒张小动脉的作用为强。外周静脉扩张，回心血量减少，左心室舒张末压（前负荷）降低。扩张动脉使外周阻力（后负荷）降低。动静脉扩张使心肌耗氧量减少。对较大的冠状动脉也有明显舒张作用，也能舒张头、面、颈、皮肤及肺的血管，对毛细血管括约肌则作用较弱。

（2）改善缺血区的血供 硝酸甘油能明显舒张较大的心外膜血管及狭窄的冠状血管以及侧支血管，此作用在冠状动脉痉挛时更为明显。它对阻力血管的舒张作用弱。但当冠状动脉因粥样硬化或痉挛而发生狭窄时，缺血区的阻力血管已因缺氧而处于舒张状态。这样，非缺血区阻力就比缺血区大，用药后迫使血液从输送血管经侧支血管流向缺血区，从而改善缺血区的血流供应（图4-5-1）。

（3）冠状动脉血流量重新分配 心内膜下血管是由心外膜血管垂直穿过心肌延伸而来的，因此内膜下血流易受心室壁肌张力及室内压力的影响，张力与压力增高时，内膜层血流量就减少。在心绞痛急性发作时，左心室舒张末压力增高，所以心内膜下区域缺

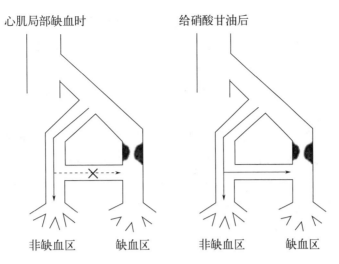

心肌局部缺血时　　　　给硝酸甘油后

非缺血区　　缺血区　　　非缺血区　　缺血区

图4-5-1　硝酸甘油对冠状动脉血流分布的影响

血最为严重。硝酸甘油能降低左心室舒张末压，舒张心外膜血管及侧支血管，使血液易从心外膜区域向心内膜下缺血区流动，从而增加心内膜下缺血区的血流量。

---- **临床应用** --

对各型心绞痛均有效，舌下含服能迅速中止发作，长效制剂也可预防发作。对急性心肌梗死不仅能减少耗氧量，尚有抗血小板聚集和黏附作用，使坏死的心肌得以存活或使梗死面积缩小，但应限制用量，以免过度降压。

---- **不良反应** --

多数不良反应是其血管舒张作用所继发。

（1）血管舒张性反应　可出现短时的面颊部皮肤发红，搏动性头痛；大剂量时出现直立性低血压及晕厥；眼内血管扩张则可升高眼压。剂量过大可使血压过度下降，冠状动脉灌注压过低，并可反射性兴奋交感神经、增加心率、加强心肌收缩性，使耗氧量增加而加重心绞痛发作。

（2）高铁血红蛋白症　常发生于用量过大或者频繁用药时。

（3）耐受性　连续用药后可出现耐受性，停药1～2周后，耐受性可消失。为克服耐受性可采用下列措施：采用最小剂量间歇给药法，每天不用药的间歇期必须在8h以上；补充含巯基的药物，如加用卡托普利、甲硫氨酸等。

ⓒ 知识拓展

硝酸甘油制剂及用法

（1）片剂　心绞痛发作时舌下含服0.5mg，每日不超过2mg。2～5min即发挥作用，作用大约维持30min。应用时靠在座椅上效果较好（直立位可能产生晕厥）。缓释硝酸甘油片，每片2.5mg，口服，每12h 1片，作用可延续8～10h。

（2）喷雾剂　心绞痛发作时喷于口腔黏膜或舌上1～2次，每次0.4mg。

（3）注射剂 常以 10mg 溶于 10% 葡萄糖液 500mL 中静脉滴注，开始为 5～10μg/min，以后每隔 3～5min 增加剂量 1 次，大剂量时每分钟滴入可超过 40μg。

（4）膜剂 每格含硝酸甘油 0.5mg，每次 1 格，舌下含服。本品具有作用迅速、性能稳定的特点。

（5）软膏 均匀涂于皮肤上，经过皮肤透入后吸收，每次涂药面积直径 2.5～5cm，涂药 60～90min 可达最大疗效，可维持 4～6h。

（6）贴片 利用一种特殊的制剂工艺，将药储存于贴片之中，贴在皮肤上，药物透过皮肤而吸收，并能控制药物的释放速度。用药后 1h 可达到治疗效果，在 24h 内可维持稳定的治疗作用。

硝酸异山梨酯（Isosorbidedinitrate，消心痛）

硝酸异山梨酯的作用及作用机制与硝酸甘油相似而作用较弱，与硝酸甘油相比作用出现较慢、维持时间较久，经肝代谢后得到两个活性代谢产物，仍具有扩管及抗心绞痛作用。但剂量范围个体差异较大，不良反应较多。

5-单硝酸异山梨酯（Isosorbide-5-mononitrate）

口服生物利用度 100%，$t_{1/2}$ 为 4～5h，持续时间长达 8h，主要用于预防心绞痛，效果较硝酸异山梨酯好。

任务二 β 受体阻断药

β 受体阻断药如普萘洛尔、吲哚洛尔、噻马洛尔及选择性 $β_1$ 受体阻断药如阿替洛尔、美托洛尔、醋丁洛尔等均可用于心绞痛。现以普萘洛尔为例进行介绍。

普萘洛尔（Propranolol）

---- **药理作用** --

（1）降低心肌耗氧 阻断心肌 $β_1$ 受体，使心率减慢，收缩力降低，耗氧量明显下降，对心率减慢和心肌收缩力明显减弱的患者疗效尤佳。

（2）改善心肌缺血区心肌供血 阻断心肌 $β_1$ 受体，心率减慢，舒张期延长，从而使冠脉灌注时间延长，有利于血液从心外膜流向心内膜缺血区，从而改善缺血。

（3）改善心肌代谢 促进组织中血红蛋白与氧的分离，增加全身供氧，心肌供氧也随之增加；改善心肌缺血区对葡萄糖的摄取，保护缺血区线粒体的结构和功能，维持缺血区 ATP 和能量供应。

---- **临床应用** --

治疗稳定型及不稳定型心绞痛，可减少发作次数，对兼患高血压或心律失常者更为

适用。对心肌梗死也有效，能缩小梗死范围。普萘洛尔不宜用于与冠状动脉痉挛有关的变异型心绞痛，因冠脉上的 β 受体被阻断后，α 受体占优势，易致冠状动脉收缩。

普萘洛尔与硝酸酯类合用治疗心绞痛，可获得较好的协同效果，又可互补不足。硝酸酯类因扩张血管引起心率加快、心肌收缩力增强而使心肌耗氧量增加的作用，可被普萘洛尔减慢心率、抑制心肌收缩力的作用所减弱。普萘洛尔增大心室容积导致耗氧量增加的作用也可被硝酸酯类缩小心室容积的作用所抵消。但由于两类药物均有降压作用，剂量过大时血压下降明显，冠状动脉的灌注压降低，冠状动脉血流减少，加重心绞痛发作，故合用时应减少剂量。

---- **不良反应** --

与心脏有关的不良反应为心功能抑制，心率减慢，严重者可致心动过缓、房室传导阻滞、心功能不全。本类药物可诱发和加重支气管哮喘，支气管哮喘及慢性阻塞性肺疾病患者禁用。低血压者不宜应用。久用应逐渐减量停药，如果突然停用，可导致心绞痛加剧或诱发心肌梗死。

任务三　钙通道阻滞药

抗心绞痛常用的钙通道阻滞药（CCB）有硝苯地平、维拉帕米、地尔硫䓬等。

---- **药理作用** --

钙通道阻滞药通过阻断血管平滑肌钙通道、减少 Ca^{2+} 内流而扩张冠状动脉和外周动脉，并能使心肌收缩性下降、心率减慢，减轻心脏负荷，从而降低心肌耗氧量。也可舒张冠状血管，增加冠状动脉流量。从而改善缺血区的供血、供氧等，同时保护心肌细胞免受缺血的伤害。

---- **临床运用** --

对各型心绞痛均有效，尤其对变异型心绞痛最为有效，也可用于稳定型和不稳定型心绞痛。不同的钙通道阻滞药对各型心绞痛疗效不同。硝苯地平扩张冠状动脉作用强，是治疗变异型心绞痛的首选药。维拉帕米对心脏抑制作用最强，对血管的扩张作用弱，对劳累型心绞痛疗效好。地尔硫䓬可用于各型心绞痛。

与硝酸酯类联合应用治疗心绞痛可产生协同作用，但应注意减量，因为两类药都有降压作用，剂量过大，血压下降明显，冠状动脉的灌注压降低，心肌供氧减少，可加重心绞痛。

硝苯地平与 β 受体阻断药合用，疗效增加。维拉帕米、地尔硫䓬不宜与 β 受体阻断药合用，因两药均对心脏有较强的抑制作用。

钙通道阻滞药特别适用于伴有高血压、快速型心律失常、呼吸道阻塞性疾病及脑缺血的心绞痛患者。

课堂活动

患者，女，42岁，主诉心前区阵发性疼痛半月，自述多次心电图检查ST段缺血改变明显，经休息或含服硝酸甘油临床症状改善，在县级医院诊断为心绞痛。

课堂讨论：该患者为什么含服硝酸甘油后临床症状改善？

药师提示

心绞痛用药提醒

出院后继续按医嘱服用阿司匹林等扩张冠状动脉药物，不能突然停药、换药，坚持按时服药。

用药期间身体出现任何不适要及时就诊或与医生沟通反馈。

若患者同时合并有其他疾病，需服用其他药物时，需与医生沟通用药，不可随意服用其他药物。

服用心绞痛治疗药物时，不宜同时服用诱发或加重心绞痛症状的药物。

注意发现药物严重不良反应的早期症状。目前药物种类繁多，各种不同药物均有不同程度的不良反应。若出现严重不良反应要掌握其早期症状，及时更换药物，预防严重不良反应发生。

患者需随身携带急救药物，发作时休息和服用药物未见缓解，应及时到医院就诊。

知识拓展

硝酸甘油治疗心绞痛的前世今生

19世纪中后期，爱丁堡皇家医院医生Brunton用亚硝酸异戊酯成功治疗心绞痛，并发现其他硝酸酯类如硝酸甘油也具有类似的作用，但因其引起剧烈头痛而放弃进一步研究。Murrell通过对以上两药的对比研究，发现其产生头痛与剂量过大有关。1878年，Murrell采用硝酸甘油治疗心绞痛获得成功。从此，硝酸甘油成为心绞痛患者的救命良药，但其作用机制却困扰了医学家、药理学家百余年。

佛契哥特、伊格纳罗及穆拉德共同努力揭开了硝酸甘油之谜，并因此获得1998年诺贝尔生理学或医学奖。他们发现，硝酸甘油在体内产生的NO能舒张血管，有利于血液循环，可显著改善心肌缺血缺氧。自此，硝酸甘油治疗心绞痛的机制才得到理论上的支持。

学习总结

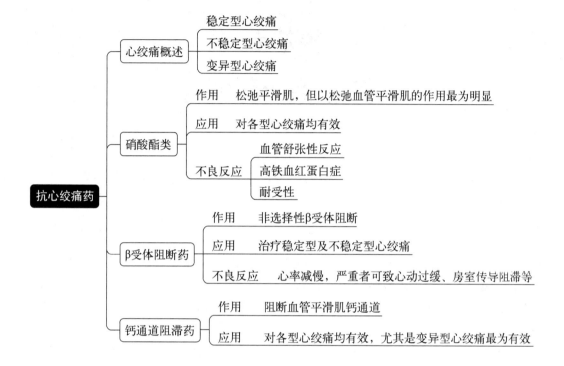

目标测试
习题与解析

模块五
血液系统药物

血液系统是组成机体的系统之一，包括骨髓、胸腺、淋巴结、脾脏等器官，以及运行散布在全身的血液。血液是结缔组织的一种，由血浆和血细胞两部分组成，具有运输氧气、二氧化碳、营养物质、代谢废物等功能，并参与体液调节、保持内环境稳态和防御功能。

一旦血液中各种成分发生异常改变时，机体会出现贫血、出血和血栓等病理状态，按治疗的疾病或药物作用不同主要分为抗贫血药物、促凝血药物和抗凝血药物等。

 学习内容

项目一　抗贫血药物
项目二　促凝血药物
项目三　抗凝血药物

 重难点分析

学习重点

1. 铁剂的药理作用、临床应用和不良反应。

2. 维生素 K 的药理作用、临床应用和不良反应。

3. 肝素、香豆素类的药理作用、临床应用和不良反应。

学习难点

1. 影响铁吸收的因素及铁剂的合理应用。

2. 促凝血药和抗凝血药的作用机制。

项目一　抗贫血药

学习目标

知识目标

1. 掌握抗贫血药的分类及代表药物。
2. 掌握铁剂的药理作用、临床应用和不良反应。
3. 熟悉叶酸和维生素 B_{12} 的药理作用、临床应用。
4. 了解促白细胞生成药的临床应用。

能力目标

1. 能够针对不同原因的贫血说出治疗原则并做出正确选药。
2. 能够制定缺铁性贫血的常用治疗方案。

素质目标

1. 树立以人为本的专业情怀。
2. 树立安全用药的职业准则。

情景导入

　　患者，女，20岁。自诉长期月经量过多，近期出现眼花、耳鸣、倦怠乏力、心悸、体力活动后气促等症状。患者皮肤黏膜苍白，无黄染和出血点，毛发稀疏无光泽，指端苍白，指甲脆裂。血常规检查血红蛋白90g/L。

　　初步诊断：缺铁性贫血，根据病症，医生开具了铁剂。

　　导学讨论：1.请根据病例，总结缺铁性贫血的疾病特征和治疗方案。

　　2.结合该患者病情，分析其饮食注意事项。

　　贫血是指单位体积循环血液中的红细胞数和血红蛋白含量低于正常值的病理现象。临床上常根据血红蛋白（Hb）浓度诊断。我国血液病学家认为在我国海平面地区，成年男性 Hb<120g/L，成年女性（非妊娠）Hb<110g/L，孕妇 Hb<100g/L 就有贫血。根据病因和发病机制的不同，贫血可分为以下几种。

　　（1）缺铁性贫血　是由于体内铁明显缺乏，使血红蛋白合成减少而引起的一种贫血。患者红细胞呈小细胞低色素性，又称为小细胞低色素性贫血。

　　缺铁性贫血主要是由于铁丢失过多，如钩虫病、长期痔出血、月经过多、溃疡病等慢性失血；铁吸收不良，如胃大部分切除术、萎缩性胃炎、胃酸缺乏、慢性腹泻或胃肠功能紊乱等；铁需要量增多或摄入量不足等引起。

缺铁性贫血治疗原则主要有消除病因及使用铁剂治疗；综合治疗，包括加强营养、必要时输血；监测治疗反应，调整用药和疗程。

（2）巨幼细胞贫血　是叶酸、维生素 B_{12} 缺乏或其他原因引起的 DNA 合成障碍所致的一类贫血。患者红细胞呈大细胞高色素性。

叶酸、维生素 B_{12} 缺乏常在营养不良、妊娠妇女和婴儿期对叶酸需求量增加、长期使用叶酸拮抗药（如甲氨蝶呤、乙胺嘧啶、甲氧苄啶等）时发生。

巨幼细胞贫血的治疗原则主要有纠正不良饮食习惯或补充药物治疗。

（3）再生障碍性贫血　是一组骨髓造血功能衰竭导致全血细胞减少的综合病征。临床上常表现为较严重的贫血、出血和感染。

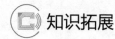 **知识拓展**

贫血等级

（1）轻度贫血　血红蛋白浓度 91～120g/L，临床症状比较轻微，有些患者会出现头晕乏力，对于耐受性比较强的患者，也可表现为无症状。

（2）中度贫血　血红蛋白浓度 61～90g/L，患者在体力劳动后感到心慌、气短，日常生活中一般不会出现明显不适。

（3）重度贫血　血红蛋白浓度 31～60g/L，患者在卧床休息时也感到心慌、气短，属于比较严重的贫血反应。

（4）极重度贫血　血红蛋白浓度≤30g/L，贫血者常合并贫血性心脏病，并可出现嗜睡、昏迷、暂时性休克等症状，甚至会出现生命危险。

任务一　抗贫血药

铁剂

常用的铁剂有硫酸亚铁、富马酸亚铁、葡萄糖酸亚铁、枸橼酸铁铵、右旋糖酐铁、山梨醇铁等。

---- **体内过程** --

铁剂有口服和注射两种制剂。铁的吸收率为10%，成人每天需补铁1mg，所以食物中含铁10～16mg就能满足正常生理需要。

口服铁以 Fe^{2+} 形式在十二指肠和空肠上段吸收，吸收进入肠黏膜后，一部分 Fe^{2+} 被氧化成 Fe^{3+}，与去铁蛋白结合，以铁蛋白形式贮存；另一部分吸收入血，被氧化为 Fe^{3+} 与血浆中的转铁蛋白结合成血浆铁，转运到肝、脾、骨髓等组织中贮存。骨髓中的铁可供网织红细胞合成血红蛋白。

影响铁吸收的因素很多，胃酸及维生素 C、果糖、半胱氨酸等还原性物质有利于

Fe^{3+} 被还原成 Fe^{2+}，促进铁的吸收。鞣酸、磷酸盐、抗酸药等会使铁沉淀，妨碍铁吸收。铁盐与四环素形成络合物，相互影响吸收。

药理作用与临床应用

铁是人体内具有重要生理作用的元素之一，是合成血红蛋白的主要原料。铁缺乏时，血红蛋白生成减少，运输氧的能力减弱，引起不同程度的组织缺氧，产生贫血的症状和体征。

铁剂治疗各种缺铁性贫血。对于长期慢性失血（月经过多、痔疮出血、消化道溃疡、钩虫病等）、机体需要量增加（妊娠、儿童）、胃肠吸收铁减少（胃酸缺乏症、萎缩性胃炎、胃癌等）、红细胞大量破坏（疟疾、溶血现象）、饮食结构不合理（含铁食物摄入过少）造成的缺铁性贫血，在给予铁剂的同时，要消除病因才能发挥显著疗效。

不良反应

（1）胃肠道刺激 口服铁剂对胃肠道有刺激，可引起恶心、呕吐、腹痛、腹泻等，为减少胃肠道刺激症状，宜餐后服。

（2）便秘和黑便 铁剂与肠内硫化氢结合生成黑色的硫化铁沉淀，肠蠕动减少，出现黑便及便秘。

（3）急性中毒 小儿误服 1g 以上铁剂可致急性中毒，表现为呕吐、肠绞痛、坏死性胃肠炎、血性腹泻、呼吸困难、昏迷、惊厥等，甚至可致休克、死亡。急救可应用 1% 碳酸氢钠溶液洗胃，并将特殊解毒剂去铁胺（deferoxamine）注入胃内，结合残存的铁进行抢救。

 药师提示

铁剂使用注意事项及建议

① 铁剂治疗应从小剂量开始，逐渐达到足量。

② 为减少胃肠道反应，应饭后服用。胃酸、维生素 C、果糖、半胱氨酸等有助于 Fe^{3+} 的还原，促进吸收。抗酸药、含鞣酸药物、多钙和多磷酸盐食物、浓茶、咖啡可使 Fe^{2+} 氧化成 Fe^{3+} 或形成铁盐沉淀，妨碍其吸收。四环素与铁形成络合物，相互妨碍吸收，不宜同服。

③ 不能盲目服用铁剂。正常人长期大量服用铁剂对身体是有害的，不能把铁剂作为"补血药"盲目服用。

叶酸（Folic Acid）

叶酸为机体细胞生长和繁殖必不可少的维生素之一，广泛分布于绿叶植物中，如菠菜、甜菜、硬花甘蓝等；在动物性食品（肝、肾、蛋黄等）、水果（柑橘、猕猴桃等）和酵母中也广泛存在。叶酸缺乏会影响人体正常生理活动，与神经管畸形、巨幼细胞贫血、唇腭裂、抑郁症、肿瘤等疾病有直接关系。人体不能合成叶酸，必须从食物中摄取；每天最低需求量 50～100μg。妊娠期及哺乳期需求量增加 1 倍。

---- **体内过程** ---

叶酸在体内没有活性，吸收后被叶酸还原酶还原为二氢叶酸，再被二氢叶酸还原酶还原为具有活性的四氢叶酸。

---- **药理作用与临床应用** -------------------------------------

四氢叶酸与多种一碳单位结合成四氢叶酸类辅酶，参与体内多种生化代谢，传递一碳单位，从而参与氨基酸和核酸的合成。当叶酸缺乏时，导致红细胞内的 DNA 合成障碍，细胞分裂增殖速度下降，细胞停留在幼稚阶段，引起巨幼细胞贫血。

叶酸用于各种原因引起的叶酸缺乏而致的巨幼细胞贫血。如营养性、幼儿期或妊娠期巨幼细胞贫血，治疗时以叶酸为主，维生素 B_{12} 为辅。长期应用叶酸拮抗药（如乙胺嘧啶、甲氨蝶呤、甲氧苄啶、苯妥英钠等）引起的巨幼细胞贫血，因二氢叶酸还原酶受抑制，叶酸在体内不能转变为四氢叶酸，应用叶酸无效，需用亚叶酸钙（calcium folinate）治疗。

对维生素 B_{12} 缺乏所致的恶性贫血，叶酸只能纠正血象，不能改善神经损害症状，所以不能替代维生素 B_{12} 治疗恶性贫血，只能作为辅助治疗。

孕前及孕后 6 个月内合理补充叶酸可预防胎儿先天性神经管畸形。

---- **不良反应** ---

一般剂量不良反应罕见，偶见过敏反应，长期服用可出现恶心、厌食、腹胀等胃肠道反应，大量服用时可导致尿液呈黄色。

知识拓展

孕妇服用叶酸的作用

孕妇服用叶酸的作用主要是为了预防胎儿出现神经管缺陷，预防胎儿先天性心脏病，缓解孕期贫血。孕妇在备孕期间以及整个孕期服用叶酸能够有效降低胎儿神经管缺陷，以及胎儿先天性心脏病的发病率。妊娠期胎儿和母体共用一个血液循环系统，对血液的需求量逐渐增加，如果不及时服用具有补血功效的食物或药物，容易出现生理性贫血。孕妇在孕期服用叶酸能够促进孕期血液的生成，对缓解孕期生理性贫血有很大帮助。为了提高胎儿的质量，做到优生优育，建议在备孕前 3～6 个月夫妻双方开始服用叶酸。

维生素 B_{12}（Vitamin B_{12}）

维生素 B_{12} 又叫钴胺素，是一类含钴复合物，有氰钴胺、羟钴胺和甲钴胺等多种形式，广泛存在于动物内脏、牛奶、蛋黄中。正常成人一日需要 1～2μg，必须从外界摄取。

---- **体内过程** --

口服维生素 B_{12} 必须与胃黏膜壁细胞分泌的"内因子"结合成复合物后，方可在回肠远端被吸收入血。胃黏膜萎缩患者"内因子"缺乏，口服无效，必须肌内注射。口服时主要从肠道排出，注射时则大部分从肾脏排泄。

---- **药理作用与临床应用** --

（1）促进四氢叶酸的循环利用　维生素 B_{12} 作为细胞合成核苷酸的重要辅酶，促进叶酸的循环再利用。当维生素 B_{12} 缺乏时，叶酸代谢发生障碍，一碳基团供应减少，出现与叶酸缺乏相似的巨幼细胞贫血。

（2）维持有鞘神经纤维功能的完整性　维生素 B_{12} 参与三羧酸循环，促进神经髓鞘脂类的合成，维持有髓神经纤维功能完整性。

维生素 B_{12} 可辅助治疗巨幼细胞贫血。治疗恶性贫血时需注射给药。可用于神经炎、神经萎缩、三叉神经痛、坐骨神经痛等神经系统疾病以及肝炎、肝硬化、白细胞减少、再生障碍性贫血等疾病的辅助治疗。

---- **不良反应** --

不良反应极少，肌内注射偶见皮疹、哮喘甚至过敏性休克等变态反应症状，不可静脉注射。

促红细胞生成素（Erythropoietin）

促红细胞生成素（EPO）又称红细胞刺激因子、促红素，是一种人体内源性糖蛋白激素，可刺激红细胞生成。临床所用的促红细胞生成素由 DNA 重组技术合成，其主要作用为刺激红系祖细胞，促进红系细胞增殖、分化和成熟。

促红细胞生成素对多种原因引起的贫血有效，对慢性肾病引起的贫血疗效明显，对肿瘤化疗、艾滋病治疗药物引起的贫血也有效。

主要不良反应表现为血压升高、头痛；少数有局部皮肤反应及关节痛；偶可诱发脑血管意外或癫痫发作。高血压及过敏患者禁用。

任务二　促白细胞生成药

促白细胞生成药是一类能提升体内白细胞数，有效治疗白细胞减少症的药物，主要用于恶性肿瘤患者。

非格司亭（Filgrastim）

非格司亭是用 DNA 重组技术生产的人粒细胞集落刺激因子（G-CSF），与人体内的氨基酸序列完全相同。本品能刺激粒细胞系造血，促进中性粒细胞成熟和释出，并促使中性粒细胞释放至血流，增强中性粒细胞趋化性及吞噬功能。

临床上用于骨髓发育不良及再生障碍性贫血伴随的中性粒细胞缺乏；预防恶性肿瘤放化疗引起的骨髓抑制；也可用于骨髓移植，促进中性粒细胞恢复。

本品不良反应较少。偶有皮疹、低热、轻度骨骼疼痛。长期静脉滴注可引起静脉炎。

粒细胞－巨噬细胞集落刺激因子
（Granulocyte-macrophage Colony Stimulating Factor，
GM-CSF、生百能、沙格莫丁）

本品能兴奋骨髓的造血功能，刺激粒细胞、单核细胞、T细胞的增殖，并能促进单核细胞和粒细胞的成熟，增强成熟中性粒细胞的吞噬功能，提高机体抗肿瘤及抗感染的能力。克服放疗和化疗引起的骨髓毒性，缩短肿瘤化疗时中性粒细胞减少时间，使患者易于耐受化疗。临床主要用于预防恶性肿瘤放疗、化疗引起的白细胞减少及并发感染。

不良反应有发热、骨痛、肌痛、肾功能减退、静脉炎、腹泻、乏力、短暂心律失常等。过敏或自身免疫性血小板减少性紫癜者忌用。孕妇、哺乳期妇女、未成年人及恶性骨髓肿瘤患者慎用。

 课堂活动

患者，男，50岁。3年前曾因胃溃疡穿孔做了胃大部分切除手术。近半年出现头晕、乏力症状。近1个月出现味觉下降、食欲减退，觉得口腔有烧灼感等症状。检查结果显示为巨幼细胞贫血合并缺铁性贫血。

课堂讨论：1.该患者的主要病因是什么？
2.请你为该患者制定治疗方案，并说出依据。

项目二　促凝血药

学习目标

知识目标

1. 掌握促凝血药的分类及代表药物。

2. 掌握维生素K、氨甲苯酸的药理作用和临床应用。

3. 理解止血药的作用机制。

能力目标

1. 能够对不同原因的出血做出正确的选药。

2. 能对出血症患者做出用药指导。

素质目标

1. 树立以人为本的专业情怀。

2. 树立安全用药的职业准则。

📖 情景导入

　　患者，女，86岁，因肺部感染合并慢性肾功能不全（尿毒症期）入院。给予头孢哌酮/舒巴坦钠1.5g ivgtt tid治疗。第7天患者凝血功能出现严重异常，患者出现全程肉眼血尿，面颊部可见大小约2cm×3cm的瘀斑1处。立即停用头孢哌酮/舒巴坦钠，输注新鲜冰冻血浆400mL，之后每日输注200mL，并同时给予维生素K 10mg im bid，卡络磺钠60mg ivgtt qd。用药至第15天患者血尿消失，皮肤未见有新出血点。复查凝血功能恢复正常。

　　导学讨论：请根据病例描述，解释使用维生素K和卡络磺钠的药理学依据。

　　凝血系统和纤溶系统是机体内存在的两个对立统一的生理调节机制。正常情况下二者保持动态平衡，既保证血管内血流通畅，又可有效防止出血。一旦凝血系统和纤溶系统的动态平衡受到某些病理因素的影响而遭到破坏，就会发生出血或形成血栓，此时应选用促凝血药（coagulants）或抗凝血药（anticoagulants）加以纠正。

　　促凝血药物可激活凝血因子，产生级联放大效应，并在纤维蛋白、血小板、Ca^{2+}共同参与下促进血液凝固；也可通过抑制纤维蛋白溶解或刺激血管收缩，产生止血效应。常用的促凝血药有：① 促进凝血因子生成药，如维生素K、酚磺乙胺等；② 抗纤维蛋白溶解药，如氨甲苯酸、氨甲环酸等；③ 作用于血管的药物，如安特诺新及垂体后叶素等；④ 中药，如三七、仙鹤草、紫珠叶等。

任务一　促进凝血因子生成药

维生素K（Vitamin K）

　　维生素K的基本结构为甲萘醌。维生素K_1来自于苜蓿、菠菜、番茄等植物或谷物中，维生素K_2由腐败鱼粉或由肠道细菌产生，二者脂溶性高，需胆汁协助吸收。人工合成的有维生素K_3（亚硫酸氢钠甲萘醌）和维生素K_4（乙酰甲萘醌），水溶性高，不需胆汁协助即可吸收。

---- **体内过程** --

　　天然的维生素K是脂溶性的，其吸收有赖于胆汁的正常分泌；人工合成的维生素K是水溶性的，可以被小肠直接吸收。各种维生素K肌内注射均可很快吸收。维生素K吸收后最初集中于肝脏，但浓度迅速降低，大部分以原型经胆汁及尿排出。当肠道细菌

（大肠埃希菌）受到抑制、肝功能不良以及肠道内胆汁缺乏时，可影响维生素 K 的吸收，导致凝血过程障碍而发生出血现象。

药理作用与临床应用

维生素 K 的主要作用是肝脏合成凝血酶原（凝血因子 II）时所需酶的辅酶，能促进凝血因子 II、VII、IX、X 的合成，从而起到促凝血作用。同时，维生素 K_1 或维生素 K_3 肌内注射有解痉作用。

（1）维生素 K 缺乏引起的出血   如阻塞性黄疸或胆瘘患者因胆汁分泌不足等导致维生素 K 吸收障碍而引起的出血；早产儿及新生儿维生素 K 合成不足，广谱抗生素抑制肠道细菌合成维生素 K 等情况引起的出血。

（2）抗凝血药过量引起的出血   维生素 K 与香豆素类和水杨酸等抗凝血药物结构相似，可竞争性拮抗其抗凝作用，治疗其过量引起的出血。

（3）其他   维生素 K_1 或维生素 K_3 肌内注射可用于缓解胆道蛔虫所致的胆绞痛。大剂量维生素 K_1 用于抗凝血类灭鼠药中毒的解救。

不良反应

维生素 K 毒性低，不良反应少。口服维生素 K_3 或维生素 K_4 常引起恶心、呕吐等，一般多作肌内注射。对缺乏葡萄糖 -6- 磷酸脱氢酶的特异质患者，可诱发溶血性贫血；对新生儿可诱发高胆血红症、黄疸和溶血性贫血。

知识拓展

新生儿出血病与维生素 K 缺乏

维生素 K 缺乏症是婴儿期较常见的疾病。患儿突然出现自发性出血，如皮肤出现出血点、瘀斑、皮下血肿、消化道出血等，严重者发生颅内出血。其原因是新生儿尚不能靠肠道细菌合成维生素 K，如果又无法从母体获得足够的维生素 K，就会导致维生素 K 不足，进而凝血因子缺乏。若新生儿发生了维生素 K 缺乏引起的出血症，要立即肌内或静脉注射维生素 K。出血量大的，必要时可补充新鲜血浆或全血。在早产儿出生后可以通过口服或肌注的方式补充维生素 K，还可以在孕期及分娩前补充维生素 K，以预防新生儿出血病。

酚磺乙胺（Etamsvlate，止血敏）

本品能促进血小板生成，增强其聚集性及黏附性，促使血小板释放凝血活性物质，缩短凝血时间，达到止血效果。还可以增强毛细血管抵抗力，减少毛细血管通透性。止血作用迅速，持续时间较长。用于防治手术出血、内脏出血、血小板减少性紫癜等，对脑、肺、肝、消化道、泌尿道出血有效。偶见过敏反应。

任务二　抗纤维蛋白溶解的药物

氨甲苯酸（P-Aminomethylbenzoic Acid，PAMBA，止血芳酸）

氨甲苯酸能竞争性阻止纤维蛋白溶解酶原吸附于纤维蛋白上，妨碍纤溶酶的生成，抑制纤维蛋白降解而促进凝血，高浓度氨甲苯酸可直接抑制纤溶酶。临床主要用于纤溶亢进所致的出血，如肺、肝、脾、子宫、甲状腺、前列腺等器官手术后的异常出血及鼻、喉、口腔局部止血。本品不良反应较少，但过量可致血栓形成，并诱发心肌梗死。

氨甲环酸（Tranexamic Acid，AMCHA，止血环酸）

氨甲环酸作用及临床应用与氨甲苯酸相似，作用强，但不良反应多。

任务三　血管收缩药

卡巴克络（Carbazo Chrome，安络血）

卡巴克络能使受伤的毛细血管断端回缩，并增强毛细血管对损伤的抵抗力，促进毛细血管收缩，降低毛细血管通透性。常用于毛细血管通透性增加引起的特发性紫癜、视网膜出血、慢性肺出血、胃肠道出血、鼻衄、咯血、血尿、痔出血、子宫出血、脑出血等。本品不良反应少，长期应用可出现水杨酸反应，大量服用对有癫痫病史者可诱发癫痫。

垂体后叶素（Pituitrin）

垂体后叶素是由猪、牛脑垂体后叶中提取的水溶性成分，内含催产素和加压素（加压素又称抗利尿激素）。加压素能直接使血管（特别是毛细血管和小动脉）收缩，血流速度减慢，在血管破损处易于形成血凝块。适用于肺血管破裂的咯血及门静脉高压引起的上消化道出血。对冠心病、动脉粥样硬化、高血压、心力衰竭和肺源性心脏病者禁用。

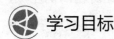

课堂讨论

李某，男性，61 岁。胆结石多年，近 1 周出现右上腹持续性钝痛，皮肤及巩膜黄染，全身出现散在出血点，到医院就诊。经检查确诊为梗阻性黄疸。入院后给予解痉止痛、抗感染、维生素 K 等药物治疗。

课堂讨论：1. 该患者出血的主要病因是什么？

2. 本案例使用维生素 K 的注意事项是什么？

项目三　抗凝血药物

学习目标

知识目标

1. 掌握抗凝血药物的分类及代表药物。

2. 掌握肝素、香豆素类、枸橼酸钠的药理作用、临床应用和不良反应。

3. 熟悉抗血小板药和纤维蛋白溶解药的作用特点及应用。

能力目标

1. 能够区分肝素、香豆素类、枸橼酸钠的抗凝特点。

2. 能够解释血栓性疾病的常用方案。

素质目标

1. 树立以人为本的专业情怀。

2. 树立安全用药的职业准则。

情景导入

患者，男，65 岁，农民，意识不清 6h 入院。入院前 6h 家人发现其意识不清、打鼾，无恶心、呕吐、小便失禁，无抽搐，无发热，家属给予速效救心丸舌下含化。门诊查头颅 CT 显示：右基底节区腔隙性脑梗死、软化灶，脑动脉硬化性白质脑病，门诊以"脑血栓形成"收入院。根据病情，医生开具肝素、尿激酶等药物治疗。

导学讨论：请根据病例描述，解释使用肝素、尿激酶药理学依据及注意事项。

抗凝血药（anticoagulants）可通过影响凝血过程的不同环节而阻止血液凝固，防止血栓的形成和扩大。抗凝血药分为以下三类：① 主要影响凝血酶和凝血因子形成的药，如肝素和香豆素类；② 使血凝块溶解的促纤维蛋白溶解药，如链激酶和尿激酶；③ 阻止血栓形成的抗血小板聚集药，如双嘧达莫、阿司匹林等。

任务一　抗凝血药

一、体内、体外抗凝血药

肝素（Heparin）

肝素是由 Melean 在 1916 年从肝内发现并由此而得名。它主要是从动物肝、肺中提取的一种黏多糖硫酸酯，带有大量负电荷，呈强酸性。

体内过程

肝素是大分子化合物，口服不吸收，皮下注射血浆浓度过低，肌内注射可致局部红肿，应避免使用，一般采用静脉注射。肝素血浆蛋白结合率为80%，在肝内代谢，经肾排出。

药理作用与临床应用

肝素通过激活抗凝血酶Ⅲ（AT-Ⅲ）干扰许多凝血因子的活性，可延长凝血时间，还可减少血小板的黏附性和聚集性，在体内、体外均有迅速而强大的抗凝作用，但对已形成的血栓无溶解作用。肝素可以活化和释放脂蛋白脂肪酶，使乳糜微粒的三酰甘油和低密度脂蛋白水解，发挥降血脂作用。

临床适用于以下情况。

（1）防治血栓栓塞性疾病　用于防治心肌梗死、肺栓塞、脑栓塞、血栓性静脉炎等血栓栓塞性疾病，防治心血管手术时栓塞。

（2）治疗弥散性血管内凝血　用于弥散性血管内凝血（DIC）早期，防止微血栓形成，避免凝血酶原、纤维蛋白原及其他凝血因子的消耗，防止继发性出血。

（3）其他　用于体外循环、心血管手术、血液透析等体外抗凝。

不良反应

毒性较低，偶见变态反应，如皮疹、哮喘、发热等。用药过量可致自发性出血，过量后缓慢静脉注射肝素特异性解毒剂带有正电荷的鱼精蛋白（protamine）解救。肝肾功能不全、溃疡病、严重高血压、脑出血、先兆流产、血友病、亚急性细菌性心内膜炎等患者，孕妇及产妇分娩后禁用。

肝素为酸性物质，与碱性药物合用会失去抗凝活性；与阿司匹林、非甾体抗炎药、右旋糖酐、双嘧达莫合用，可增加出血危险；与肾上腺皮质激素、依他尼酸合用，可致胃肠道出血；与胰岛素或磺酰脲药物合用，可导致低血糖。

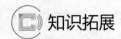 **知识拓展**

血栓性疾病

患者因动脉粥样硬化、红细胞增多症、血小板增加、纤维蛋白原增加、凝血酶原增加等原因，导致血液成分析出和凝固形成固体状物质（血凝块）称为血栓。血栓于形成部位脱落，在随血流移动的过程中部分或全部堵塞某些血管，可引起相应组织和（或）器官缺血、缺氧、坏死（动脉血栓）及淤血、水肿（静脉血栓）等病理过程。血栓性疾病治疗原则主要有消除病因及采用抗凝血药。

低分子量肝素（Low Molecular Weight Heparin，LMWH）

低分子量肝素是肝素分子经化学或酶降解的片段，相对分子质量在 5000～6000 之间。其作用与肝素相似，有以下特点：① 对 X_a 抑制强，对 II_a 抑制作用弱；② 抗栓作用强，抗凝作用弱；③ $t_{1/2}$ 长，一日只需用药 1 次；④ 比较安全，出血较少。临床用于治疗静脉血栓形成和预防高危患者手术后的血栓形成，对不稳定型心绞痛、急性心肌梗死也有效。

目前，临床上应用还有依诺肝素（enoxaparin lovenox）。此外，超低分子量肝素（ultra low molecular weight heparin，ULMWH）正在研究过程中。

二、体内抗凝血药

香豆素类药物

香豆素类药物有华法林（苄丙酮香豆素，warfarin）、双香豆素（dicoumarol）、醋硝香豆素（新抗凝，acenocoumarol）等。它们的药理作用相同，因口服有效又称口服抗凝血药。其中以华法林最为常用。

---- **药理作用与临床应用** --

香豆素类药物为维生素 K 竞争性拮抗药，在肝脏抑制维生素 K 由环氧化物向氢醌型转化，阻止其循环利用从而阻碍凝血因子 II、VII、IX、X 的合成。香豆素类药物对已经形成的凝血因子无抑制作用，需待有活性的凝血因子消耗后才能起效，故作用缓慢，维持时间较长。体外无抗凝作用。

主要用于防治血栓栓塞性疾病，如静脉血栓栓塞、肺栓塞。优点是口服有效、价廉、作用时间长；缺点为起效慢、不易控制。因此治疗血栓栓塞性疾病时可先用肝素，再用华法林等香豆素类药物维持治疗。

---- **不良反应** --

不良反应少，过量时易致自发性出血，常见有皮肤黏膜、胃肠道、泌尿生殖道出血。如出血严重，可静脉注射维生素 K 对抗，必要时输入新鲜血浆或全血。有致畸作用，妊娠早期妇女禁用。

三、体外抗凝血药

枸橼酸钠（Sodium Citrate）

枸橼酸钠中的枸橼酸根离子可与血浆中的钙离子形成难解离的可溶性络合物，使血中游离钙离子减少，凝血过程受阻而发挥体外抗凝血作用。

临床上仅用于体外抗凝血。用于新鲜血液保存时，每 100mL 全血中加 10mL 2.5% 输血用枸橼酸钠注射液，防止输血瓶中的血液凝固。大量输血时，应注射适量钙剂，预防低钙血症。

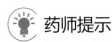 药师提示

药物相互作用

阿司匹林、保泰松、甲苯磺丁脲、奎尼丁、水合氯醛等与华法林竞争与血浆蛋白结合，使血浆中游离型华法林药物增多，增强抗凝作用。苯巴比妥、苯妥英钠、利血平等肝药酶诱导剂可加速华法林的代谢，降低其抗凝作用；氯霉素、西咪替丁等肝药酶抑制剂可减慢华法林的代谢，增强其抗凝作用。

任务二　抗血小板药

抗血小板药可通过改变血小板的反应性而抑制血小板的聚集和释放，主要用于与血小板激活有关的血栓性疾病以及高凝状态患者血栓形成的防治，用药较安全。

阿司匹林（Aspirin）

阿司匹林抑制血小板中的前列腺素合成酶，使血栓素 A_2 合成减少，从而抑制血小板的聚集功能，防止血栓形成。阿司匹林可用于预防血栓的形成，对心肌梗死或不稳定型心绞痛患者，可降低再梗死率及死亡率；对一过性脑缺血患者也可减少发生率及死亡率。可以预防人工心脏瓣膜和静脉瘘或其他手术后血栓的形成。

双嘧达莫（Dipyridamole，潘生丁）

双嘧达莫原为冠状动脉扩张药，20 世纪 60 年代发现有抗血小板作用。它通过抑制血小板磷酸二酯酶，减少 cAMP（环腺苷酸）的降解，使血小板内的 cAMP 增加，防止血栓形成和发展。主要用于防治血栓栓塞性疾病。与阿司匹林合用可提高抗血小板聚集作用，疗效较好；与华法林合用可防止心脏瓣膜修补术后血栓的形成。

噻氯匹定（Ticlopidine）

噻氯匹定为强效血小板抑制剂，能抑制 ADP、花生四烯酸、胶原、凝血酶和血小板活化因子等所引起的血小板聚集和释放，防止血栓形成，延长出血时间。用于预防急

性心肌梗死、脑血管和冠状动脉栓塞性疾病。

前列环素（Prostacyclin，PGI$_2$，依前列醇）

前列环素是迄今为止活性最强的血小板聚集内源性抑制剂。可通过激活血小板腺苷酸环化酶而增加 cAMP 含量，抑制血小板聚集，还能扩张血管，拮抗血栓素 A$_2$。用于体外循环，防止血栓形成，但口服很不稳定，需静脉滴注。现已合成了一些稳定的类似物，如伊洛前列素（iloprost），抗血小板强度与 PGI$_2$ 相似，可口服或静注。

阿昔单抗（Abciximab，c7E3 Fab）

阿昔单抗系应用基因工程技术制备的重组鼠 - 人嵌合单克隆抗体，可竞争性、特异性地阻断纤维蛋白原与 Gp II b/ III a 结合，从而抑制血小板的聚集，发挥抗血栓作用。临床主要用于治疗不稳定型心绞痛、急性心肌梗死等严重患者。不良反应主要有出血的危险，需严格把握剂量。

任务三　纤维蛋白溶解药

纤维蛋白溶解药可使纤溶酶原转变为纤溶酶，后者迅速降解纤维蛋白和纤维蛋白原，导致血栓溶解，因此也称溶栓药。临床主要用于治疗急性血栓栓塞性疾病，对形成已久且已机化的血栓难以发挥作用。

链激酶 （Streptokinase，SK，溶栓酶）

链激酶是从 β 型溶血性链球菌培养液中提取的一种无酶活性的蛋白质有抗原性。现在可用基因重组方法制备，成为重组链激酶（recombinant streptokinase，r-SK）。

---- **药理作用与临床应用** --------------------------------

链激酶对纤溶酶无直接激活作用，必须先和纤溶酶原结合形成复合物，将纤溶酶原转变为纤溶酶方能促进纤维蛋白溶解。对新形成的血栓溶栓效果好，而对形成已久且机化的血栓效果较差。静脉注射可治疗急性血栓栓塞性疾病，如深部静脉血栓和急性肺栓塞。对急性心肌梗死早期治疗可降低其死亡率，血栓形成 6h 以内使用疗效最佳。

---- **不良反应** ----

（1）过敏反应　可导致过敏反应，如发热、头痛、寒战、过敏性休克等，与肾上腺皮质激素类药物或抗组胺药合用可预防。

（2）出血　主要在注射部位引起血肿。一般不需要停药，必要时可用氨甲苯酸等治疗。

对出血性疾病或有出血倾向者、消化道溃疡、严重高血压、手术后或分娩后及链球菌感染禁用。

尿激酶（Urokinase，UK）

尿激酶由人尿中提取或人胚胎肾组织培养制得，无抗原性。可直接激活纤溶酶原转变为纤溶酶，发挥溶血栓的作用。用途与链激酶同，一般用于对链激酶过敏或耐受者。

组织型纤溶酶原激活因子（Tissue-type Plasminogen Activator，t-PA）

组织型纤溶酶原激活因子为较新的纤溶药。内源性 t-PA 由血管内皮产生，一般血浆内只含微量，当血栓形成时，生成量可增加 2～3 倍；药用 t-PA 是通过基因重组技术生产。t-PA 仅激活血栓中已与纤维蛋白结合的纤溶酶原，使其转变为纤溶酶，因此对血栓中的纤维蛋白有选择性溶解作用，且作用较强、较快，出血反应少；不存在血栓时，几乎不显效应。

本品主要用于深部静脉及动脉栓塞（主要是肺动脉栓塞及视网膜栓塞），亦可静脉滴注用于心肌梗死。

阿尼普酶（Anistreplase）

阿尼普酶是将 SK 进行了改良的为第二代溶栓药，其特点是通过酰化使纤溶酶的活性部位可逆性封闭，复合物进入人体内再缓慢脱去酰基发挥作用。该药溶栓作用强，维持时间长，不需反复注射。常用于急性心肌梗死的治疗。剂量过大引起的出血反应较链激酶重，也可引起变态反应。

瑞替普酶（Reteplase）

瑞替普酶是第三代溶栓药，应用基因重组技术，对天然溶栓药的结构进行改良，提高其溶栓的选择性，延长半衰期，减少用药剂量和不良反应的药物。优点是：溶栓疗效高，见效快，耐受性好，生产成本低，给药方法简便。一般适用于急性心肌梗死患者。常见不良反应有出血，有出血倾向者慎用。

蝮蛇抗栓酶（Ahalysantinfarctasum）

本品是从蝮蛇蛇毒中分离的以精氨酸酯酶为主要成分的一种酶制剂。能明显降低血液黏度、血浆纤维蛋白原、血脂，并能减少血小板数量，抑制其功能。对脑血栓形成有较好疗效，对血栓闭塞性脉管炎、大动脉炎、高凝血症等也有效。

任务四　血容量扩充药

在大量失血或失血浆而产生休克时，必须迅速恢复血容量。使用血液制品（全血、血浆）虽然理想，但来源有限，又不便久贮，常采用人工合成代用品——血容量扩充剂（血浆代用品）。目前最常用的是右旋糖酐。

右旋糖酐（Dextran）

右旋糖酐是高分子的葡萄糖聚合物，常用的有右旋糖酐 70、右旋糖酐 40 和右旋糖酐 10。

---- **药理作用与临床应用** --

（1）补充血容量　静脉注射右旋糖酐后，通过增加血浆胶体渗透压作用，可将细胞外液的水分进入血管，扩充血容量。用于大量失血或失血浆（如烧伤）所致低血容量性休克，一般选用右旋糖酐70，因其分子量大，作用持续时间长。

（2）抗血栓和改善微循环　右旋糖酐能阻止红细胞和血小板的聚集，并因其有血容量扩充作用，使血液黏滞性降低，从而改善微循环，可用于预防休克后期弥漫性血管内凝血及防治心肌梗死和脑血栓形成。可选用右旋糖酐40或右旋糖酐10。

（3）渗透性利尿　右旋糖酐40或右旋糖酐10从肾小球快速滤过后，不被肾小管再吸收，可发挥渗透性利尿作用，以右旋糖酐10的利尿作用较好。

---- **不良反应** --

常见变态反应如发热、荨麻疹等。极个别患者可出现血压下降、胸闷、呼吸困难等，故开始应用时应缓慢静脉滴注。连续应用时，由于制剂中所含少量右旋糖酐70在体内蓄积，可引起凝血障碍而导致出血，故禁用于血小板减少症及出血性疾病，心、肝、肾功能不全者慎用。用量超过1000mL时，可使出血时间延长，少数患者可出现凝血障碍，可用抗纤维蛋白溶解药对抗。

其他在临床上应用的血容量扩充药还有缩合葡萄糖、羧甲基淀粉代血浆（403代血浆）、羟乙基淀粉代血浆（706代血浆）等。

课堂活动

患者，男，30岁。患流行性脑脊髓膜炎，发生弥散性血管内凝血（DIC），用肝素进行抗凝治疗，出现严重的自发性出血。

课堂讨论：1.患者使用肝素进行治疗的药理学依据是什么？

2.为什么该患者会出现自发性出血，该如何解救？

课后实践

请查阅铁缺乏症与缺铁性贫血的常见病因，收集常用的铁剂说明书，对不同病因的缺铁性贫血患者做出用药指导。

目标测试
习题与解析

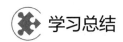 学习总结

知识点导图

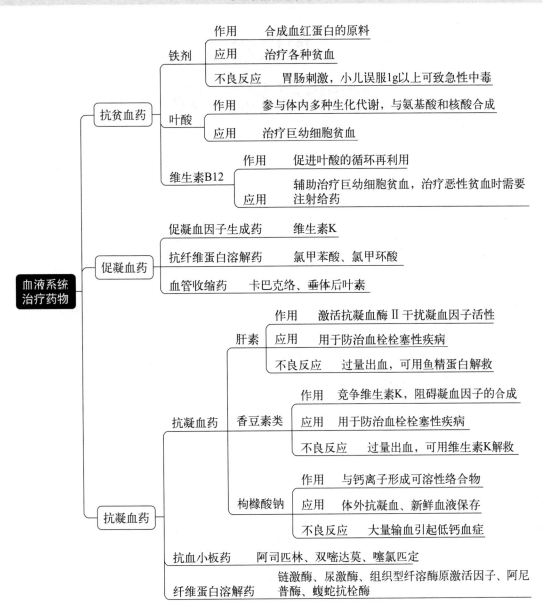

模块六
呼吸系统药物

呼吸系统（respiratory system）由呼吸道和肺组成。呼吸道包括鼻、咽、喉、气管和支气管，鼻、咽、喉称为上呼吸道，气管和各级支气管为下呼吸道。肺由间质和实质组织组成，主要功能是进行气体交换，从体外吸氧，同时将二氧化碳呼出体外。另外，鼻还具有嗅觉功能，喉具有发音功能，肺具有内分泌功能。

呼吸系统药物按治疗的疾病或药物作用不同主要分为镇咳药、平喘药、祛痰药。这些药物是用来消除或缓解呼吸道症状。

 ## 学习内容

项目一　镇咳药

任务一　中枢性镇咳药

任务二　外周性镇咳药

项目二　平喘药

任务一　支气管扩张药

任务二　抗炎性平喘药

任务三　抗过敏平喘药

项目三　祛痰药

任务一　痰液稀释药

任务二　黏痰溶解药

重难点分析

学习重点

1. 镇咳药的分类、药理作用及临床应用及不良反应。

2. 平喘药的分类、药理作用及临床应用及不良反应。

3. 祛痰药的分类、药理作用及临床应用及不良反应。

学习难点

镇咳药、平喘药的药理作用及体内吸收过程。

项目一 镇咳药

 学习目标 --

知识目标

1. 掌握镇咳药的分类、作用和临床应用。
2. 掌握外周性镇咳类药物的药理作用、临床应用和不良反应。
3. 理解新型镇咳药的作用特点及应用。

能力目标

1. 能够解释治疗咳嗽的用药原则。
2. 能够处理治疗咳嗽的常用方案。

素质目标

1. 树立以人为本的专业情怀。
2. 树立安全用药的职业准则。

情景导入

患者，男，17岁。自诉在2周前受寒感冒在医院治疗，经过治疗后病情基本好转，但是近几天来一直不时咳嗽，干咳痰少，嗓子干痒，有异物感。

初步诊断：感冒、上呼吸道感染，根据病症，医生开具了：氢溴酸右美沙芬糖浆。

导学讨论：1. 请根据病例，总结上呼吸道感染的疾病特征。

2. 结合该患者出现的症状，分析治疗方案。

咳、痰、喘是呼吸系统疾病常见的症状，常起因于各种原发疾病，例如上呼吸道感染、支气管炎、肺炎、支气管哮喘、慢性阻塞性肺疾病、肺源性心脏病、肺纤维化、支气管扩张等。咳嗽实质上是机体对呼吸道各种刺激的防御性反射，有益的咳嗽可以促进呼吸道的痰液和异物排出，保持呼吸道通畅。因此，痰液较多和痰液黏稠的患者一般不宜应用镇咳药，以免痰液阻塞支气管，导致窒息。剧烈而频繁的咳嗽严重影响生活和休息，可谨慎地使用镇咳药。无痰或少痰的咳嗽是应用镇咳药的主要指征。

镇咳药按照其作用机制可分为两类：抑制延髓咳嗽中枢的中枢性镇咳药，包括成瘾性镇咳药和非成瘾性镇咳药；抑制咳嗽反射感受器、传入神经或传出神经任何一个环节的外周性镇咳药，常见的中枢性成瘾性镇咳药有可待因，非成瘾性中枢镇咳药有右美沙芬、喷托维林，外周性镇咳药有苯佐那酯、苯丙哌林、左羟丙哌嗪等。

任务一　中枢性镇咳药

本类药物长期应用易产生依赖性，常用量所引起依赖性的倾向较其他吗啡类药为弱。常见的中枢性镇咳药有可待因、福尔可定、喷托维林、右美沙芬（表6-1-1）。

表6-1-1　常用中枢性镇咳药作用与应用

药物名称	药理特性	作用特点
可待因	对延髓的咳嗽中枢有选择性抑制，镇咳作用强而迅速，也有镇痛作用，其镇痛作用弱于吗啡，但强于一般解热镇痛药。能抑制支气管腺体的分泌，可使痰液黏稠而难以咳出	口服吸收后易通过血脑屏障和胎盘屏障，约15%的可待因在体内脱甲基而成吗啡
右美沙芬	抑制延髓中枢而产生镇咳作用，其镇咳作用与可待因相等或稍强，主要用于干咳。无镇痛作用	口服吸收迅速，在肝脏代谢，治疗剂量不抑制呼吸，长期应用未见耐受性和成瘾性
喷托维林	非成瘾性镇咳药，镇咳作用强度只有可待因的1/3，具有中枢和外周性镇咳药，除对延髓的呼吸中枢有直接抑制作用外，还有微弱的阿托品作用。吸收后可轻度抑制支气管感受器，减弱咳嗽反射，并可使痉挛的支气管平滑肌松弛，降低气道阻力	口服易吸收，在20～30min内起效，一次给药镇咳作用可维持4～6h

可待因（Codeine，甲基吗啡）

可待因是阿片生物碱的一种，镇咳程度为吗啡的1/10，还具有中等强度的镇痛作用，强于解热镇痛药，其成瘾性、呼吸抑制、耐受性较吗啡弱，目前在筛选新型镇咳药时，常以可待因作为标准镇咳药进行对比评价。

---- **体内过程** --------

口服和注射均能吸收，口服后的生物利用度为40%～70%，达峰时间约为1h；约15%经肝CYP2D6脱甲基转化为吗啡；在肝脏与葡萄糖醛酸结合，代谢产物经尿液排泄；$t_{1/2}$ 为3～4h。

---- **药理作用与临床应用** --------

（1）镇咳　能直接抑制延脑的咳嗽中枢，用于各种原因引起的剧烈干咳和刺激性咳嗽，尤适用于伴有胸痛的剧烈干咳，会抑制呼吸道腺体分泌和纤毛运动，故适用于有少量痰液的剧烈咳嗽，如果痰液量较多宜并用祛痰药。

（2）镇痛　是用于治疗轻至中度疼痛的阿片类药物，可用于中度以上的疼痛。

（3）镇静　用于局部麻醉或全身麻醉时的辅助作用。

---- **不良反应** --------

（1）主要不良反应是成瘾性。治疗量时不良反应少见，偶见恶心、呕吐、便秘及眩

晕；大剂量会抑制呼吸中枢，并可产生烦躁不安等兴奋症状。过量可引起小儿惊厥。

（2）可待因在治疗剂量范围内，不良反应比吗啡显著减轻，但过量使用可产生兴奋和惊厥，也具有成瘾性，故应控制剂量与疗程。

（3）可待因可致哺乳期妇女嗜睡，哺乳期妇女服用后可致婴儿发生严重不良反应。

喷托维林（Pentoxyverine）

---- **药理作用与临床应用** --

喷托维林是人工合成非依赖性中枢性镇咳药，镇咳作用约为可待因的 1/3。对咳嗽中枢具有直接抑制作用，并有轻度阿托品样作用和局部麻醉作用。可轻度抑制支气管内感受器及传入神经末梢，使痉挛的支气管平滑肌松弛，因此兼具外周镇咳作用。用于上呼吸道感染引起的干咳、阵咳。对于小儿百日咳效果尤其好。

---- **不良反应** --

因具有阿托品样作用，偶有轻度头痛、头晕、口干、恶心、腹胀和便秘等不良反应，故青光眼、前列腺增生者及心功能不全伴有肺淤血的咳嗽患者慎用。多痰者禁用。

右美沙芬（Dextromethorphan）

右美沙芬是非依赖性类镇咳药的代表药。镇咳作用与可待因相似或较强，起效快。不具镇痛效应或催眠作用，治疗量对呼吸中枢无抑制作用，无依赖性和耐受性。主要用于干咳。适用于上呼吸道感染、急慢性支气管炎、支气管哮喘及肺结核所致咳嗽。常与抗组胺药合用。安全范围大，偶有头晕、轻度嗜睡、恶心、呕吐等。孕妇、哮喘、肝病及痰多患者慎用。青光眼患者、妊娠 3 个月内妇女及有精神病史者禁用。

氯哌斯汀（Cloperastine）

氯哌斯汀为苯海拉明的衍生物，主要抑制咳嗽中枢，兼具 H_1 受体拮抗作用，能轻度缓解支气管痉挛、充血和水肿，并可使末梢支气管平滑肌松弛，有助于止咳。镇咳作用弱于可待因。无耐受性和依赖性。用于急性上呼吸道炎症、慢性支气管炎、肺结核、肺癌所致的频繁的干咳。偶有口干和嗜睡等不良反应。

任务二 外周性镇咳药

外周性镇咳药是通过降低咳嗽反射弧中感受器的敏感性、抑制传入神经或传出神经的传导而发挥镇咳作用的药物。本类药大多有以下特点：① 局麻作用，口服时勿嚼碎，否则会引起口腔麻木感；② 具有松弛支气管平滑肌的作用。麻醉性的外周性镇咳药（苯佐那酯）对肺牵张感受器具有选择性的抑制作用，阻断迷走反射，抑制咳嗽冲动传入中枢而产生镇咳，非麻醉性的外周性镇咳药（苯丙哌林）能阻滞肺及胸膜感受器的传入感觉神经冲动。常用外周性镇咳药的特点见表 6-1-2。

表6-1-2 常用外周性镇咳药作用与应用

药物名称	药理特性	临床应用	不良反应
苯佐那酯（benzonatate）	选择性抑制肺牵张感受器，阻断迷走神经反射、抑制咳嗽冲动的传导，产生镇咳作用，疗效较可待因差	常用于急性支气管炎、支气管哮喘、肺炎、肺癌所致的干咳、阵咳等	有轻度的嗜睡、恶心、眩晕、麻木感等不良反应。孕妇慎用
苯丙哌林（benproperine）	阻断肺-胸膜的牵张感受器而抑制迷走神经反射，有支气管平滑肌解痉作用，无呼吸抑制和致便秘作用	有轻度的嗜睡、恶心、眩晕、麻木感等不良反应。口服后15～60min内发挥镇咳作用，维持4～7h，镇咳作用是可待因的2～4倍	有口干、食欲缺乏、头晕和药疹等不良反应。孕妇慎用，对本药过敏者禁用
那可丁（narotine）	抑制牵张反射、解除支气管平滑肌痉挛引起的咳嗽，兼有兴奋呼吸中枢系统，无成瘾性	用于阵发性咳嗽	轻度嗜睡、头痛、恶心
二氧丙嗪（dioxopromethazine，克咳敏）	具有较强镇咳作用，并具有抗组胺、解除平滑肌痉挛、抗炎和局麻作用，还可增强免疫功能尤其是细胞免疫	用于慢性支气管炎，镇咳疗效显著	困倦、乏力等
左羟丙哌嗪（levodropropizine）	作用部位在外周结后与感觉性神经肽相关的位点，镇咳作用强，维持时间长，因为与β受体、M受体和阿片受体均无作用，所以它的中枢抑制的不良反应较少，是一种高效安全的镇咳药物	急性上呼吸道感染和急性支气管炎引起的干咳和持续性咳嗽	胃肠道反应、恶心、上腹部疼痛、消化不良、呕吐、腹泻、中枢神经系统反应、疲乏、眩晕、嗜睡、头痛及心悸、口干等

项目二 平喘药

 学习目标 --

知识目标

1. 掌握平喘药的分类、作用和临床应用。

2. 掌握平喘类药物的药理作用、临床应用和不良反应。

3. 理解新型平喘药的作用特点及应用。

能力目标

1. 能够解释治疗平喘的用药原则。

2. 能够处理治疗平喘的常用方案。

素质目标

1. 树立以人为本的专业情怀。

2. 树立安全用药的职业准则。

情景导入

　　某三甲医院，夜间急诊收治一名救护车转来的呼吸困难的患者。该名患者呼吸困难，窘迫，有哮鸣音，发现有缺氧症状，意识模糊，半昏迷状态，而且没有家属跟随。此时，急诊医师紧急处置，疑似哮喘急性发作症状，具体原因待查，开具了以下处方，试分析是否合理。为什么？

　　RP：1. 氨茶碱注射剂 0.25g×1

　　　　 2. 25% 葡萄糖注射液 20mL

　　用法：混合后缓慢静脉滴注

　　支气管哮喘是常见的呼吸系统疾病，主要由支气管平滑肌痉挛、气道阻塞引起，多见于支气管哮喘、哮喘性支气管炎，哮喘是由多种细胞参与的气道慢性炎症性疾病。这种炎症会导致气道高反应性，通常会出现气道阻塞，会引起反复发作性的喘息、气急、胸闷或咳嗽等症状，会在夜间或清晨发作、加剧。

　　常用的平喘药有 β 受体激动药、M 受体阻断药、磷酸二酯酶抑制药、白三烯受体阻断药和吸入性糖皮质激素，前三者用于缓解哮喘发作，后两者具有抗炎作用，适用于控制或预防哮喘发作。

任务一　支气管扩张药

支气管扩张药是解除哮喘症状，以及COPD（慢性阻塞性肺疾病）伴喘息或者喘息性支气管炎的有效手段，也是哮喘急性发作的首选药物。主要包括β肾上腺素受体激动药、茶碱类和抗胆碱药。本类药物收效较快，用于控制哮喘症状及减轻喘息性支气管炎症状。常见的有肾上腺素、异丙肾上腺素。

一、β受体激动药

β受体激动药包括非选择性β受体激动药和选择性β_2受体激动药。本类药物激动支气管平滑肌β_2受体，松弛支气管平滑肌，抑制肥大细胞和中性粒细胞释放炎症介质与过敏介质，缓解支气管痉挛和气道狭窄。

非选择性β受体激动药如异丙肾上腺素、肾上腺素等，平喘作用强大，但该类药物可激动心脏β受体，引起严重的心血管反应。目前，治疗哮喘已少用（见模块三外周神经系统药物）。

选择性β_2受体激动药，对β_2受体有强大的兴奋作用，对β_1受体作用弱，常用量很少产生心血管反应，故临床上常用选择性β_2受体激动药。常用药物有沙丁胺醇、特布他林（ter-butaline）、福莫特罗（formorterol）、克仑特罗（clenbuterol，氨哮素）、沙美特罗（salmeterol）等。

沙丁胺醇（Salbutamol，舒喘灵）

---- **体内过程** --

本药口服有效，口服后15～30min起效，作用维持4～6h。本品经肝脏生物转化成无活性代谢物，最后从尿液和粪便中排泄，$t_{1/2}$为2.7～5h。气雾吸入后5～15min起效，1h作用达到高峰，疗效维持2～4h，$t_{1/2}$为1.7～7.1h，但大部分药物被吞咽，从消化道吸收。

---- **药理作用** --

沙丁胺醇的主要特点是对呼吸道有高选择性，对支气管平滑肌β_2受体的作用远大于对心脏β受体的作用，对α受体基本无作用。其支气管扩张作用与异丙肾上腺素相近，但作用更持久，对心脏兴奋作用轻微。对慢性顽固性哮喘病例，由于不能有效抑制炎症基本过程，仅能控制症状而不能根治，需要配合其他有效的抗炎治疗。

---- **临床应用** --

各种类型的哮喘。气雾吸入的药物直接作用于支气管平滑肌，小部分吸收入支气管静脉到右心室，然后进入肺循环。吸入给药起效快，而心脏和其他全身作用小，可迅速缓解哮喘症状。使用时应掌握正确吸入方法，喷药后即作深而慢的吸气，然后屏气片刻，以利气雾在呼吸道内充分沉积。口服制剂在给药后约30min起效，2～3h作用达高峰，作用持续4～6h，心脏和其他不良反应较气雾吸入多见，用于频发性或慢性哮喘的

症状控制和预防发作。

---- **不良反应** --

（1）心脏反应　一般治疗量时少见，如超过治疗量数倍至数十倍，可见窦性心动过速，甲状腺功能亢进患者应慎用。

（2）骨骼肌震颤　好发于四肢和面颈部，可随用药时间延长而逐渐减轻或消失。这是由于兴奋了骨骼肌慢收缩纤维的 β_2 受体，使之收缩加快，干扰快慢收缩纤维之间的融合。

（3）血钾降低　过量应用或与糖皮质激素合用时，可降低血钾，必要时补充钾盐。

（4）低敏感性　长期应用由于受体下调可使部分病例疗效降低，停药 1～2 周后可恢复敏感性。可以有计划地与其他类型平喘药交替应用，但不应盲目频繁地使用大剂量本品。

其他 β_2 受体激动药的特点见表 6-2-1。

表6-2-1　常用支气管扩张药作用与应用

药物名称	药理作用和临床应用	不良反应
特布他林（短效型）	基本作用与沙丁胺醇相似，但是作用强度弱于沙丁胺醇，但较为持久。用于支气管哮喘、喘息性支气管炎和慢性阻塞性肺疾病时的支气管哮喘	震颤、强制性痉挛、心悸等
克仑特罗（长效型）	兼有增强纤毛运动、溶解黏液作用。用途同特布他林	少数有口干、心悸、手颤等
福莫特罗（长效型）	兼有抗炎作用，用于慢性哮喘与慢性阻塞性肺疾病的维持治疗，因其为长效制剂，特别适用于哮喘夜间发作和预防运动性哮喘的发作	肌肉震颤、头痛、心悸、心动过速等
沙美特罗（长效型）	兼有抗炎和降低血管通透性作用。用于喘息性支气管炎和可逆性气道阻塞，特别适用于夜间哮喘和运动性哮喘	偶见恶心、呕吐、震颤、心悸、头痛及口腔刺激症状

二、茶碱类

茶碱类是甲基黄嘌呤类衍生物，具有平喘、强心、利尿、扩张血管和中枢兴奋等作用。主要有氨茶碱、胆茶碱等。

氨茶碱（Aminophylline）

---- **体内过程** --

口服吸收完全，其生物利用度为 96%。一般成人 $t_{1/2}$ 为（9.0±2.1）h，早产儿、新生儿、肝硬化、充血性心功能不全、肺炎、肺心病等半衰期延长，如肝硬化患者 $t_{1/2}$ 为

$7\sim60h$，急性心功能不全患者 $t_{1/2}$ 为 $3\sim80h$。

---- **药理作用与临床应用** --

（1）平喘作用　本药对支气管平滑肌有较强的松弛作用，但弱于 β 受体激动药。作用机制主要有：① 抑制磷酸二酯酶；② 阻断腺苷受体；③ 促进内源性儿茶酚胺释放，激动 β_2 受体，间接松弛支气管平滑肌；④ 抑制支气管平滑肌内质网释放 Ca^{2+}，降低平滑肌细胞内 Ca^{2+} 浓度；⑤ 抗感染作用等。

临床主要用于：① 防治慢性支气管哮喘，口服给药即可，吸收较好，$2\sim3h$ 血药浓度达峰值，维持 $5\sim6h$；② 重症哮喘急性发作或持续状态，采用静脉滴注给药，$15\sim30min$ 达最大效应，常与 β 受体激动药及肾上腺皮质激素类药合用以提高疗效；③ 喘息性支气管炎、肺气肿及其他慢性阻塞性肺疾病引起的支气管炎。

（2）强心利尿　具有增强心肌收缩力，增加心输出量，进而增加肾血流量和肾小球滤过率，同时还能抑制肾小管对钠的重吸收，产生利尿作用，用于心源性哮喘和心源性水肿的辅助治疗。

（3）其他作用　能松弛胆管平滑肌，解除胆道痉挛，用于治疗胆绞痛，还能扩张外周血管和兴奋中枢。

---- **不良反应** --

（1）局部刺激　本药碱性较强，局部刺激性大，口服刺激胃黏膜，可引起恶心、呕吐、胃痛等胃肠道反应，餐后服用可减轻。肌内注射可引起局部红肿疼痛，现已少用。长期应用可产生耐受性。

（2）中枢兴奋性　少数人治疗剂量可出现烦躁、不安、失眠等反应，静脉注射过量或过速可出现头痛、头晕、恶心、呕吐，甚至发生惊厥。儿童对本药敏感，易致惊厥，应慎用。

（3）急性中毒　静注过速或剂量过大，可引起心悸、血压骤降，严重时心律失常，甚至出现心脏深停或猝死等中毒反应，故需使用安全剂量，且注射液必须稀释后缓慢注射。老年人及心、肝、肾功能不全者用量酌减。低血压、休克、急性心肌梗死患者禁用。

胆茶碱（Choline Theophylline）

本药为茶碱和胆碱的复盐，可提高茶碱的水溶性，溶解度比氨茶碱大 5 倍，口服吸收快，药效维持时间长。口服胃刺激性较小。药理作用和临床用途同氨茶碱。

二羟丙茶碱（Diprophylline，喘定）

本药是茶碱和甘油的缩合物，平喘作用弱于氨茶碱，但不良反应较轻，对胃肠道刺激性小，兴奋心脏作用也较弱，适用于口服，临床主要用于支气管哮喘、喘息性支气管炎等伴有心动过速或不能耐受氨茶碱的患者。剂量过大时也有中枢兴奋作用。

三、M 胆碱受体拮抗药

M 胆碱受体拮抗药是一类选择性阻断支气管平滑肌 M 受体，抑制鸟苷酸环化酶而平喘的药物。

异丙托溴铵（Ipratropium，异丙阿托品）

异丙托溴铵是阿托品的异丙基衍生物，是抗胆碱药。为季铵盐，口服不易吸收，采用气雾吸入给药。本品对支气管平滑肌具有较高的选择性作用，对心血管系统的作用不明显，也不影响痰液分泌和痰液黏稠度。本品对伴有迷走神经功能亢进的哮喘和喘息性支气管炎患者有较好疗效，对其他类型哮喘的疗效不如 β 受体激动药。一般用作 β 受体激动药疗效不满意时的替代药，或与 β 受体激动药联合应用。不良反应少见，少数患者有口干、口苦感，青光眼患者禁用。

本类药物还有氧托溴铵（oxitropium，溴乙东莨菪碱）、异丙东莨菪碱（isopropylscopolamine），作用和应用与异丙托溴铵相似。

任务二　抗炎性平喘药

抗炎性平喘药主要是糖皮质激素类药物。糖皮质激素具有强大的抗炎作用，通过抑制气道炎症反应，可以达到长期防止哮喘发作的效果，已成为平喘药中的一线药物。同时，本类药物对中度以上 COPD 有一定的疗效，可减缓病程恶化并减少、减轻急性加重发作；但糖皮质激素在不同的 COPD 患者中的疗效差异较大，而且对 COPD 的病死率和病程进展没有裨益。全身应用本类药物（如氢化可的松、泼尼松和地塞米松）作用广泛，不良反应多。近年来，本类药物主要以吸入制剂在呼吸道局部应用，可发挥强大的局部抗炎作用，而全身性不良反应轻微。

倍氯米松（Beclomethasone）

倍氯米松为地塞米松的衍生物，其局部抗炎作用比地塞米松强数百倍。

---- **体内过程** --

吸入本药后，仅 10%～20% 进入肺内产生治疗作用，80%～90% 药物沉积在咽部而被吞咽。吞咽后大部分药物在肝脏被代谢，生物利用度<20%，$t_{1/2}$ 为 15h。其代谢产物 70% 经胆汁排泄，10%～25% 经尿排泄。

---- **药理作用** --

（1）抑制多种参与哮喘和 COPD 发病的炎症细胞及免疫细胞　可抑制血液吞噬细胞、中性粒细胞、T 淋巴细胞及肺巨噬细胞的功能；减少肺肥大细胞数量；减少嗜酸性粒细胞在支气管的聚集和介质释放；减少支气管上皮中树突状细胞数量；抑制炎症细胞与内皮细胞的相互作用，并降低微血管通透性；减少免疫球蛋白（包括 IgE）的产生等。

（2）抑制细胞因子与炎症介质的产生　抑制多种细胞因子、趋化因子、黏附分子的产生；诱导生成抑制性蛋白 - 脂皮素，进而抑制磷脂酶 A_2 的活性，从而减少由花生四烯酸分解而产生的炎症介质，如白三烯类、前列腺素类、血栓烷 A_2、血小板激活因子等；稳定溶酶体膜，抑制溶酶体蛋白水解酶类的释放。

（3）抑制气管高反应性　由于抑制炎症反应，可降低哮喘患者吸入抗原、胆碱受体激动药、SO_2、冷空气以及运动后的支气管收缩反应，也有利于支气管黏膜损伤上皮的修复。

（4）增强支气管以及血管平滑肌对儿茶酚胺的敏感性　使体内儿茶酚胺类物质的支气管扩张及血管收缩作用加强，有利于缓解支气管痉挛和黏膜肿胀。

---- **临床应用** --

（1）哮喘慢性炎症的治疗　用于支气管扩张药不能有效控制病情的慢性哮喘患者，反复应用本药可减少或终止发作，减轻病情严重程度，但不能缓解急性症状。气雾吸入后，一般在 10d 后支气管阻力降低作用达高峰，每日吸入本品 0.4mg 约与口服泼尼松 7.5mg 的疗效相等。需口服较大剂量糖皮质激素的病例，气雾吸入本品后，可减少口服激素用量或逐步替代口服激素。对于哮喘持续状态，因气道狭窄不能吸入足够的气雾量，往往不能发挥作用，故不宜应用。常与支气管扩张药联合应用。

（2）伴有严重气流受阻、反复发作而急性加重的 COPD　糖皮质激素常与支气管扩张药联合应用，广泛应用于 COPD 治疗。可减少 COPD 气道炎症，改善肺功能，并在一定程度上能减少急性发作次数。但糖皮质激素对 COPD 疗效尚有较大的争论，而且一部分 COPD 患者由于组蛋白脱乙酰化酶活性降低或表达下降等原因而对糖皮质激素耐受。目前国际上公认糖皮质激素对 COPD 的病死率和病程进展并无显著的贡献。

---- **不良反应** --

局部反应在少数患者中可发生，表现为口腔霉菌感染（鹅口疮）与声音嘶哑。建议用药后漱口，可减少咽喉部药物残留，降低其发生率。吸入大剂量（>0.8mg/d）本品后可发生全身反应，表现对下丘脑 - 垂体 - 肾上腺皮质轴功能的抑制作用。

布地奈德（budesonide，BUD）是不含卤素的糖皮质激素类药物，与倍氯米松有相似的局部抗炎作用，全身不良反应轻；吸入后也有 10%～20% 进入肺内，其余被吞咽药物的生物利用度约 11%。除上述两药外，本类药物还有曲安奈德（triamcinolone acetonide，TAA）、丙酸氟替卡松（fluticasone propionate）及氟尼缩松（flunisolide，FNS）。

磷酸二酯酶 4 抑制剂（Phosphodiesterase 4，PDE4）

磷酸二酯酶 4 抑制剂具有广泛的抗炎作用，用于呼吸系统炎症性疾病的治疗。罗氟司特（roflumilast）是第一个被欧盟和美国批准上市用于 COPD 治疗的药物，也是第一个用于临床的选择性磷酸二酯酶 4 抑制剂。

---- **体内过程** --

罗氟司特口服生物利用度为 80%，达峰时间为 1h，血浆蛋白结合率约 99%。罗氟

司特主要在肝脏代谢，70% 以上经肾脏排泄。

---- **药理作用** ---

（1）抑制炎症细胞聚集和活化 罗氟司特抑制 PDE4 活性而减轻气道内上皮细胞、中性粒细胞、巨噬细胞和嗜酸性粒细胞等炎症细胞的聚集和活化，减少前炎症因子释放，PDEA 抑制剂具有强大的抗炎作用而缓解气道炎症。

（2）扩张气道平滑肌 本品具有轻度的扩张气道平滑肌的作用，从而缓解气道高反应性。

（3）缓解气道重塑 本品除了能降低气道高反应外，还能减少上皮细胞基底的胶原沉着、气道平滑肌细胞增厚、杯状细胞增生和黏蛋白的分泌；促进气道上皮纤毛运动而促进排痰。

---- **临床应用** ---

由于糖皮质激素治疗不能明显阻止 COPD 病程进展和肺功能丧失，也没有降低 COPD 的病死率和提高患者的生活质量，罗氟司特被批准用于治疗反复发作并加重的成人重症 COPD，常与长效支气管扩张药联合应用。对于慢性喘息性支气管炎和 COPD 伴有喘息患者具有较好的疗效。哮喘不是罗氟司特的适应证，但临床试验表明其治疗轻至中度哮喘安全而有效，但不能作为缓解急性支气管痉挛的用药。

---- **不良反应** ---

罗氟司特不用于 18 岁以下的患者，其最常见的不良反应是腹泻、体重减轻、恶心、头痛、背痛、头晕和食欲缺乏，这些不良反应主要发生在治疗开始后的第一周，且大部分随着持续治疗而消失。少数患者出现精神事件包括失眠、焦虑、抑郁、情绪变化及自杀倾向，需加以监测。

任务三 抗过敏平喘药

本类药物主要抑制变态反应时炎症介质的释放，并抑制非特异性刺激引起的支气管痉挛，部分药物还能拮抗组胺受体。临床用于预防或治疗哮喘，还可用于皮肤过敏症等。本类药物包括炎症细胞膜稳定药（色甘酸钠、奈多罗米）、H_1 受体拮抗药（酮替芬）和抗白三烯药。

色甘酸钠（Sodium Cromoglicate）

---- **体内过程** ---

脂溶性很小，口服基本不吸收，粉雾吸入后，由肺吸收。色甘酸钠不能透过胎盘屏障和血脑屏障。

---- **药理作用与临床应用** ---

色甘酸钠为过敏介质阻释药。能阻止肥大细胞脱颗粒及释放过敏介质；直接抑制其

他刺激引起的支气管痉挛反射；还具有抗炎作用，可减少呼吸系统炎症细胞数目，中断某些炎症过程，降低气道微血管通透性。

色甘酸钠为支气管哮喘发作预防药，哮喘急性发作期用药不但无效，还可诱发发作。对外源性（吸入型）哮喘疗效最好，特别是吸入外源性刺激物前的预防性用药，能预防绝大部分发作，但对内源性（感染型）哮喘疗效稍差，仅约半数的病例有效；常年发作的外源性或内源性慢性哮喘，经过长期治疗后，半数以上的病例可有不同程度的好转。

---- **不良反应** --

毒性很小，偶有患者吸入药后咽喉和气管有刺激症状，出现胸部紧迫感，甚至诱发哮喘发作。必要时可同时吸入异丙肾上腺素以预防其发生。偶见荨麻疹等。

酮替芬（Ketotifen）

酮替芬属组胺 H_1 受体拮抗药，并有对抗慢反应物质（白三烯）的作用。药理作用与色甘酸钠部分相同，能抑制抗原引起的过敏介质的释放，具有较强的抗过敏作用。预防各型支气管哮喘发作，对儿童哮喘疗效最好。一般在连续用药 12 周后可获得最大疗效。对成人哮喘的疗效不如儿童，但用药后哮喘发作的频率、持续时间和严重程度均有所减轻。可减少糖皮质激素依赖型哮喘患者的糖皮质激素用量。少数患者在用药过程中可见镇静、疲倦、头晕、口干等不良反应，不必停药，继续用药数天后可自行减轻。驾驶员和操纵精密机器者应慎用。

抗白三烯药

抗白三烯（leukotrienes，LT）是花生四烯酸经 5- 脂氧合酶代谢的产物，其中 LTC-4、LTD-4、LTE-4 称为半胱氨酰白三烯，是哮喘发病中的重要炎症介质，能与支气管平滑肌等部位的白三烯受体结合，引起支气管黏液分泌，降低支气管纤毛功能，增加气道微血管通透性，引起气道炎症，其作用强度比组胺大 1000 倍，而且作用持续时间较长。抗白三烯药能对抗半胱氨酰白三烯的上述作用。常用药物点见表 6-2-2。

表6-2-2　常用抗白三烯药物特点

药物名称	药理作用和临床应用	不良反应
扎鲁司特（zafirlukast）	对抗原、阿司匹林、运动及冷空气所致的支气管收缩痉挛有良效。用于慢性轻中度支气管哮喘的防治，不宜用于急性哮喘	有轻微头痛、咽炎及胃肠道反应。孕妇、哺乳期妇女及肝功能不全者慎用
孟鲁司特（montelukast）	作用与扎鲁司特钠相似。用于成人和2岁以上小儿支气管哮喘的长期治疗和预防	有轻度头痛、嗜睡等，罕见癫痫发作、氨基转移酶升高
普仑司特（Pranlukast）	用于支气管哮喘的预防和治疗，对已经发作的哮喘无缓解作用	偶见麻木、失眠、嗜睡、头痛、关节痛、倦怠感、发热、水肿

项目三　祛痰药

 学习目标 ---

知识目标

1. 掌握祛痰药的分类、作用和临床应用。
2. 掌握祛痰类药物的药理作用、临床应用和不良反应。
3. 理解新型祛痰药的作用特点及应用。

能力目标

1. 能够解释治疗祛痰的用药原则。
2. 能够处理治疗祛痰的常用方案。

素质目标

1. 树立以人为本的专业情怀。
2. 树立安全用药的职业准则。

情景导入

　　患者，女，最近因过于劳累，免疫力下降，近1周因感冒出现咳嗽、咳痰，头痛、咽痛、流鼻涕、鼻塞等。自行服用复方氨酚烷胺片，但是还是感到痰很难咳出，并有胸闷、憋气、乏力的症状。去社区医院，医师检查后，无其他并发症，给予氨溴索口服液化痰治疗。患者到药房去取药时问为什么只开一种药物，请问药房工作人员如何进行用药指导。

　　祛痰药（expectorants）是一类能使痰液黏稠度降低、易于咳出的药物。祛痰药可排出呼吸道积痰，减少对呼吸道黏膜的刺激，间接起到镇咳、平喘和减少继发感染的作用。祛痰药主要分两大类：① 痰液稀释药，增加痰液中水分含量，稀释痰液，包括恶心性祛痰药和刺激性祛痰药；② 黏痰溶解药，通过降低痰液黏稠度，或调节黏液成分，使痰液容易排出，包括黏痰溶解剂及黏液调节剂。

任务一　痰液稀释药

痰液稀释药主要包括恶心祛痰药和刺激性祛痰药。

氯化铵（Ammonium Chloride，咳停）

氯化铵是恶心祛痰药的代表药，祛痰作用温和，对急慢性呼吸道炎症效果较好。此外，碘化钾（potassium iodide）和愈创木酚甘油醚也有恶心祛痰作用。

---- **药理作用与临床应用** --

本类药物口服后，因刺激胃黏膜，通过迷走神经反射，促进支气管腺体分泌；同时，少量药物可分泌至呼吸道，提高管腔内渗透压，保留水分而稀释痰液。结果使呼吸道液体分泌增加，痰液稀释，易于咳出。目前，本药很少单独使用，常与其他药物配伍制成复方制剂，临床用于急慢性呼吸道炎症痰黏而不易咳出的患者。同时口服本药吸收后可以酸化体液和尿液，也可以用于治疗代谢性碱中毒和酸化尿液，促进碱性药物的排泄。

大剂量可引起恶心、呕吐，偶可引起皮疹，停药后症状可消失，溃疡病、肝肾功能不全者慎用。

愈创木酚甘油醚（Glyceryl Fuaiacolate）

愈创木酚甘油醚为恶心祛痰药，本类药物可刺激支气管分泌，促进痰液稀释，易于咳出。愈创木酚甘油醚除了有祛痰作用外，还有较弱的抗菌防腐作用，可减轻痰液的恶臭味。多与其他镇咳药、平喘药合用，配成复方制剂。不良反应轻，常见恶心、胃肠不适、头晕、嗜睡和过敏等。

任务二　黏痰溶解药

痰液难以排出的主要原因是痰液黏度过高。痰液黏性主要来自分泌物中黏蛋白和DNA。黏痰溶解药是能分解痰液的黏性成分、降低痰液黏稠性而使之易于咳出的药物，主要用于呼吸道炎症引起的黏痰不易咳出者。

乙酰半胱氨酸（Acetylcysteine）

乙酰半胱氨酸为巯基（—SH）化合物，可使黏性痰液中的二硫键（—S—S—）裂解，从而降低痰液黏稠度，使痰液容易咳出，对黏稠的脓性及非脓性痰液均有良好效果；对脓性痰中的DNA也有裂解作用。可用雾化吸入或气管内滴入给药，用于防治手术后咳痰困难以及各种疾病引起的痰液黏稠和咳痰困难。本品有特殊的臭味，对呼吸道有刺激性，哮喘患者及呼吸功能不全的老年人慎用。

溴己新（Bromhexine）

溴己新能使痰液中的黏多糖纤维分化断裂，抑制酸性黏多糖合成，并能促进溶酶体释放，使黏多糖解聚，降低痰液黏度，易于咳出。本品可口服、肌内注射、静脉注射或雾化吸入给药。用于支气管炎、肺气肿、肺尘埃沉着病、慢性肺部炎症、支气管扩张等。偶有恶心、胃部不适，少数患者有转氨酶增高。溃疡病及肝病患者慎用。

脱氧核糖核酸酶（Deoxyribonuclease，DNAase）

脱氧核糖核酸酶是从哺乳动物胰腺提取的核酸内切酶，可使脓性痰中的DNA迅速水解成平均为 4 个核苷酸的片段，使原来与 DNA 结合的黏蛋白失去保护，进而产生继发性蛋白溶解，降低痰液黏度，易于咳出。常与抗菌药合用，用于有大量脓痰的呼吸道感染患者。用药后有咽部疼痛，每次雾化吸入后应立即漱口；长期应用可见皮疹、发热等；急性化脓性蜂窝织炎、有支气管胸腔瘘管的活动性结核病患者禁用。

羧甲司坦（Carbocysteine，羧甲基半胱氨酸）

本药主要是调节支气管腺体分泌，增加低黏度的唾液黏蛋白的分泌，减少高黏度的岩藻黏蛋白合成。另外，也能裂解痰液中连接黏蛋白多肽链的二硫键，降低痰液黏滞性而利于痰液咳出。起效快，用于呼吸道疾病引起的痰黏难咳和术后咳痰困难者。偶有头晕、胃部不适、恶心、呕吐、胃肠道出血等，有消化道溃疡病史者慎用。

 ## 课堂活动

患者，男，36 岁，设计师。因感冒咳嗽、痰多服用右美沙芬，1 周后还是有痰液，呼吸不顺畅，并且影响睡眠。

课堂讨论：1. 选用右美沙芬治疗是否合理？

2. 如何解释患者吃药后还是痰液多？

课后实践

同学们利用互联网搜查关于镇咳药销售的都有哪些品种，具体药品信息，查阅具体某种药物的说明书、生产厂家等。

药师提示

止咳药的成瘾

患者长期大量喝"立健婷"复方磷酸可待因口服液，本来身体素质较好，但长期喝此止咳药后血小板降低，血糖、血脂偏高，出现胆囊炎、肾结石、脂肪肝、前列腺钙化。含有可待因的止咳药水镇咳作用很强，在正常剂量、合理使用下不足以成瘾，不过长期或大剂量服用就会造成药物依赖，对人的神经、精神活动产生不利影响。近年来，滥用含可待因制剂造成不良影响的案件时有发生，更应认识到药物依赖性不能成为违法犯罪的借口。

目标测试
习题与解析

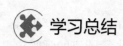 学习总结

知识点导图

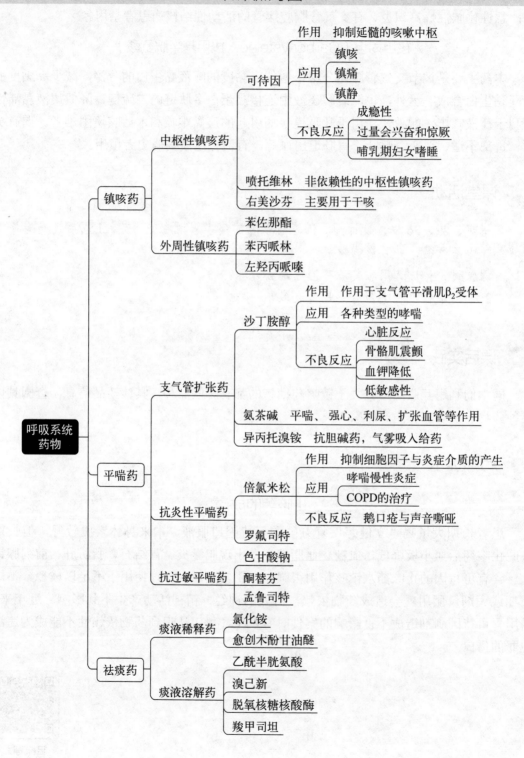

模块七
消化系统药物

消化系统（digestive system）包括胃肠道、肝脏、胰腺等，其功能为摄入、容纳、消化食物，吸收营养，排出废物。中枢神经系统通过内脏神经调节消化系统的分泌、吸收和运动来实现上述功能。同时，消化系统还受复杂的激素调节。

消化系统药物按治疗的疾病或药物作用不同主要分为抗消化性溃疡药、助消化药、止吐与胃动力促进药、泻药与止泻药。

 ## 学习内容

项目一 抗消化性溃疡药
项目二 助消化药
项目三 止吐与胃动力促进药
项目四 泻药与止泻药

 ## 重难点分析

学习重点

1.H_2受体拮抗药西咪替丁、雷尼替丁、法莫替丁的药理作用、临床应用及主要不良反应。

2. 质子泵抑制药奥美拉唑的药理作用、临床应用及主要不良反应。

3. 胃黏膜保护药米索前列醇、枸橼酸铋钾。

学习难点

消化性溃疡的治疗原则及药物选择。

项目一　抗消化性溃疡药

 学习目标 --

知识目标

1. 掌握抗消化性溃疡药的分类、作用和临床应用。

2. 掌握抑制胃酸分泌药的分类、临床应用和不良反应。

3. 理解抗幽门螺杆菌药的联用机制。

能力目标

1. 能够解释抑制胃酸分泌药的作用机制。

2. 能够把握治疗幽门螺杆菌的常用方案。

素质目标

1. 树立以人为本的专业情怀。

2. 树立安全用药的职业准则。

📖 **情景导入**

患者，女，41岁，因腹痛2周，偶尔有反酸，嗳气，食欲缺乏入院。初步诊断：十二指肠溃疡。医生开了如下处方：

法莫替丁片　20mg×14片

用法：20mg　2次/天　口服

硫糖铝片　0.5g×56片

用法：1g　4次/天　口服

导学讨论：请根据病例，总结十二指肠溃疡的疾病特征。

消化性溃疡包括胃溃疡和十二指肠溃疡，是消化系统常见的慢性病。临床症状表现为反复发作的上腹疼痛、反酸、嗳气、恶心、呕吐等。消化性溃疡的发病机制尚未完全阐明，目前认为溃疡病的发生主要是由于胃黏膜的防御因子（黏液、HCO_3^-、前列腺素等）和攻击因子（胃酸、胃蛋白酶、幽门螺杆菌等）之间平衡失调的结果。

抗消化性溃疡药是一类能够减轻溃疡病症状、促进溃疡愈合、防止和减少溃疡病复发或并发症的药物。主要通过抑制攻击因子和（或）增强防御因子而发挥作用。目前，常用的药物有抗酸药、抑制胃酸分泌药、胃黏膜保护药、抗幽门螺杆菌药等。

任务一　抗酸药

抗酸药（antacids）是呈弱碱性，能中和胃酸，减少胃酸对溃疡面的刺激，起到减轻疼痛和促进溃疡愈合的作用。此外，有些抗酸药如氢氧化铝、三硅酸镁等还能形成胶状保护膜，覆盖于溃疡面和胃黏膜，起保护溃疡面和胃黏膜作用。

氢氧化铝（Aluminium Hydroxide）

氢氧化铝口服不能吸收，中和胃酸作用较强、缓慢、持久，产生的三氯化铝有收敛作用，在肠内形成磷酸铝可引起便秘。长期服用可影响肠道对磷酸盐的吸收。肾功能不全者可引起血中铝离子浓度过高。

三硅酸镁（Magnesium Trisilicate）

三硅酸镁中和胃酸作用较弱，起效缓慢，作用持久。在胃内与盐酸作用产生氧化镁和二氧化硅，氧化镁可致轻泻，二氧化硅为胶状物质，能保护溃疡面。

碳酸钙（Calcium Carbonate）

碳酸钙中和胃酸作用较强、持久且较快。中和胃酸产生的 CO_2 可致嗳气、腹胀和继发性胃酸增多，氯化钙在肠内形成的碳酸钙、磷酸钙产生便秘。碳酸钙口服难吸收，不引起碱血症，在肠内形成氯化钙，约 10% 被吸收，久服可致肾钙化。

单一的抗酸药很难实现作用迅速、持久、不吸收、不产气、不引起便秘或腹泻、保护溃疡面和黏膜的理想疗效。所以抗酸药常制成复方制剂以增强疗效并减少不良反应（常见的复方制剂见表 7-1-1）。

表 7-1-1　常用的抗酸药复方制剂

复方制剂	主要成分	用途
复方铝酸铋片（胃铋治片）	铝酸铋、碳酸镁、碳酸氢钠、甘草浸膏粉、弗朗鼠李皮、茴香粉	消化性溃疡、胃酸过多
胃得乐	碱式硝酸铋、碳酸镁、碳酸氢钠、大黄	消化性溃疡、胃炎、胃酸过多
乐得胃	碱式硝酸铋、碳酸镁、碳酸氢钠、弗朗鼠李皮	消化性溃疡
胃仙-U	外层片：甘草酸钠、葡萄糖醛酸、干燥氢氧化铝凝胶、三硅酸镁、牛胆汁、薄荷脑、叶绿素 内层片：维生素U、淀粉酶	消化性溃疡、胃炎、胃酸过多
复方氢氧化铝片（胃舒平）	氢氧化铝、三硅酸镁、颠茄流浸膏	消化性溃疡、胃酸过多

任务二　抑制胃酸分泌药

胃壁细胞分泌的胃酸常诱发消化性溃疡。胃壁细胞上存在的组胺 H_2 受体、胆碱 M_1

受体、胃泌素受体与胃酸分泌有关，当这些受体激动时，通过一系列的生化过程，最终激活 H^+-K^+-ATP 酶（质子泵的一种），使胃壁细胞分泌 H^+，再由 H^+-K^+-ATP 酶泵入胃腔内形成胃酸，同时进行 H^+-K^+ 交换，将胃内的 K^+ 转入胃壁细胞。因此，当组胺 H_2 受体、胆碱 M_1 受体、胃泌素受体被阻断、质子泵被抑制时均可抑制胃酸分泌，促进溃疡愈合。

一、H_2 受体拮抗药

常见有西咪替丁（cimetidine）、雷尼替丁（ranitidine）、法莫替丁（famotidine）、尼扎替丁（nizatidine）、罗沙替丁（roxatidine），见表 7-1-2。

表 7-1-2　常用 H_2 受体拮抗药

药物名称	生物利用度 /%	半衰期 /h	有效血药浓度维持时间 /h	相对抑酸强度	抑制肝药酶
西咪替丁	60～70	2	4	1	＋
雷尼替丁	50～60	2～3	8～12	5	±
法莫替丁	43	2.5～4	12	40	－
尼扎替丁	90	2	8	5	－
罗沙替丁	85	4	8～12	6	

---- **体内过程** --

H_2 受体拮抗药大多口服吸收良好，1～3h 血药浓度达高峰，$t_{1/2}$ 为 2～4h。大部分药物以原型经肾脏排泄。肾功能不全者应适当降低服药剂量。对肝功能不全者而言，雷尼替丁的 $t_{1/2}$ 明显延长。

---- **药理作用与临床应用** --

H_2 受体拮抗药对胃壁细胞上的 H_2 受体有高度选择性，通过竞争性拮抗 H_2 受体，显著抑制组胺引起的胃酸分泌。不仅抑制基础胃酸分泌，也显著地抑制促胃泌素、胆碱受体激动药及迷走神经兴奋等引起的胃酸分泌，可减轻消化性溃疡患者的疼痛，促进溃疡愈合。

本类药主要用于胃和十二指肠溃疡，能迅速改善症状，加速溃疡的愈合。疗程一般为 4～8 周。停药后易复发，显效后给予维持量可减少复发。此外，还可用于卓 - 艾综合征（Zollinger-Ellison syndrome）、反流性食管炎、应激性溃疡等引起的胃酸分泌增多。

---- **不良反应** --

偶致便秘、腹泻、腹胀、皮疹、头痛、头晕等症状。西咪替丁不良反应较多，长期大量应用可引起内分泌紊乱，男性可致阳痿、乳房发育等，女性可致溢乳。肾功能不全的老年人可出现精神错乱、幻觉等中枢症状。西咪替丁是肝药酶抑制剂，可抑制肝药酶，减弱华法林、苯妥英钠、茶碱、苯巴比妥、地西泮、普萘洛尔的代谢，合用时应适当调整剂量。

小儿和肝、肾功能不全者慎用西咪替丁和雷尼替丁，孕妇忌用。

二、质子泵抑制药（H^+-K^+-ATP 酶抑制药，PPI）

质子泵抑制药是通过抑制胃壁细胞 H^+-K^+-ATP 酶，抑制 H^+-K^+ 交换，从而降低胃内酸度。本类药物抑制胃酸形成的最后环节，所以抑酸作用强。

奥美拉唑（Omeprazole，Losec，洛赛克）

---- **体内过程** --

奥美拉唑是第一代质子泵抑制药。本药口服后迅速吸收，1～3h 血药浓度达高峰。食物可延缓其吸收。生物利用度与剂量和胃内 pH 有关，重复给药生物利用度可达 60%～70%。血浆蛋白结合率为 95%。主要在肝脏代谢，大部分代谢产物经肾脏排泄。

---- **药理作用与临床应用** --

奥美拉唑为脂溶性质子泵抑制药，呈弱碱性。口服后，可浓集于壁细胞分泌小管周围，转变为有活性的次磺酰胺衍生物，与质子泵共价键结合，不可逆地抑制其活性，使胃酸分泌减少。对基础胃酸分泌和由组胺、胃泌素、食物等刺激引起的胃酸分泌均有强大的抑制作用。本药还能增加胃黏膜血流量，同时具有抑制胃蛋白酶分泌和抗幽门螺杆菌作用。

主要用于胃、十二指肠溃疡的治疗，连用 4 周，溃疡愈合率可达 90%。与 H_2 受体拮抗药相比，本药疗效显著，治愈率高，复发率低，当 H_2 受体拮抗药无效时，应用本药仍可取得较好效果。也可用于治疗反流性食管炎、卓-艾综合征等。

---- **不良反应** --

不良反应主要有口干、恶心、腹胀、腹泻等胃肠道反应及头痛、头晕、嗜睡等神经系统症状。偶有皮疹、外周神经炎、男性乳房发育等。长期应用，可持续抑制胃酸分泌，使胃内亚硝基化合物增多及细菌过度滋长，故临床用药不得超过 8 周。本药对肝药酶有抑制作用，使代谢减慢，可延长地西泮、苯妥英钠、双香豆素、华法林等药物的半衰期。

临床常用的同类药物还有兰索拉唑（lansoprazole）、泮托拉唑（pantoprazole）、雷贝拉唑（rabeprazole）、埃索美拉唑（esomeprazole）、艾普拉唑（ilaprazole）等，药物作用特点见表 7-1-3。

表 7-1-3 其他常用质子泵抑制药的特点

药物名称	作用特点	主要不良反应
兰索拉唑（达克普隆）	第二代质子泵抑制药，抑酸作用比奥美拉唑强	腹泻、头痛、皮肤反应等
泮托拉唑（喷妥洛克）	第三代质子泵抑制药，抑酸作用比奥美拉唑相当	对细胞色素 P450 系统影响较小，不良反应轻

续表

药物名称	作用特点	主要不良反应
雷贝拉唑	第三代质子泵抑制药,抑酸作用比奥美拉唑更快、更强	对细胞色素P450系统影响较小,不良反应轻
埃索美拉唑	为左旋奥美拉唑,作用同奥美拉唑,同类药物中抑酸作用最强	与奥美拉唑相比,不良反应较轻

三、M_1 受体阻拮抗药

本类药物有哌仑西平、替仑西平(telenzepine)和唑仑西平(zolenzepine)等。

哌仑西平(Pirenzepine)

哌仑西平可选择性阻断胃壁细胞上的 M_1 受体,抑制胃液分泌,使胃酸、胃蛋白酶的分泌减少,保护胃黏膜并促进溃疡愈合。主要用于治疗胃及十二指肠溃疡,其疗效与西咪替丁相当,联合应用可产生协同作用。不良反应轻,但剂量过大会产生 M 样作用,现很少单独使用。

四、胃泌素受体拮抗药

丙谷胺(Proglumide)

丙谷胺的化学结构与胃泌素相似,可竞争性地阻断胃泌素受体,抑制胃酸和胃蛋白酶的分泌;同时能增强胃黏膜的屏障功能,对胃黏膜具有保护和促进愈合的作用。

主要用于治疗消化性溃疡,其疗效与西咪替丁相似;可用于治疗慢性胃炎、应激性溃疡等。偶见口干、失眠、腹胀、食欲减退等不良反应。

任务三　胃黏膜保护药

胃黏膜保护药主要通过促进胃黏液和碳酸氢盐(HCO_3^-)分泌,促进胃黏膜细胞前列腺素的合成,增加胃黏膜的血流量,从而保护胃黏膜、促进组织修复和溃疡愈合。有的药物还兼具一定的抗幽门螺杆菌和抗酸作用。常用药物有前列腺素及其衍生物、硫糖铝和胶体铋剂等。

米索前列醇(Misoprostol)

米索前列醇为前列腺素 E_1 的衍生物,口服吸收良好。本药能抑制基础胃酸和胃泌素、组胺、食物等引起的胃酸分泌;能增加胃黏液和 HCO_3^- 分泌,增强黏膜的屏障保护作用;能防御阿司匹林等前列腺素合成酶抑制药对胃黏膜的损伤,促进溃疡愈合。

主要用于胃、十二指肠溃疡,应激性溃疡,预防非甾体抗炎药引起的溃疡及急性胃炎引起的消化出血。不良反应为腹泻、头痛、眩晕、子宫收缩等，孕妇禁用。

枸橼酸铋钾（Bismuth Potassium Citrate，胶体次枸橼酸铋）

本药在胃液酸性条件下，形成氧化铋胶体，覆盖在溃疡表面，形成保护膜，隔绝胃酸、胃蛋白酶、食物等对溃疡面的刺激和腐蚀；也能与胃蛋白酶结合而抑制其活性；还能促进前列腺素、黏液、HCO_3^- 释放，改善胃黏膜血流及抗幽门螺杆菌。

主要用于胃、十二指肠溃疡，与抗菌药合用可提高幽门螺杆菌的根除率，降低复发率。服药期间舌、粪可被染黑，偶见恶心、皮疹、轻微头痛。牛奶及抗酸药可影响其作用，不宜同服。肾功能不全者及孕妇禁用，以免引起血铋过高。

硫糖铝（Sucralfate，胃溃宁）

本药在胃酸作用下聚合成不溶性胶胨，黏附在溃疡表面形成保护膜，抵御胃酸和消化酶的侵蚀，减轻黏膜损伤；吸附胃蛋白酶，抑制其活性；促进胃黏液和 HCO_3^- 分泌，增强对溃疡黏膜护作用；增强表皮生长因子的作用，促进溃疡愈合。

主要用于胃和十二指肠溃疡，对溃疡复发有较好疗效。还可以用于预防上消化道出血、反流性食管炎等。本药在酸性条件下才有效，故不与抗酸药、胃酸分泌抑制药合用。不良反应常见便秘、口干，偶有恶心、胃部不适、腹泻、皮疹等。

任务四　抗幽门螺杆菌药

幽门螺杆菌（*Helicobacter pylori*，简称 Hp）是一种单极、多鞭毛、末端钝圆、螺旋形弯曲的细菌。Hp 存在于胃黏膜上皮表面和黏液层，可分泌酶和毒素，破坏胃黏膜。Hp 感染已被公认是消化性溃疡和慢性胃炎发病的主要原因之一，根除 Hp 可以使绝大多数的消化性溃疡得到永久治愈。同时，根除 Hp 还可以显著改善胃黏膜炎症，

抗幽门螺杆菌
药视频

延缓或阻止胃黏膜萎缩，在部分患者身上能够逆转胃黏膜萎缩，降低胃癌的发生风险。抗幽门螺杆菌药视频见数字资源。抗幽门螺杆菌药视频。

抗幽门螺杆菌的药物主要有质子泵抑制药（PPI），例如奥美拉唑、兰索拉唑、泮托拉唑等；含铋制剂，例如枸橼酸铋钾；抗菌药物，例如阿莫西林、克拉霉素、甲硝唑等。在体外的试验当中，Hp 对多种抗菌药物都非常敏感，但实际上，如果使用单一的抗菌药物很难根除体内的 Hp，临床多采用联合用药。

目前推荐的有效方案为铋剂四联方案，即 1 种质子泵抑制药 +1 种铋剂 +2 种抗菌药，疗程 14d，这也是目前 Hp 根除率最高的治疗方案。

1.PPI 标准剂量（以下任选一种）

艾司奥美拉唑 20mg、雷贝拉唑 10mg、奥美拉唑 20mg、兰索拉唑 30mg、泮托拉唑

40mg、艾普拉唑 5mg。

用药交代：

① 不论选择哪一种质子泵抑制药，均建议早、晚餐前半小时空腹口服。

② 质子泵抑制药通常为肠溶制剂，服用时不能咀嚼，需要完整吞服。

2. 铋剂标准剂量

目前循证证据较多的铋剂为枸橼酸铋钾，推荐剂量为每次 220mg，每日 2 次。

用药交代：

① 建议在早、晚餐前半小时和质子泵抑制药同时口服。

② 服药期间口内可能带有氨味，并可使舌苔及大便呈灰黑色，偶见恶心、便秘。
停药后即自行消失。

3. 抗菌药物标准剂量

见表 7-1-4。

表 7-1-4　常用的两种抗菌药物组合

组合	抗菌药物 A	抗菌药物 B
1	阿莫西林 1000mg，2 次 / 天	克拉霉素 500mg，2 次 / 天
2	阿莫西林 1000mg，2 次 / 天	左氧氟沙星 500mg，1 次 / 天 或 200mg，2 次 / 天
3	四环素 500mg，3 次 / 天或 4 次 / 天	甲硝唑 400mg，3 次 / 天或 4 次 / 天
4	阿莫西林 1000mg，2 次 / 天	甲硝唑 400mg，3 次 / 天或 4 次 / 天
5	阿莫西林 1000mg，2 次 / 天	四环素 500mg，3 次 / 天或 4 次 / 天

 药师提示

抗幽门螺杆菌四联疗法的不良反应

下面仅列举常用药物的不良反应。

（1）奥美拉唑　使用该药会出现皮疹、腹泻、腹痛、便秘、头痛等不良反应。

（2）左氧氟沙星　使用该药会出现皮肤瘙痒性红斑、呕吐、腹泻、头痛等不良
反应。

（3）枸橼酸铋钾　使用该药会出现便秘、恶心、口腔有金属味、黑便等不良反应。

（4）阿莫西林　使用该药会出现恶心、呕吐、皮疹、腹泻等不良反应。

知识拓展

如何区别胃溃疡与十二指肠溃疡

溃疡病的症状主要包括上腹周期性疼痛、恶心、呕吐、反酸、嗳气。

胃溃疡和十二指肠溃疡看似相同，也有很多区别之处，主要包括以下几点。

（1）季节性 胃溃疡无季节性发病倾向，而十二指肠溃疡有季节性发病倾向，好发于秋末冬初。

（2）疼痛部位 胃溃疡疼痛多位于剑突下正中或偏左，而十二指肠溃疡疼痛多位于上腹正中或略偏右。

（3）疼痛规律 胃溃疡疼痛多于餐后半小时至2h出现，持续1～2h，在下次进餐前疼痛已消失，即所谓"餐后痛"，即一般规律为进餐—疼痛—缓解。而十二指肠溃疡疼痛多于餐后3～4h出现，持续至下次进餐，进食后疼痛可减轻或缓解，故叫"空腹痛"，有的也可在夜间出现疼痛，又叫"夜间痛"，即一般规律为疼痛—进餐—缓解。

（4）发病年龄不同 一般十二指肠溃疡好发于中青年，而胃溃疡则发病年龄较迟，多发于中壮年。临床上十二指肠溃疡明显多于胃溃疡，两者之比约为3：1，均以男性居多。

（5）好发部位不同 胃溃疡好发于胃角和胃窦小弯，十二指肠溃疡好发于十二指肠球部。

（6）发病率不同 十二指肠占消化性溃疡的75%，而胃溃疡占消化性溃疡的25%。

（7）复发率不同 十二指肠溃疡复发率较胃溃疡复发率高。

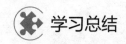 学习总结

知识点导图

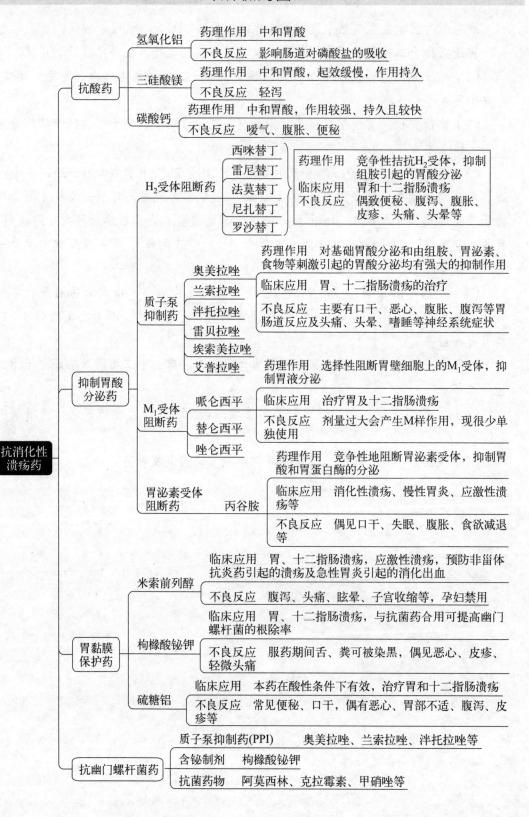

项目二　助消化药

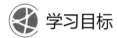 学习目标

知识目标

1. 掌握胰酶的临床应用及服用注意事项。
2. 熟悉胃蛋白酶的临床应用。
3. 了解乳酶生的临床应用。

能力目标

1. 能够解释胰酶、胃蛋白酶的功效。
2. 能够应对日常消化不良的情况。

素质目标

1. 树立以人为本的专业情怀。
2. 树立安全用药的职业准则。

助消化药多为消化液中成分或是促进消化液分泌的药物，能增强消化功能，增进食欲，主要用于消化道分泌功能减弱或消化不良等。

胰酶（Pancreatin）

本药为混合成分，含胰蛋白酶、胰脂肪酶与胰淀粉酶。能消化蛋白质、脂肪及淀粉。临床上常用于消化不良、食欲缺乏及胰液分泌不足等引起的消化障碍。易被胃酸破坏，多制成肠溶片，口服时不宜嚼碎，以免被胃酸破坏或药物残留口腔引起溃疡。

胃蛋白酶（Pepsin）

本药从动物胃黏膜提取，为蛋白水解酶。临床上常用于胃蛋白酶缺乏症、消化功能减退。本药遇碱易破坏失效，常与稀盐酸合用。

乳酶生（Lactasin）

本药为干燥的活乳酸杆菌制剂。能分解糖类从而产生乳酸，抑制肠内腐败菌的繁殖，减少发酵和产气。临床上常用于消化不良、腹胀气和消化不良性腹泻。不宜与抗菌药、吸附剂及碱性药物合用。

稀盐酸（Diluted Hydrochloric Acid）

一般是10%的盐酸溶液，口服后使胃内酸度增加，胃蛋白酶活性增强。适用于慢性胃炎、发酵性消化不良等，可消除胃部不适、腹胀、嗳气等症状。

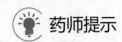 药师提示

助消化药的服药注意事项

（1）稀盐酸　应在饭前或饭时服，常与胃蛋白酶合用。用前需用温开水稀释成 1% 的溶液，服后用水漱口，以免腐蚀牙齿。

（2）胃蛋白酶　必须在酸性条件下才能发挥作用，故常与盐酸合用。胃蛋白酶有散剂、合剂、糖浆剂及片剂等，宜在饭前或吃饭时服用，不宜与硫糖铝、碱性药物同服。

（3）胰酶　适宜饭后服用，且不可嚼碎服用，也不能与酸性药物合用。

（4）乳酶生　宜在饭后用冷水送服，不可用开水冲服，以免杀灭乳酸杆菌，也不宜与抗菌药物或吸附性药物（如药用炭等）合用，以防抑制或杀灭乳酸杆菌。

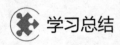 学习总结

知识点导图

- **助消化药**
  - **胰酶**
    - 药理作用　消化蛋白质、脂肪及淀粉
    - 临床应用　用于消化不良、食欲缺乏及胰液分泌不足等引起的消化障碍
    - 药师提示　一般为肠溶制剂，口服时不宜嚼碎
  - **胃蛋白酶**
    - 临床应用　用于胃蛋白酶缺乏症、消化功能减退
    - 药师提示　本药遇碱易破坏失效，常与稀盐酸合用
  - **乳酶生**
    - 药理作用　能分解糖类从而产生乳酸，抑制肠内腐败菌的繁殖，减少发酵和产气
    - 临床应用　用于消化不良、腹胀气和消化不良性腹泻
    - 药师提示　不宜与抗菌药、吸附剂及碱性药物合用
  - **稀盐酸**
    - 药理作用　口服后使胃内酸度增加，胃蛋白酶活性增强
    - 临床应用　用于慢性胃炎、发酵性消化不良
    - 药师提示　服后用水漱口，以免腐蚀牙齿

项目三 止吐与胃肠动力促进药

 学习目标

知识目标

1. 掌握止吐药昂丹司琼的作用机制。
2. 熟悉胃肠动力药多潘立酮的药理作用及临床应用。
3. 了解 5-HT 受体与胃肠推进型蠕动的关联。

能力目标

1. 能够解释 5-HT 受体与胃肠推进型蠕动的关联。
2. 能够处理治疗消化不良的常用方案。

素质目标

1. 树立以人为本的专业情怀。
2. 树立安全用药的职业准则。

情景导入

患者，男，33 岁。因发作性上腹痛 2 个月就诊。胃镜显示胃溃疡。初步诊断：胃溃疡。医生给予西咪替丁 0.2g，3 次 / 天，口服；甲氧氯普胺 10mg，3 次 / 天，口服，进行治疗。

导学讨论：1. 该处方是否合理？

2. 说明原因或处置办法。

任务一 止吐药

呕吐是一种复杂的反射活动，由前庭器官、胃、十二指肠等内脏及延髓化学催吐感受区（CTZ）等传入神经冲动作用于延髓呕吐中枢而引起。已知 CTZ 含有 DA、M_1 受体，孤束核含 5-HT、DA、M_1、H_1 受体，前庭有胆碱能、组胺能神经经由小脑与呕吐中枢相连。

根据作用呕吐受体的不同，止吐药包括以下几类。

（1）H_1 受体拮抗药　如苯海拉明（diphenhydramine）、茶苯海明（dimenhydrinate，乘晕宁）、美克洛嗪（meclozine）等有中枢镇静作用和止吐作用。可用于治疗和预防晕动病、内耳眩晕病等（见模块八　项目一　H_1 受体拮抗药）。

（2）M_1 受体阻断药　如东莨菪碱（scopolamine）阻断 M_1 受体，可抗晕动病，有预防恶心、呕吐的作用（见模块三　项目三　抗胆碱药）。

（3）D_2 受体拮抗药　如甲氧氯普胺、多潘立酮等。阻断胃肠道多巴胺受体，加强胃蠕动，促进胃的排空，改善胃肠功能。常用于放疗和化疗引起的呕吐，对颅脑外伤引起的呕吐也有效。

（4）$5-HT_3$ 受体拮抗药　如昂丹司琼、格拉司琼（granisetron）和托烷司琼（tropisetron）等。选择性地阻断中枢及迷走神经传入纤维 $5-HT_3$ 受体，产生明显止吐作用。对化疗药物导致的呕吐有迅速强大的抑制作用，但对晕动病及去水吗啡引起的呕吐无效。临床用于化疗、放疗引起的呕吐。不良反应有头痛、疲劳、便秘或腹泻。

昂丹司琼（Ondansetron）

本药可以选择性阻断中枢及迷走神经传入纤维中的 $5-HT_3$ 受体，从而产生强大的止吐作用。临床上主要用于恶性肿瘤化疗、放疗引起的恶心、呕吐。但对晕动病及去水吗啡引起的呕吐无效。本药的不良反应较轻，有头痛、疲倦、便秘、腹泻等。哺乳期妇女禁用。

同类别的药物有托烷司琼、格拉司琼、雷莫司琼（ramosetron）、阿扎司琼（azasetron）等。

任务二　胃肠动力促进药

胃肠推进性蠕动受神经及体液因素调节，其中 Ach、DA、5-HT 等神经递质起重要作用。胃肠道运动功能低下或亢进，会导致多种消化道症状，可分别使用增强胃动力药（如甲氧氯普胺、多潘立酮、莫沙必利等）及胃肠解痉药。

胃肠解痉药主要是 M 受体阻断药，能解除胃肠道平滑肌痉挛或蠕动亢进，缓解痉挛性疼痛（见模块三　项目三　抗胆碱药）。

常用药物如下。

（1）颠茄生物碱　如阿托品、山莨菪碱等，选择性低，不良反应多，现已少用。

（2）合成解痉药　如丁溴东莨菪碱、匹维溴铵、溴丙胺太林等，阻断胃肠 M 胆碱受体的选择性高，临床主要用于解除胃肠痉挛性腹痛。

甲氧氯普胺（Metoclopramide，胃复安）

---- **体内过程** --

甲氧氯普胺主要吸收部位在小肠，静脉注射后 $1 \sim 3min$ 起效，肌内注射后 $10 \sim 15min$ 后起效，口服 $30 \sim 60min$ 后起效，一般持续作用时间为 $1 \sim 2h$。

---- **药理作用与临床应用** --

甲氧氯普胺能阻断胃肠道多巴胺 D_2 受体，产生强大的中枢性止吐作用；对胃肠道 DA 受体也有阻断作用，使幽门舒张，食物通过胃和十二指肠的时间缩短，加速胃正向排空，加速肠内容物从十二指肠向回肠部推进，发挥促进胃肠蠕动作用。

临床主要用于肿瘤放疗及化疗、急性颅脑损伤等引起的呕吐；也可用于胃肠功能失调所致的消化不良、嗳气、呕吐。但是本药对前庭功能紊乱所致的呕吐无效。

不良反应

不良反应有困倦、头晕、腹泻，长期或大剂量应用可致锥体外系反应、直立性低血压等。由于本药易透过血脑屏障和胎盘屏障，故孕妇慎用。

多潘立酮（Domperidone，吗丁啉）

体内过程

多潘立酮可口服、肌内注射和直肠给药。口服后吸收迅速，但口服生物利用度很低，约为15%，15~30min血药浓度达峰值。直肠给药后，1h血药浓度达峰值。

药理作用与临床应用

多潘立酮为D_2受体拮抗药，能阻断胃肠D_2受体，增强胃肠蠕动，加速胃的排空，协调胃肠运动，防止食物反流，抑制恶心、呕吐。

主要用于胃排空延缓、反流性胃炎、慢性胃炎、反流性食管炎等引起的消化不良；也用于药物、放疗等多种原因引起的恶心、呕吐。因多潘立酮不易通过血脑屏障，故无锥体外系反应及嗜睡等中枢神经系统不良反应。

不良反应

偶见口干、腹泻、短时的腹胀、痉挛性疼痛、头痛、头晕、嗜睡、神经过敏等不良反应；多潘立酮是一种有效的催乳素释放药，临床上如使用较大剂量可引起非哺乳期泌乳，并在一些围绝经期的妇女及男性患者中出现乳房胀痛的现象。

莫沙必利（Mosapride）

体内过程

口服莫沙必利后，迅速吸收，在胃肠道及肝、肾局部组织中浓度较高，血浆中次之，脑内几乎没有分布。

药理作用与临床应用

莫沙必利属于苯甲酰类药物，5-HT_4受体激动药。能够选择性地兴奋胃肠道胆碱能中间神经元及肌间神经丛的5-HT_4受体，促进乙酰胆碱释放，从而增强胃肠道平滑肌运动，改善功能性消化不良患者的胃肠道症状，不影响胃酸的分泌。

主要用于功能性消化不良、胃食管反流性疾病、糖尿病性胃轻瘫及部分胃切除患者的胃功能障碍。

不良反应

偶见腹泻、腹痛、口干、皮疹、倦怠、头晕、心悸等不良反应。由于其与大脑突触膜上的多巴胺D_2、5-HT_1、5-HT_2受体无亲和力，因而无锥体外系不良反应。

同类药物还有西沙比利（cisapride）、伊托必利（itopride）、伦扎必利

（renzapride）等。

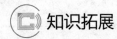 **知识拓展**

甲氧氯普胺致锥体外系反应，如何应对？

1. 锥体外系反应临床表现

（1）类帕金森综合征　出现肌张力增高、面容呆板、动作迟缓、肌肉震颤、流涎等，发生率为12%～44%，是锥体外系反应中最常见的类型。

（2）急性肌张力障碍　斜颈、颈后倾、舌突起和下颌忽张忽闭等。

（3）静坐不能　① 主观性症状：不能静坐、焦虑烦躁、自杀和暴力等精神症状。② 客观性症状：患者站立或静坐时踏步运动或变换体位。

（4）迟发性运动障碍（TD）　临床症状严重，表现形式复杂，以口-舌-颊异常不自主运动为主要特征，如吸吮、舔舌、咀嚼等。此外还可包括舞蹈、手足徐动症、肌张力障碍、迟发性静坐不能、迟发性类帕金森综合征以及上述症状的混合现象。

2. 甲氧氯普胺是怎么引发锥体外系反应的？

椎体外系的调节功能有赖于调节中枢的神经递质多巴胺和乙酰胆碱的动态平衡，这两种递质在功能上相互制约，正常时处于平衡状态。而甲氧氯普胺通过抑制多巴胺受体对延髓催吐化学感应区的抑制来达到抑吐作用，大剂量应用时可能阻断多巴胺受体，使胆碱能受体相对亢进，导致锥体外系反应。

3. 发生锥体外系反应后要如何紧急处理呢？

一旦诊断明确后，需立即停用药物，密切观察检测患者的下肢震颤情况；一般患者停药后不需要特殊治疗，在停药或对症治疗后即可恢复；对于比较严重的患者可给予对症治疗或使用药物对抗，如抗胆碱能药物（如阿托品、东莨菪碱、苯海索）、肌松药（如地西泮）、抗组胺药（如异丙嗪）。

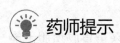 **药师提示**

关于修订多潘立酮制剂说明书的公告

2022年10月27日，国家药监局发布《关于修订多潘立酮制剂说明书的公告》。根据药品不良反应评估结果，为进一步保障公众用药安全，国家药品监督管理局决定对多潘立酮制剂（包括多潘立酮片、多潘立酮分散片、多潘立酮口腔崩解片、多潘立酮胶囊、多潘立酮混悬液、马来酸多潘立酮片）说明书内容进行统一修订。

修订内容中尤为重要的一点：本品不适用于12岁以下儿童（尤其是婴儿）、体重小于35kg的青少年和成人。

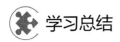 学习总结

知识点导图

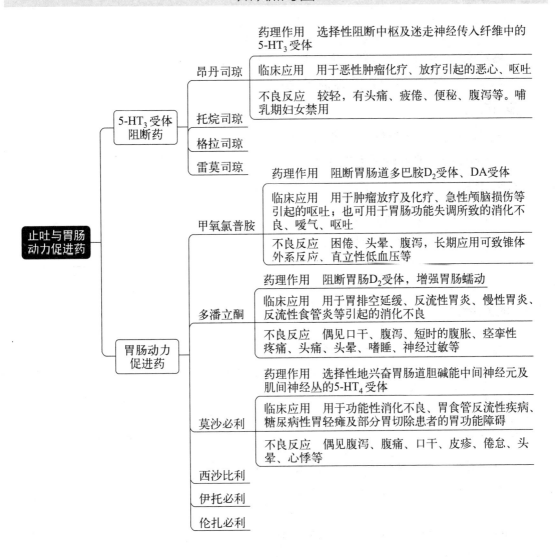

止吐与胃肠动力促进药
├─ 5-HT₃受体阻断药
│　├─ 昂丹司琼
│　│　├─ 药理作用　选择性阻断中枢及迷走神经传入纤维中的5-HT₃受体
│　│　├─ 临床应用　用于恶性肿瘤化疗、放疗引起的恶心、呕吐
│　│　└─ 不良反应　较轻，有头痛、疲倦、便秘、腹泻等。哺乳期妇女禁用
│　├─ 托烷司琼
│　├─ 格拉司琼
│　└─ 雷莫司琼
└─ 胃肠动力促进药
　　├─ 甲氧氯普胺
　　│　├─ 药理作用　阻断胃肠道多巴胺D₂受体、DA受体
　　│　├─ 临床应用　用于肿瘤放疗及化疗、急性颅脑损伤等引起的呕吐；也可用于胃肠功能失调所致的消化不良、嗳气、呕吐
　　│　└─ 不良反应　困倦、头晕、腹泻，长期应用可致锥体外系反应、直立性低血压等
　　├─ 多潘立酮
　　│　├─ 药理作用　阻断胃肠D₂受体，增强胃肠蠕动
　　│　├─ 临床应用　用于胃排空延缓、反流性胃炎、慢性胃炎、反流性食管炎等引起的消化不良
　　│　└─ 不良反应　偶见口干、腹泻、短时的腹胀、痉挛性疼痛、头痛、头晕、嗜睡、神经过敏等
　　├─ 莫沙必利
　　│　├─ 药理作用　选择性地兴奋胃肠道胆碱能中间神经元及肌间神经丛的5-HT₄受体
　　│　├─ 临床应用　用于功能性消化不良、胃食管反流性疾病、糖尿病性胃轻瘫及部分胃切除患者的胃功能障碍
　　│　└─ 不良反应　偶见腹泻、腹痛、口干、皮疹、倦怠、头晕、心悸等
　　├─ 西沙比利
　　├─ 伊托必利
　　└─ 伦扎必利

项目四　泻药与止泻药

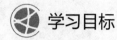 **学习目标** --

知识目标

1. 掌握泻药的分类、作用和临床应用。
2. 掌握止泻药的分类、作用和临床应用。

能力目标

1. 能够解释各类泻药的导泻原理。
2. 能够处理治疗便秘的常用方案。

素质目标

1. 树立以人为本的专业情怀。
2. 树立安全用药的职业准则。

情景导入

　　患者，男，55岁，是一名大学老师。他经常白天在办公室工作，晚上熬夜写书，生活方式以静坐为主，常常由于精神高度集中于工作而不能及时如厕，每次进食食物量少且食物较为精细。最近一段时间，他发现自己常常腹胀，且排便时粪便干燥硬结，伴有时间延长、难以排出、排便疼痛、多屁等症状。

　　经过医生诊断，马某患有便秘，根据病症，医生为其开具了芦荟胶囊。

　　导学讨论：1.请根据病例，总结便秘的疾病特征。

　　2.结合该患者出现的症状，分析治疗方案。

　　便秘是临床常见的复杂症状，其发病率高、病因复杂，严重时会影响日常生活质量。腹泻也是一种常见症状，病因不同，临床表现各异，严重时可导致机体水、电解质紊乱。因此，便秘和腹泻的病因治疗和对症治疗都非常重要。

任务一　泻药

　　泻药是一类能刺激肠道蠕动或增加肠内水分、软化粪便或润滑肠道而使排便通畅的药物，临床主要用于治疗功能性便秘。泻药按照作用机制可分为容积性泻药、接触性泻药和润滑性泻药。

一、容积性泻药

硫酸镁（Magnesium Sulfate）

硫酸镁给药途径不同，呈现不同的药理作用，治疗不同的疾病。

---- **药理作用与临床应用** ---

1. 局部作用

（1）导泻　口服后，Mg^{2+} 和 SO_4^{2-} 不被肠道吸收，在肠腔内形成高渗而减少水分吸收，使肠内容积增大，刺激肠壁，导致肠道蠕动加快，引起导泻。镁盐还能引起十二指肠分泌缩胆囊素，进一步刺激肠液分泌和肠道蠕动。一般空腹应用，并大量饮水，$1\sim3h$ 即发生导泻作用，排出液体性粪便。临床主要用于外科手术前或结肠镜检前排空肠内容物，排出肠内毒物及辅助排出肠内寄生虫。

（2）利胆　口服高浓度的硫酸镁溶液（33%）或用导管将其直接导入十二指肠，可刺激肠黏膜，反射性引起胆总管括约肌松弛，胆囊收缩，产生利胆作用，可用于阻塞性黄疸、慢性胆囊炎。

（3）消炎去肿　外用50%的硫酸镁容易热敷患处，有消炎去肿的作用。

2. 全身作用

（1）抗惊厥　注射给药后，血液中 Mg^{2+} 浓度升高，可抑制中枢和竞争性拮抗 Ca^{2+}，参与神经肌肉接头处乙酰胆碱的释放，使骨骼肌松弛，产生抗惊厥作用。临床上用于妊娠高血压综合征和破伤风、子痫引起的惊厥。

（2）降血压　注射给药后，Mg^{2+} 可竞争性拮抗 Ca^{2+}，抑制心脏和松弛血管平滑肌，降低外周阻力，发挥降血压作用，降压迅速。临床上用于高血压危象、高血压脑病和妊娠高血压综合征。

---- **不良反应** --

（1）由于硫酸镁导泻作用剧烈，应注意纠正水、电解质平衡失调。另外，还可反射性引起盆腔充血和脱水，故月经期、妊娠期及年老体弱者禁用。

（2）静脉注射过快或过量，可导致血压急剧下降、肌腱反射消失、呼吸抑制，甚至心脏骤停而死亡。一旦发生，立即停药并进行人工呼吸、静脉缓慢注射钙剂等解救措施。

（3）硫酸镁少量吸收后，对中枢抑制药中毒者，因 Mg^{2+} 可少量吸收而加重中枢抑制，应改用硫酸钠导泻。

（4）主要经过肾排泄，故肾功能不全者禁用或慎用。

硫酸钠（Sodium Sulfate）

硫酸钠的导泻作用机制及用法与硫酸镁相似，作用稍弱，无中枢抑制作用，多用于中枢抑制药中毒时导泻以加速排出肠内毒物。同时，硫酸钠还是钡类化合物中毒的特效解毒药，可与钡离子结合形成无毒的硫酸钡。肾功能不全者使用硫酸钠导泻较硫酸镁安全。硫酸钠禁用于充血性心力衰竭和水肿患者。

常用的容积性泻药还有乳果糖（lactulose）、山梨醇（sorbitol）、甘露醇（mannitol）等。

二、接触性泻药

接触性泻药又称为刺激性泻药。通过刺激肠道加速肠蠕动；也能使肠黏膜的通透性发生改变，使电解质和水分向肠腔扩散，使肠腔水分增加，引起导泻作用。

酚酞（Phenolphthalein，果导）

口服后在肠道与碱性肠液形成可溶性钠盐，能促进结肠蠕动。服药后 6～8h 排出软便，作用温和，适用于慢性便秘。偶有过敏反应如皮炎、肠炎及出血倾向等。

比沙可啶（Bisacodyl，联苯双酯）

本药与酚酞属同类药物。口服后在肠道被细菌的酶迅速转化为活性代谢物，刺激结肠，加速肠蠕动。一般口服 6h 后、直肠给药 15～60min 后排出软便。适用于习惯性便秘或术前需排空肠内容物患者。不良反应小，反复应用可能有腹痛。

蒽醌类（Anthraquinonse）

大黄、番泻叶和芦荟等植物中含有蒽醌苷类物质，蒽醌苷类物质在肠内被细菌分解为蒽醌，能增加结肠推进性蠕动，用药后 6～8h 排便。常用于急慢性便秘。

三、润滑性泻药

通过润滑肠壁、软化粪便而发挥导泻作用。

液状石蜡（Liquid Paraffin）

本药为矿物油，肠道不吸收，产生润滑肠壁和软化粪便的作用，使粪便易于排出。适用于老人和儿童便秘。久用妨碍钙、磷吸收。

甘油（Glycerin）

以 50% 的甘油灌肠给药，由于高渗透压刺激肠壁引起排便反应，并有局部润滑作用，数分钟内引起排便。其作用快而温和，主要用于轻度便秘，适用于儿童及老人。常用含 50% 甘油的开塞露。

开塞露

开塞露是 50% 甘油与硫酸镁或山梨醇组成的溶液，密封于特制的塑料容器中，从肛门注入使用，几分钟内即可引起排便，导泻作用快捷、方便、安全、有效，适用于偶发的急性便秘、轻度便秘、老年及儿童便秘。

任务二 止泻药

腹泻是多种疾病的一种临床症状，剧烈而持久的腹泻可引起脱水和电解质紊乱，因此，在对因治疗的同时，可适当给予止泻药。止泻药根据其作用机制可分为抑制肠蠕动止泻药、收敛止泻药和吸附止泻药。

地芬诺酯（Diphenoxylate，苯乙哌啶）

本药为人工合成的哌替啶衍生物，作用于阿片受体，但无镇痛作用，中枢作用弱。能提高肠张力，减少肠蠕动。用于急慢性功能性腹泻。不良反应少，偶见口干、腹部不适、恶心、呕吐、烦躁等；长期大剂量服用可产生成瘾性；过量可导致呼吸抑制。肝病患者慎用或禁用。

洛哌丁胺（Loperamide，苯乙哌胺）

本药的化学结构、药理作用、临床应用均与地芬诺酯相似，除直接抑制肠蠕动外，还可减少肠壁神经末梢释放乙酰胆碱，作用快而强。用于急慢性腹泻。不良反应轻微，主要有皮疹、瘙痒及恶心、呕吐等。

药用炭（Medicinal Charcoal）

药用炭又名活性炭、白陶土。能吸附肠内细菌及气体，防止毒物吸收，减轻肠内容物对肠壁的刺激，使蠕动减少，从而止泻。用于腹泻、胃肠胀气及食物中毒等。

蒙脱石（Montmorillonite）

本药具有层纹状结构及非均匀性电荷分布，对消化道内的病毒、细菌及其产生的毒素有固定、抑制作用；对消化道黏膜有覆盖能力，并通过与黏液糖蛋白相互作用结合，从质和量两方面修复、提高黏膜屏障对攻击因子的防御功能；具有平衡正常菌群和局部止痛作用。本药不进入血液循环，连同所固定的攻击因子随消化道自身蠕动排出体外。用于成人及儿童急慢性腹泻；还用于食管、胃、十二指肠疾病引起的相关疼痛症状的辅助治疗。

 药师提示

开塞露的使用

用开塞露等药物治疗便秘，只能作为临时缓解便秘痛苦的"应急措施"。而且，经常使用会使人正常的排便反射和功能不再存在，对开塞露产生依赖性，引起心理性的便秘。要想从根本上防止便秘，应是养成良好的饮食习惯及生活习惯，例如多喝水、适度增加运动量、养成规律的排便习惯等。

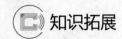 **知识拓展**

如何改善和预防便秘

1. 日常饮食需注意

（1）增加可溶性纤维的摄入，如果胶、树胶、麦坚果、豆类、水果和蔬菜等。膳食纤维本身不被吸收，纤维素具有亲水性，可吸收肠腔水分，增加粪便容量，刺激结肠蠕动，增强排便能力。

（2）主食不宜过精，适当吃粗粮和杂粮（红薯、玉米、糙米、燕麦等）、豆类及其制品（黄豆、绿豆、红豆、豆渣等）。

（3）每天喝 1.5～2L 水（相当于 500mL 瓶装矿泉水 3～4 瓶）。

（4）适当多吃富含纤维素的新鲜蔬菜、菌菇类和水果，如蘑菇、芹菜、空心菜、茼蒿、萝卜、冬瓜、南瓜、苹果等。

2. 日常习惯需养成

（1）增加运动，避免久坐，每 30～40min 站起来活动一会。

（2）定时排便，晨起、三餐后便意最活跃，此时为排便的最佳时机，不要故意抑制便意，否则会加重便秘。

课后实践

请同学们在课后前往药店，观察目前在售的胃酸分泌抑制药具体有哪些品种？了解其中一种药物的药品信息，查阅其药品说明书，熟知其药理作用、临床应用及服用注意事项。

目标测试
习题与解析

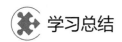 学习总结

知识点导图

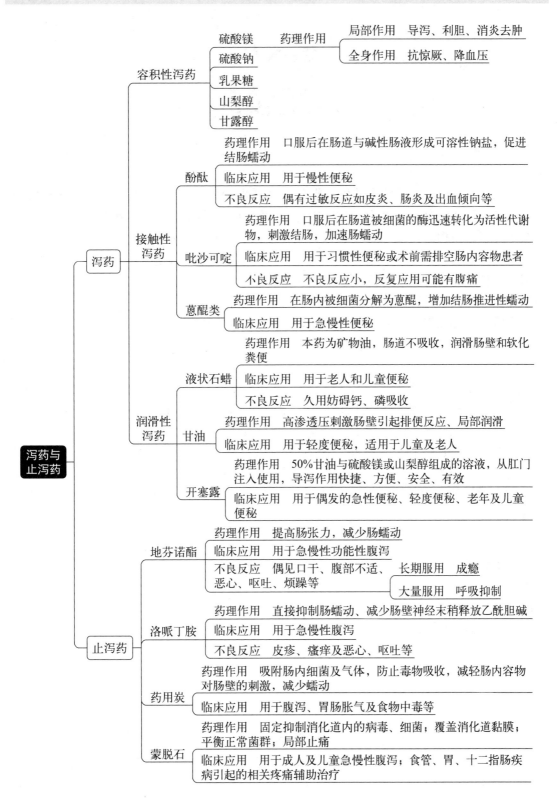

模块八
抗组胺药

组胺（histamine）是体内非常重要的自体活性物质，由组胺酸脱羧产生，是变态反应性疾病的病理介质，在人体内分布广泛，以皮肤、肺和胃的含量最高。通常情况下，组胺与肝素、蛋白质形成复合物，以无活性的结合型贮存于组织中的肥大细胞和血液中的嗜碱性粒细胞中。在许多理化因素刺激下，如组织损伤、炎症、变态反应、某些药物等因素的作用下，组胺可被刺激以活性形式（游离型）释放出来，与其相应受体结合，产生强烈反应。

组胺受体主要有 H_1 受体和 H_2 受体两种。H_1 受体主要分布于肠、支气管和血管平滑肌上，H_2 受体主要分布于胃壁细胞、心肌和某些血管平滑肌上。兴奋时产生相应的生理效应。

（1）对心血管的作用　组胺作用于 H_1 受体和 H_2 受体，使皮肤黏膜血管扩张，毛细血管的通透性增加，血浆渗入组织中，造成荨麻疹、组织水肿；导致血压急剧下降，严重者可出现过敏性休克；血压下降可反射性地引起心率加快。

（2）对平滑肌的作用　组胺兴奋 H_1 受体，使支气管平滑肌痉挛性收缩，引起支气管哮喘；使胃肠和子宫平滑肌收缩，引起腹痛、腹泻。

（3）对胃液分泌的影响　组胺能兴奋胃壁细胞上的 H_2 受体，使胃酸和胃蛋白酶分泌增加。

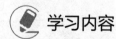 学习内容　 重难点分析

项目一　H_1 受体拮抗药
项目二　H_2 受体拮抗药

学习重点

1. 第一、二、三代组胺 H_1 受体拮抗药的药理作用及其特点、临床应用、主要不良反应。

2. 组胺 H_2 受体拮抗药的药理作用、临床应用、主要不良反应。

学习难点

第一、二、三代组胺 H_1 受体拮抗药的异同。

项目一　H₁ 受体拮抗药

 学习目标 ---

知识目标

1. 掌握苯海拉明、氯苯那敏、阿司咪唑的作用特点、临床应用、主要不良反应及注意事项。

2. 熟悉其他 H₁ 受体拮抗药的作用特点。

能力目标

1. 能够解释过敏性疾病的用药原则。

2. 能够处理过敏性疾病的常用方案。

素质目标

1. 树立以人为本的专业情怀。

2. 树立安全用药的职业准则。

情景导入

　　患者，女，46 岁，过敏体质，昨日自驾去植物园游玩、赏花，当天出现面部、四肢等部位处皮肤红斑、瘙痒。

　　初步诊断：患者属于过敏性疾病，根据病症，医生开具了氯雷他定。

　　导学讨论：1. 请根据病例，总结皮肤、黏膜过敏的疾病特征。

　　2. 结合该患者出现的症状，分析治疗方案。

　　组胺是过敏性疾病的主要介质。H₁ 受体拮抗药具有与组胺相似的化学结构，可与组胺竞争效应细胞上的组胺 H₁ 受体，阻碍组胺与 H₁ 受体结合，从而抑制其引起的变态反应。

　　目前临床常用的 H₁ 受体拮抗药分为三代，新型的 H₁ 受体拮抗药较少通过血脑屏障，故中枢作用较轻；同时新型的 H₁ 受体拮抗药特异性强，主要用于组胺介导的过敏性疾病的治疗。具体的作用比较见表 8-1-1。

表8-1-1　常用 H_1 受体拮抗药的作用比较

	药物	H_1受体拮抗	镇静	抗晕止吐	抗胆碱	维持时间/h	主要应用
第一代	苯海拉明（可他敏）diphenhydramine	++	+++	++	+++	4～6	皮肤黏膜过敏、晕动症
	异丙嗪（非那根）promethazine	+++	+++	++	+++	4～6	皮肤黏膜过敏、晕动症
	赛庚啶（普力阿克丁）cyproheptadine	+++	++	+	++	6～8	皮肤黏膜过敏
	氯苯那敏（扑尔敏）chlorphenamine	+++	+	+	+	4～6	皮肤黏膜过敏
第二代	特非那定 terfenadine	+++	−	−	−	12～24	皮肤黏膜过敏
	阿司咪唑（息斯敏）astemizole	+++	−	−	−	>24	皮肤黏膜过敏
	氯雷他定（开瑞坦）loratadine	+++	−	−	−	24	皮肤黏膜过敏
第三代	西替利嗪（仙特敏）cetirizine	+++	−	−	−	12～24	皮肤黏膜过敏

注：−、+、++、+++ 表示作用强弱。

---- **体内过程** --

本类药物口服或注射均易吸收，起效快，体内分布广泛。多数第一代 H_1 受体拮抗药可透过血脑屏障，进入脑组织。主要在肝内代谢，经肾脏排泄；第二代 H_1 受体拮抗药与第一代相比，起效更快、作用维持时间长，药物不易透过血脑屏障，代谢产物仍有活性；第三代 H_1 受体拮抗药与第二代相比，具有使用剂量小、起效快、不良反应少等特点。

---- **药理作用** --

（1）拮抗 H_1 受体　能对抗由组胺引起的呼吸道、消化道及子宫平滑肌收缩，对抗毛细血管扩张和通透性增加，缓解和消除变态反应症状，但对血管扩张和血压下降等全身作用只有部分对抗作用，需同时应用 H_2 受体拮抗药才能完全对抗。因组胺不是引起哮喘的主要原因，故对过敏性哮喘无效。

（2）中枢抑制作用　多数第一代药物可通过血脑屏障，对中枢 H_1 受体有阻断作用，产生镇静催眠作用，其作用以苯海拉明、异丙嗪最强。第二、三代药物几乎无中枢镇静作用。

（3）抗晕止吐作用　第一代药物苯海拉明和异丙嗪有抗晕止吐作用，这与其中枢抗胆碱作用有关。

（4）抗胆碱作用　本类药物多数有抗胆碱作用，可引起阿托品样作用。

---- **临床应用** --

（1）皮肤黏膜变态反应性疾病　对荨麻疹、花粉症、过敏性皮炎及血管神经性水肿有较好的疗效，对昆虫叮咬引起的皮肤瘙痒也有效。对药疹和接触性皮炎有一定疗效。

（2）晕动症及呕吐　苯海拉明和异丙嗪等对晕动症、妊娠呕吐和放射治疗所致的恶心、呕吐均有效。

（3）失眠症　苯海拉明和异丙嗪可用于失眠症，尤其是因过敏性疾病所致的失眠效果较好。

（4）人工冬眠　异丙嗪与氯丙嗪、哌替啶配伍，用于人工冬眠疗法。

---- **不良反应** --

常见嗜睡、乏力等中枢抑制现象，以苯海拉明和异丙嗪最多见；胃肠道反应有恶心、呕吐、腹泻等，饭后服用可减轻；还有头痛、口干、便秘、视物模糊等症状。阿司咪唑、特非那定用量过大可致心律不齐。

💡 药师提示

苯海拉明、异丙嗪、赛庚啶、氯苯那敏有中枢镇静作用，驾驶员、高空作业人员、机械操作者在工作时不宜使用这些药物。

👥 课堂活动

患者，女，12岁，学生。因近日气温骤降，出现打喷嚏、流鼻涕、鼻塞、咳嗽等症状，在母亲的指导下服用了感冒药泰诺，结果课堂上出现了犯困、打盹的情况，被老师点名后依然不能克服。

课堂讨论：1. 泰诺的主要成分有哪些？

2. 该患者为什么会上课犯困、打盹？

🔲 知识拓展

过敏性疾病"四位一体"的防治原则

过敏性疾病是长期慢性疾病，多数人受其所扰。1998年世界卫生组织针对过敏性疾病制定了"四位一体"综合治疗的方案。

（1）规避过敏原　避免或尽量减少与过敏原的接触（如查看食品成分，避免食入性过敏；尽量减少吸入性过敏；避开接触性过敏）。

（2）药物控制　用抗过敏药（如 H_1 受体拮抗药、白三烯受体阻断药、糖皮质激素类药物等）控制症状，防止延长治疗周期。

（3）脱敏治疗　改善过敏体质，避免或减少复发。

（4）患者教育　知晓过敏原，知晓防治方法。

项目二　H_2 受体拮抗药

H_2 受体拮抗药可选择性阻断胃壁细胞上的 H_2 受体，拮抗组胺引起的胃酸分泌。常用药物有西咪替丁（cimetidine，甲氰咪胍，泰胃美）、雷尼替丁（ranitidine）、法莫替丁（famotidine）、尼扎替丁（nizatidine）、罗沙替丁（roxatidine）等。详见模块七　任务二。

目标测试
习题与解析

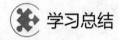

知识点导图

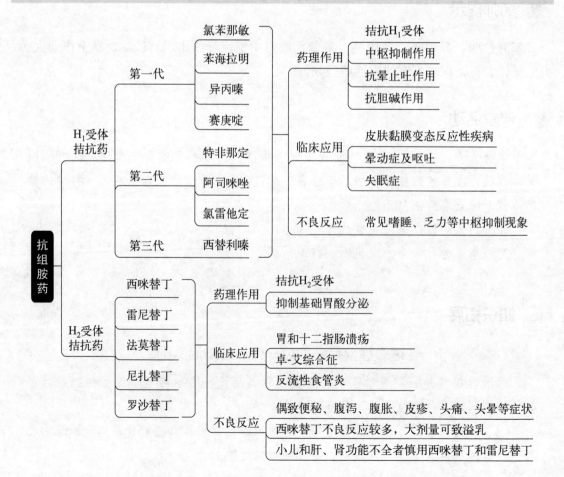

模块九
内分泌系统药物

内分泌系统（endocrine system）由内分泌腺、内分泌组织和分布于其他器官的内分泌细胞组成。其分泌、合成和释放特殊的化学物质——激素，经过组织液或血液循环而传递化学信息到其靶细胞、靶组织或靶器官，发挥兴奋或抑制的调节作用；同时内分泌系统与神经系统通过级联方式（如下丘脑 - 垂体 - 肾上腺、下丘脑 - 垂体 - 甲状腺、下丘脑 - 垂体 - 性腺等的反馈调节）共同调节机体的生长发育和各种代谢，维持内环境的稳定，并影响行为和控制生殖等。

激素按其化学性质分为含氮激素（包括氨基酸衍生物、胺类、肽类和蛋白质类激素）和类固醇激素两大类。当激素缺乏而导致疾病时，则需用激素进行补充或替代治疗；而激素分泌增多时则需要减少或对抗激素作用的药物治疗。

 ## 学习内容

项目一　肾上腺皮质激素类药
项目二　甲状腺激素与抗甲状腺药
项目三　抗糖尿病药
项目四　性激素类药

重难点分析

学习重点

1. 抗糖尿病药的分类、作用机理、作用特点、临床应用、主要不良反应及其防治。

2. 硫脲类抗甲状腺药的作用机理、临床应用、主要不良反应。

3. 肾上腺糖皮质激素类药的药理作用、临床应用、主要不良反应。

4. 性激素类药的药理作用、临床应用、主要不良反应。

学习难点

肾上腺糖皮质激素类药的作用机理、主要不良反应。

项目一　肾上腺皮质激素类药

 学习目标 --

知识目标

1. 掌握肾上腺皮质激素类药的分类。

2. 掌握糖皮质激素类药的药理作用、临床应用和不良反应。

3. 了解盐皮质激素的作用；性激素避孕药的作用特点。

能力目标

1. 能够解释类肾上腺皮质功能亢进症 / 不全症的原因。

2. 能处理肾上腺糖皮质激素类药的治疗方案。

素质目标

1. 树立以人为本的专业情怀。

2. 树立安全用药的职业准则。

情景导入

　　患者，男，40 岁。主诉有十二指肠溃疡病史，近期因单位搬迁到刚装修完工、更换了办公桌椅的新建写字楼，导致了急性支气管哮喘发作，有气促、喘息，伴有肺部哮鸣音等。医生给予泼尼松龙治疗。患者用药 1 周后发现黑便，经查发现十二指肠溃疡复发。

　　初步诊断支气管哮喘，根据病症，医生开具了泼尼松龙。

　　导学讨论：结合该患者出现的症状，分析治疗方案。

　　肾上腺皮质激素（adrenocortical hormones）是肾上腺皮质所分泌激素的总称，简称皮质激素，均属甾体化合物。按其生理作用，主要分为糖皮质激素、盐皮质激素。

任务一　糖皮质激素类药

　　糖皮质激素由肾上腺皮质束状带合成和分泌，主要为氢化可的松和可的松。临床应用的糖皮质激素类药物大多是经过结构改造的人工半合成品，其疗效增强，不良反应减少。常用糖皮质激素类药物的比较见表 9-1-1。

表9-1-1 常用糖皮质激素类药物的比较

	药物	抗炎作用（比值）	糖代谢（比值）	水盐代谢（比值）	等效剂量/mg
短效	氢化可的松 hydrocortisone	1.0	1.0	1.0	20
	可的松 cortisone	0.8	0.8	0.8	25
中效	泼尼松 prednisone	3.5	3.5	0.6	5
	泼尼松龙 prednisolone	5	3.5	0.3	5
	曲安西龙 triamcinolone	5	3.5	0	4
长效	地塞米松 dexamethasone	30	20	0	0.75
	倍他米松 betamethasone	25～40	11	0	0.6

注：表中数据为与氢化可的松比较的相对强度。

糖皮质激素中生理剂量主要调节正常的物质代谢，超生理剂量时可发挥药理作用改善相关疾病的症状。但长期大剂量使用也可引起多种严重的不良反应。

---- **体内过程** --

糖皮质激素口服、注射均可吸收。氢化可的松吸收后约90%与血浆蛋白结合。结合者不易进入细胞，无生物活性。只有血中游离型具有生物活性，约占10%。泼尼松、地塞米松与血浆蛋白结合率低，血中游离型增多。糖皮质激素在肝脏代谢转化，由肾脏排出，故肝肾功能不全者 $t_{1/2}$ 延长。可的松与泼尼松在肝脏分别转化为氢化可的松和泼尼松龙才有活性，因此，肝功能不全患者，不宜使用可的松和泼尼松。糖皮质激素类药物与苯巴比妥、苯妥英钠等肝药酶诱导剂合用时，可加速其分解。

---- **药理作用** --

1. 抗炎作用

药理剂量的糖皮质激素具有强大的抗炎作用，对各种原因（感染性、机械性、化学性、放射性或免疫反应性等）引起的炎症都有很强的抑制作用。在炎症早期可收缩局部血管，降低毛细血管的通透性，抑制白细胞浸润及吞噬反应，减少各种炎症因子的释放，从而阻止病理反应，减轻渗出、水肿，改善红、肿、热、痛等症状。在炎症后期，可抑制毛细血管和纤维母细胞的增生及肉芽组织的生长，防止组织粘连和瘢痕形成。但必须注意的是，炎症是机体的一种防御机能，炎症后期又是机体组织的修复过程。因此，应考虑到在应用糖皮质激素抗炎的同时也会降低机体的防御能力，且糖皮质激素类药物没有抗菌作用，可能导致感染扩散或妨碍伤口愈合。

2. 免疫抑制抗过敏作用

糖皮质激素类药物对免疫过程的许多环节均有显著抑制作用。可抑制巨噬细胞对抗原的吞噬和处理；降低网状内皮系统对颗粒的消除作用；干扰淋巴细胞的识别和阻断免疫母细胞的增殖；使血液中淋巴细胞溶解，致使淋巴结、脾及胸腺中淋巴细胞减少；干扰体液免疫，使自身免疫性抗体生成减少；抑制变态反应引起的免疫性损伤，可减轻过敏性及自身免疫性疾病的症状及抑制异体器官移植的排斥反应。

3. 抗毒素作用

糖皮质激素能提高机体对有害刺激（如感染中毒、烧伤、寒冷、低血糖、休克、恐惧、疲劳、疼痛等）的应激能力，增强机体对细菌内毒素的耐受力，对抗和缓解细菌内毒素引起的反应，减轻其对机体造成的损害。但对细菌内毒素无中和与破坏作用，对细菌外毒素也无防御作用。早期应用糖皮质激素，可迅速缓解毒血症症状（如减退热度、增加食欲等），减轻机体组织细胞的损害，保护机体度过危险期。这可能与其具有稳定溶酶体膜、减少内热原释放和降低体温调节中枢对致热原的敏感性等功能有关。

4. 抗休克作用

大剂量糖皮质激素具有抗休克作用，广泛用于各种严重休克，特别是对感染性休克，早期大剂量应用有较好的疗效；对其他休克，如过敏性休克、心源性休克、低血容量性休克等也有一定治疗作用。抗休克机制可能与其抗炎、抗毒、抗免疫等综合药理作用有关，以此提高机体对休克的应激能力；稳定溶酶体膜，减少心肌抑制因子的形成；增强心肌收缩力，使心输出量增加；解除小动脉痉挛，改善微循环，缓解休克状态。

5. 对血液系统的作用

糖皮质激素提高骨髓造血机能，可使血中红细胞、血红蛋白含量增加。大剂量可使血小板增加，纤维蛋白原增多，缩短凝血时间。但血中淋巴细胞、嗜酸性粒细胞数目减少。

6. 对代谢的影响

（1）促进糖原异生，减少葡萄糖的分解和利用　增加糖原含量，使血糖升高。

（2）促进蛋白质分解，抑制蛋白质合成　蛋白质分解增加则提高血清氨基酸水平，增加尿氮排泄量，造成负氮平衡。大量长期使用可出现生长减慢、皮肤变薄、肌肉消瘦、骨质疏松以及淋巴组织萎缩等。因蛋白质合成受到抑制，可延缓创伤愈合。

（3）改变身体脂肪的分布　大剂量长期使用可激活四肢皮下脂肪酶，促使皮下脂肪分解，重新分布到面部和躯干，形成向心性肥胖，出现"满月脸""水牛背"。

（4）有较弱的水、钠潴留和排钾排钙的作用，可导致高血压、水肿。大剂量用药还可导致低血钙，长期使用可致骨质疏松症。

7. 其他作用

提高中枢神经系统的兴奋性，表现为激动、失眠、欣快，甚至精神失常等；可能抑制体温中枢对致热原的反应性、稳定溶酶体膜、减少内源性致热原的释放，而发挥退热作用。

---- **临床应用** --

（1）治疗严重感染　严重急性感染性疾病，如中毒性菌痢、暴发性流脑、中毒性肺炎、猩红热、重症伤寒、急性粟粒型肺结核及败血症等，应用糖皮质激素治疗，可通过其抗炎、抗毒、抗休克等作用迅速缓解症状，有助于患者度过危险期，为对因治疗争取时间。由于糖皮质激素类药物无抗菌作用，且能降低机体的免疫力，因此对细菌感染性疾病必须合用足量有效的抗菌药物。因糖皮质激素无抗病毒作用，目前又无有效的抗病毒药物，故一般对病毒性感染不用糖皮质激素治疗，以防病毒扩散。但对某些严重的病毒性感染，如严重传染性肝炎、流行性腮腺炎和流行性乙型脑炎等，应用糖皮质激素有缓解症状作用，可酌情应用。

 知识拓展

内毒素的发现及其致病性

20 世纪 40 年代青霉素问世时，对脑膜炎奈瑟菌引起的流行性脑膜炎的临床疗效显著。但大剂量青霉素治疗重症脑膜炎时，有不少患者因发生了休克而死亡。经研究发现，流行性脑膜炎致病物质是病原菌脑膜炎奈瑟菌的内毒素，而内毒素又是革兰阴性菌细胞壁中的成分，当大剂量青霉素迅速将病原菌杀死后，细菌内毒素会大量释放出来。人体对内毒素较敏感，极微量就可引起体温上升，大量释放的内毒素作用于小血管造成功能紊乱进而导致微循环障碍，称为内毒素休克。因此，治疗过程中，在大剂量使用有效抗菌药物的同时应加用糖皮质激素类药物，以提高机体对内毒素的耐受力，减少其对机体的损害。

（2）防止炎症粘连和瘢痕形成　人体重要器官发生炎症，早期应用糖皮质激素，可防止或减轻组织粘连和瘢痕形成，以减轻后遗症。可用于结核性脑膜炎、胸膜炎、心包炎、虹膜炎、角膜炎、视网膜炎、视神经炎、睾丸炎及烧伤等。但角膜溃疡者禁用，以免加重溃疡。

（3）治疗自身免疫性疾病　自身免疫性疾病如风湿性心肌炎、风湿性关节炎及类风湿关节炎、红斑狼疮、皮肌炎、自身免疫性贫血及肾病综合征等，应用糖皮质激素可缓解症状，但不能根治，久用易产生不良反应，故一般不单独使用，多采用综合疗法。可用于治疗器官移植术后的排斥反应，常与其他免疫抑制药合用。

（4）治疗过敏性疾病　糖皮质激素通过抗炎、抗过敏作用，可迅速缓解荨麻疹、支气管哮喘、药物性皮炎、血管神经性水肿、过敏性鼻炎、过敏性紫癜及过敏性休克、输血反应等过敏性疾病的症状，抑制抗原 - 抗体反应所引起的组织损害和炎症反应。但一般不作首选药。

（5）抗休克　大剂量糖皮质激素可用于各种原因引起的休克。对感染性休克，用量要大，用药应早，同时需与足量有效的抗菌药物合用。待中毒症状缓解，脱离休克后即可停药。对过敏性休克，应首选肾上腺素，对病情较重者合用糖皮质激素可提高疗效；对心源性休克、低血容量性休克，可在常规治疗基础上，加用糖皮质激素进行辅助治疗。

（6）替代疗法　用于急慢性肾上腺皮质功能减退症（包括肾上腺危象及艾迪生病）、脑垂体前叶功能减退症及肾上腺次全切除术后。

（7）治疗血液病　用于治疗急性淋巴细胞白血病、再生障碍性贫血、粒细胞减少症、血小板减少症等，但效果不持久，停药后易复发。

（8）其他　对湿疹、银屑病、剥脱性皮炎等，可选用氟轻松或氢化可的松等软膏、霜剂外用。严重病例仍需全身用药。

不良反应

1. 长期大剂量用药的不良反应

（1）类肾上腺皮质功能亢进症　长期大剂量应用糖皮质激素，可引起糖、蛋白质、脂肪和水盐代谢紊乱。表现为满月脸、水牛背、向心性肥胖、高血压、高血糖、低血钾、水肿、肌肉萎缩、皮肤变薄、痤疮、易感染、骨质疏松及多毛发等。一般停药后可自行消失。采用低糖、低盐、高蛋白饮食及适当补钾可减轻上述症状。糖尿病、高血压、水肿、动脉硬化、骨质疏松患者、心及肾功能不全者禁用。

（2）诱发或加重感染　由于糖皮质激素只抗炎而不抗菌，且使机体免疫能力降低，长期应用易诱发感染或使潜在的感染病灶扩散。必要时应合用足量有效的抗菌药物。抗菌药物不能有效控制的感染、活动性结核病、角膜溃疡患者禁用。

（3）诱发或加重溃疡病　糖皮质激素可促进胃酸及胃蛋白酶分泌，抑制胃黏液分泌和组织修复，可诱发或加重胃十二指肠溃疡，甚至造成消化道出血和穿孔，少数患者可诱发胰腺炎或脂肪肝。有消化系统病史，又必须长期大剂量应用糖皮质激素者，必要时可合用 M 受体阻断药或抗酸药。活动性溃疡病患者禁用。

（4）心血管系统并发症　长期大量应用可引起水钠潴留、血脂升高，导致高血压和动脉粥样硬化。

（5）其他　因糖皮质激素促进蛋白质分解，抑制蛋白质合成，增加钙、磷排泄以及抑制肉芽组织增生，可引起肌肉萎缩、骨质疏松、伤口愈合迟缓；由于抑制生长激素的分泌和造成负氮平衡，可影响儿童生长发育；影响胎儿发育并可致畸胎，妊娠早期不宜应用；有中枢兴奋作用，可出现欣快、激动、失眠等，可诱发癫痫和精神失常，有精神病史或癫痫病史者禁用。

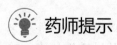 药师提示

糖皮质激素类药的正确使用

临床应根据患者病情、药物的作用特点和不良反应确定药物制剂、剂量、用药方法及疗程。

（1）大剂量突击疗法 短期大剂量使用，可用于急性、危重病（如严重中毒性感染、中毒性休克等）患者，以迅速控制症状并度过危险期，疗程一般不超过 3d。通常可选用氢化可的松，首剂 200～300mg 静脉滴注，一日剂量可达 1g。连续用药 3～5d 后，症状缓解立即停药。

（2）一般剂量长程疗法 用于反复发作、累及多种器官的慢性病，目的是较长时期内控制症状、防止疾病急性发作，如肾病综合征、恶性淋巴瘤、顽固性支气管哮喘、淋巴细胞白血病等。一般可选用泼尼松 10～20mg 口服，一日 3 次，疗效明显后，每 3～5d 减量一次到最小维持量维持疗效即可。

（3）小剂量替代疗法 用于慢性肾上腺皮质功能减退症、腺垂体功能减退症及肾上腺次全切除术后。通常选用可的松每日 12.5～25mg 或氢化可的松每日 10～20mg，长期使用。

（4）隔日疗法 肾上腺皮质激素的分泌具有昼夜节律性，每天上午 8 时为分泌高峰，随后逐渐下降，午夜 24 时为低谷。在长程疗法中对某些慢性病可将两日的总量在隔日早晨一次给予，此时恰逢皮质激素正常分泌高峰，对肾上腺皮质反馈性抑制最小，可减少停药反应的发生。

（5）局部应用 用于哮喘、过敏性鼻炎、皮肤病及眼病等，常选用氢化可的松、氟轻松、倍氯米松等。

2. 停药反应

（1）医源性类肾上腺皮质功能减退症 长期大量应用糖皮质激素，体内糖皮质激素水平超过正常值，可反馈性抑制下丘脑-垂体-肾上腺系统，导致肾上腺皮质萎缩，分泌内源性糖皮质激素功能减退。一旦外源性激素减量过快或突然停药，患者可出现类肾上腺皮质功能不全症状，表现为全身不适、恶心、呕吐、乏力、低血糖、低血压和休克等，需及时抢救。因此，对长期大剂量应用糖皮质激素的患者，停药时应逐渐减量，不可减量过快或突然停药。

（2）反跳现象 长期用药，若突然停药或减量过快，内源性糖皮质激素不能立即分泌补充，可引起原有病症复发或加重，称反跳现象。需加大剂量重新治疗，症状缓解后再逐渐减量、停药。

课堂活动

患者，女，31 岁，教师。因长期伏案工作、用眼过度，引起双眼奇痒，眼睑结膜有粗大乳头，经医生检查后接受了 1% 泼尼松滴眼液治疗，效果明显，随后试着减药，但 1 周后，发现本来已缓解的症状又重新出现。

课堂讨论：解释患者停药过程中为什么原有症状重新出现？

课后实践

以小组为单位，对周围熟悉的人进行调查，整理 5 名病例，了解日常生活中因为疾病治疗使用过哪种糖皮质激素类药物？使用效果如何？记录以下信息：疾病、使用药物、治疗方案（用药时间长短、剂量大小）、治疗效果、出现的不良反应。

任务二　盐皮质激素类药物

内源性盐皮质激素主要有醛固酮（aldosterone）和去氧皮质酮（desoxycortone）。由肾上腺皮质球状带合成并分泌，它们在维持机体水、电解质平衡中起重要作用。主要作用于肾脏远曲小管，促进 Na^+、Cl^- 的重吸收和 K^+、H^+ 的排泄，具有保钠排钾作用。对糖代谢的影响作用微弱，仅为可的松的 1/3。临床主要应用去氧皮质酮制剂，常与氢化可的松等合用，作为替代疗法，用于治疗慢性肾上腺皮质功能减退症或低钠血症，以纠正失水、失钠、钾潴留等，恢复水、电解质平衡。

学习总结

知识点导图

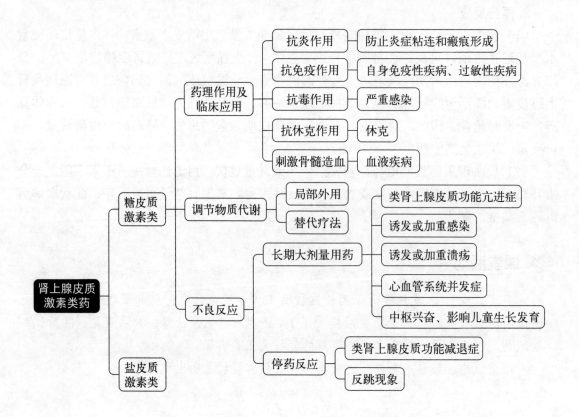

项目二 甲状腺激素与抗甲状腺药

 学习目标 --

知识目标

1. 掌握硫脲类抗甲状腺药的药理作用、临床应用和不良反应。

2. 了解其他抗甲状腺药的作用特点。

能力目标

能够指导患者正确使用抗甲状腺药。

素质目标

1. 树立以人为本的专业情怀。

2. 树立安全用药的职业准则。

情景导入

患者，女，45 岁，近半年来食欲越来越好，但明显消瘦，伴有满头大汗、激动易怒、双手颤抖、晚上心悸，经查 T_3、T_4 升高，初步诊断：甲状腺功能亢进症。医生给予丙硫氧嘧啶和普萘洛尔治疗。

导学讨论：结合该患者的症状，分析治疗方案是否合理？

甲状腺是机体重要的内分泌腺之一。甲状腺合成、分泌的甲状腺激素，对维持机体正常的新陈代谢、促进生长发育具有重要的作用。体内甲状腺激素分泌过多将引起甲状腺功能亢进症，简称甲亢；分泌过少将引起甲状腺功能减退症，简称甲减。可分别应用抗甲状腺药和甲状腺激素治疗。

任务一 甲状腺激素

甲状腺合成并分泌的甲状腺激素有两种，甲状腺素（thyroxine，T_4）和碘塞罗宁（三碘甲状腺原氨酸，triiodothyronine，T_3），两者作用性质相同。正常人每日释放 T_3 25～30μg，T_4 70～90μg。T_3 含量虽少，但活性比 T_4 约强 5 倍。目前 T_3、T_4 均已人工合成。

◎ 知识拓展

甲状腺激素的合成、贮存、分泌与调节

（1）合成　甲状腺细胞摄取血液中的碘，在过氧化酶的作用下，碘离子（I^-）被氧化成活性碘（I^0）。活性碘与甲状腺球蛋白（TG）上的酪氨酸残基结合，生成一碘酪氨酸（MIT）和二碘酪氨酸（DIT），再在过氧化酶作用下，1 分子 MIT 和 1分子 DIT 缩合成 T_3，2 分子 DIT 缩合成 T_4。

（2）储存　生物合成的 T_3 和 T_4 仍在 TG 分子上，贮存于腺泡腔中。

（3）释放　在蛋白水解酶作用下，带有 T_3、T_4 的 TG 释放出 T_3、T_4，进入血液，运送至各组织发挥作用。

（4）调节　甲状腺激素的合成与释放受垂体前叶分泌的促甲状腺激素（TSH）、下丘脑分泌的促甲状腺激素释放激素（TRH）的调节以及血液中 T_3 和 T_4 浓度的反馈调节。

---- **体内过程** --

口服易吸收，T_3 作用快而强，$t_{1/2}$ 为 2d，T_4 要在体内转变为 T_3 才起作用，故作用缓慢而持久，$t_{1/2}$ 为 5d，用药后 7～10d 达最大疗效，停药后其作用仍可维持 4～5 周，故反复给药不当易致蓄积中毒。甲状腺素主要在肝、肾线粒体内脱碘，并与葡萄糖醛酸或硫酸结合而经肾脏排泄。甲状腺激素可通过胎盘和进入乳汁，故妊娠和哺乳妇女应慎用。

---- **药理作用** --

（1）促进代谢、增加产热　甲状腺激素能促进糖、蛋白质、脂肪的代谢，促进细胞内物质氧化过程，增加耗氧，提高基础代谢率，使产热量增加。

（2）维持正常生长发育　甲状腺激素为人体正常生长发育所必需的激素，能促进蛋白质合成、骨骼的增殖和中枢神经系统的生长发育。婴幼儿甲状腺功能不足时，则生长发育迟缓，可引起呆小病（克汀病），表现为身体矮小、肢体粗短、智力低下；成年人甲状腺功能不全时，可引起黏液性水肿。

（3）提高机体对儿茶酚胺的敏感性　甲状腺功能亢进者，可出现情绪激动、失眠、心率加快、心输出量增多、收缩压升高等神经和心血管系统的症状。

---- **临床应用** --

（1）治疗呆小病　对婴幼儿患者，治疗愈早愈好。应以预防为主，孕妇摄取足量的碘化物可预防婴幼儿呆小病。

（2）治疗黏液性水肿　口服甲状腺素片，从小剂量开始，逐渐增至足量，2～3 周后，如基础代谢率恢复正常，可逐渐减至维持量。

（3）治疗单纯性甲状腺肿 可用甲状腺素作替代疗法，以补充内源性甲状腺激素的不足，同时也可通过抑制 TSH 的分泌而抑制腺体代偿性增生肥大。早期应用可使腺体缩小，常与碘剂配合使用。

不良反应

过量可引起甲状腺机能亢进症状，轻者可出现心悸、多汗、手震颤、神经过敏、失眠等；重者可出现呕吐、腹泻、发热、脉搏快而不规则。老年和心脏病患者可致心绞痛和心肌梗死。一旦出现上述症状，应立即停药，可用 β 受体阻断药对抗之。如需再使用该药时，至少在停药 1 周后再由小量开始使用。

任务二 抗甲状腺药

甲状腺功能亢进症简称甲亢，是甲状腺分泌甲状腺激素过多导致代谢率增高的一种内分泌疾病。可发生于任何年龄，以青年女性最多见。临床主要表现有饥饿、多食、怕热、多汗等高代谢综合征；紧张、焦虑、易怒、失眠、手颤或肌颤等神经症状；血压升高、心动过速等心血管系统症状；不同程度的甲状腺肿大；突眼等。

抗甲状腺药能消除甲状腺功能亢进的症状。目前常用的药物有硫脲类、碘和碘化物、放射性碘和 β 受体阻断药。

一、硫脲类

硫脲类药物是临床常用的抗甲状腺药，药物有硫氧嘧啶类，如甲硫氧嘧啶（methylthiouracil）、丙硫氧嘧啶（Propylthiouracil，丙赛优）；咪唑类，如甲巯咪唑（Thiamazole，他巴唑）和卡比马唑（Carbimazole，甲亢平）。

体内过程

本类药物口服易吸收，分布于全身各组织，以甲状腺浓度最高。可通过胎盘和乳汁排出，在乳汁中的浓度为血浆浓度的 3 倍。主要在肝内代谢，约 60% 被破坏，其余在 24h 内随尿排出。丙硫氧嘧啶作用快而短，口服后 20～30min 起效，$t_{1/2}$ 约 2h。甲巯咪唑作用慢而持久，卡比马唑在体内转化甲巯咪唑而发挥作用，作用更缓慢，不适用于甲亢危象。

药理作用

（1）抑制甲状腺激素的合成 本类药物能抑制甲状腺细胞内过氧化酶的活性，使被摄入到甲状腺细胞内的碘化物不能氧化成活化碘，影响酪氨酸的碘化及缩合，从而抑制甲状腺激素的合成。但对已合成的甲状腺激素没有影响，故作用缓慢。患者一般需用药 2～3 周后，症状才能改善，需 1～2 个月代谢率才能逐渐恢复正常，疗程一般为 1～2 年。过早减量和停药容易复发。

（2）抑制外周组织的 T_4 转化为 T_3 丙硫氧嘧啶能抑制甲状腺外周组织中 T_4 脱碘转化 T_3 而发挥疗效。

---- **临床应用** ---

（1）甲亢的内科治疗　用于轻症和不宜手术或放射性碘治疗者。开始应用大剂量，以对甲状腺激素合成产生最适抑制作用。1～3 个月症状显著减轻，基础代谢率接近正常时，逐渐减至维持量，疗程 1～2 年。

（2）甲亢术前准备　患者在进行甲状腺次全切除术之前，使用硫脲类药物使甲状腺功能接近正常水平，可减少麻醉和术后的并发症，防止术后甲状腺危象。但用药可使 TSH 分泌增加，使甲状腺腺体增生、变软、充血，不利于手术进行。因此，需在术前 2 周左右加服大剂量碘剂，使腺体萎缩、变硬，减少出血，以利于手术。

（3）甲亢危象的辅助治疗　甲亢患者在精神刺激、感染、手术、外伤等诱因影响下，使甲状腺激素突然大量释放入血，导致病症急剧恶化，称甲亢危象。除应用大剂量碘剂抑制甲状腺激素的释放和采取对症治疗外，可使用大剂量硫脲类药物以阻止新生的甲状腺激素的合成，作为一种辅助治疗。

---- **不良反应** ---

（1）粒细胞缺乏症　为严重的不良反应，用药期间应定期检查血象。当白细胞低于 $3.0 \times 10^9/L$ 或出现发热、咽痛、肌痛等症状，应立即停药，并应用升白细胞药。

（2）变态反应　少数人可出现皮疹、药疹、皮肤瘙痒等变态反应。可停药或减量，并加用抗组胺药治疗。

（3）消化道反应　有厌食、呕吐、腹痛、腹泻等，罕见黄疸性肝炎，肝功能异常者慎用，如出现肝炎症状，应停止用药。

（4）甲状腺肿及甲状腺功能减退　长期用药可引起甲状腺腺体代偿性增生，腺体肿大、充血，甲状腺功能减退。

（5）其他　可引起头痛、眩晕、关节痛等，停药后可恢复；可透过胎盘并影响胎儿，孕妇慎用；可由乳汁分泌，哺乳期妇女禁用；可促进甲状腺癌的发展，甲状腺癌患者禁用。

课堂活动

患者，女，31 岁，某公司会计。因甲亢服用丙硫氧嘧啶片治疗，3 周后症状开始缓解，1 个月后时患者又出现了皮肤瘙痒。

课堂讨论：1. 选用丙硫氧嘧啶片治疗是否合理？

2. 针对患者出现的皮肤瘙痒，可采取什么措施？

二、碘及碘化物

常用复方碘溶液（碘 / 碘化钾），其中含碘 5%、碘化钾 10%，也可单用碘化钾或碘化钠。

知识拓展

碘缺乏及其预防

碘是人体必需的微量元素，碘缺乏是世界性四大营养缺乏之一。缺碘除可致单纯性甲状腺肿和呆小病外，还可能引起流产、死胎，使新生儿死亡率增高。我国政府为了消除碘缺乏的危害，采取长期供应加碘食盐为主的预防措施，即在食盐中按 $1/10^5 \sim 1/10^4$ 的比例加入碘化钾或碘化钠。

体内过程

碘和碘化物在胃肠道内吸收快而完全，碘也可经皮肤黏膜进入体内。碘在血液中以无机碘离子形式存在，由肠道吸收的碘约 30% 被甲状腺摄取，其余主要经肾脏排出，少量经乳汁和粪便排出，极少量由皮肤与呼吸排出。碘可以通过胎盘屏障到达胎儿体内。孕妇及哺乳期妇女慎用。

药理作用

（1）促进甲状腺激素的合成　小剂量的碘是合成甲状腺激素的原料，当人体缺碘时，可引起甲状腺代偿性增生肥大，导致单纯性甲状腺肿。

（2）抗甲状腺作用　大剂量碘可抑制甲状腺激素的释放。作用快而强，但不持久。还能拮抗 TSH 刺激甲状腺腺体增生的作用，使腺体萎缩、变硬。

临床应用

（1）防治单纯性甲状腺肿　在因缺碘而引起的单纯性甲状腺肿流行地区，食用含碘食盐（食盐中含 $1/100000 \sim 1/10000$ 的碘化钾或碘化钠）可防止发病，也可食用海带及其他含碘的海产品进行预防。早期患者，口服碘化钾每日 $5 \sim 10mg$ 或复方碘溶液每日 $0.1 \sim 0.5mL$ 进行治疗，疗效较好。

（2）甲状腺手术前准备　一般于手术前 2 周左右给予复方碘溶液，使甲状腺腺体缩小变硬和血管减少，有利于手术。

（3）治疗甲状腺危象　大剂量静脉滴注碘剂，可迅速缓解症状，但应同时应用大剂量硫脲类药物和其他综合疗法。危象症状缓解后停用碘剂。

不良反应

（1）一般反应　有黏膜刺激症状，出现咽喉不适、唾液分泌增多、鼻炎及眼结膜炎症状等，一般停药后可消失。

（2）变态反应　少数人可出现变态反应，表现为皮疹、发热、皮炎、血管神经性水肿，严重者可出现喉头水肿而窒息。

（3）诱发甲状腺功能亢进症　长期或过量应用可诱发甲亢。

三、放射性碘

临床常用的放射性碘是 ^{131}I，其 $t_{1/2}$ 为 8d。用药后 1 个月放射性可消除 90%，56d 可消除 99% 以上。

---- **药理作用与临床应用** --

口服 ^{131}I 后，被甲状腺摄取而浓集其内，在腺体内产生的 β 射线占 99%，γ 射线占 1%，β 射线在组织内的射程仅约 2mm，辐射仅限于甲状腺内，且增生的甲状腺细胞对射线较敏感，因而很少损伤周围组织，起到类似手术切除部分甲状腺的作用。γ 射线射程较长，在体外可以测得，可用于甲状腺摄碘功能的测定。

临床上适用于以下情况。

（1）治疗甲亢　一般用于不宜手术或其他药物治疗无效的甲亢患者。

（2）测定甲状腺功能　甲状腺功能亢进时，摄碘率高，摄碘高峰时间前移；而甲状腺功能减退时，摄碘率低，摄碘高峰时间后延。

---- **不良反应** --

剂量过大可导致甲状腺功能低下，一旦发生应立即停药，并适当补充甲状腺激素。

 药师提示

碘剂碘化物的用药注意事项

碘剂碘化物的抗甲状腺作用快而强，用药 1～2d 起效，10～15d 可达最大效应。若此时继续用药，反而使碘的摄取受到抑制、胞内碘离子浓度下降，因此失去抑制激素合成的效应，导致甲亢的症状又可复发，所以大剂量碘剂不能用于甲亢的常规治疗。

任务三　β 受体阻断药

β 受体阻断药如普萘洛尔等，通过其拮抗 β 受体的作用，有效控制甲亢患者的心动过速、精神紧张、震颤、多汗等症状，也可减少甲状腺激素的分泌。可用于甲状腺部分切除手术之前的准备，以减少甲状腺充血，防止机械刺激所致儿茶酚胺分泌过多引起的不良后果，有利于手术顺利进行。但应注意 β 受体阻断药对心血管和支气管平滑肌作用可能引起的不良反应。

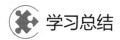学习总结

知识点导图

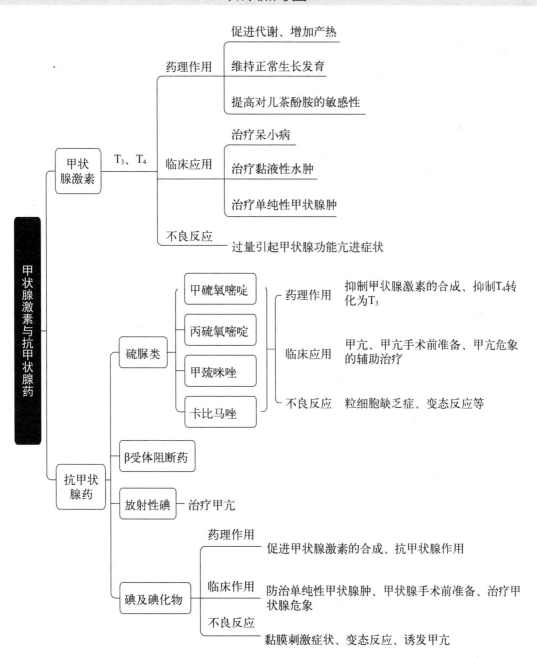

项目三　抗糖尿病药

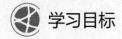 **学习目标** --

知识目标

1. 掌握胰岛素和口服降血糖药的作用、临床应用和不良反应。

2. 了解新型口服降血糖药的作用特点。

能力目标

1. 能够解释抗糖尿病药的用药原则。

2. 能够处理治疗糖尿病的常用方案。

素质目标

1. 树立以人为本的专业情怀。

2. 树立安全用药的职业准则。

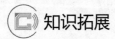 **情景导入**

　　患者，女，48岁，偏胖，因体检发现血糖升高而入院，无多饮、多食、多尿及消瘦。门诊检查空腹血糖（静脉血浆）7.8mmol/L，口服葡萄糖耐量试验2h后，血糖为13.2mmol/L，综合其他检测，被诊断为2型糖尿病。医生给予二甲双胍片进行治疗。1周后复查空腹血糖和餐后血糖恢复正常值。

　　导学讨论：1. 请根据病例，总结2型糖尿病的治疗原则。

　　2. 结合该患者分析，二甲双胍适用于什么类型的糖尿病治疗。

　　糖尿病是一种终身性的慢性疾病，是胰岛素分泌和（或）胰岛素作用缺陷造成糖、蛋白质和脂肪代谢障碍，严重者可影响水、电解质和酸碱平衡，此外，还可影响核酸代谢。久病可引起多系统损害，如导致眼、肾、神经、心脏、血管等组织的慢性进行性病变，具有较高的致残率和致死率。糖尿病分为1型糖尿病（胰岛素依赖型）和2型糖尿病（非胰岛素依赖型）。也常按病情轻重分为轻、中、重三度。

(C) **知识拓展**

联合国糖尿病日

　　联合国糖尿病日的前身是世界糖尿病日，由世界卫生组织和国际糖尿病联盟于1991年共同发起，自1992年起在每年的11月14日举行纪念活动。纪念Frederick Banting诞辰，他与Charles Best一起于1922年在发现胰岛素方面发挥了作用。

2006年底联合国通过决议，从2007年起，将"世界糖尿病日"正式更名为"联合国糖尿病日"，确定联合国糖尿病日的意义在于要使世界所有国家加强对糖尿病的宣传教育、防治和监测，提高对糖尿病的认识，更加关心糖尿病患者的工作与生活，加强对糖尿病预防措施、治疗手段的研究，更好地为人类健康服务。

抗糖尿病药可控制好病情，使血糖正常化，尽可能减少或防治并发症的发生和发展，维持正常的体重、体力、工作、生活和寿命，提高患者生活质量。但糖尿病需要在控制饮食和适当运动的基础上终身用药。常用抗糖尿病药有胰岛素和口服降血糖药。

任务一　胰岛素

胰岛素（insulin）是由胰腺的胰岛β细胞分泌的一种激素，是人体内最主要的降血糖激素。药用胰岛素大多是从牛、猪等家畜的胰腺中提取、纯化而制得，分别称为牛胰岛素和猪胰岛素；也可采用重组DNA技术，改变大肠埃希菌的遗传基因，使大肠埃希菌生产胰岛素，还可将猪胰岛素B链第30位的丙氨酸换成苏氨酸获得胰岛素，因与人胰岛素没有区别，故被称为人胰岛素。

---- **体内过程** ---

胰岛素可被消化酶破坏，故口服无效，需注射给药。胰岛素吸收快但作用不持久，在胰岛素中加入碱性蛋白质（珠蛋白、精蛋白）和锌，可使其溶解度降低且稳定性增强，成为吸收缓慢和作用时间延长的中效、长效制剂。各种胰岛素制剂的作用比较见表9-3-1。

表9-3-1　各种胰岛素制剂的作用比较

分类	药物	注射途径	作用时间/h			给药时间	应用
			开始	高峰	维持		
短效	胰岛素 insulin	静脉注射	立即	0.5	2	用于急救，早、中、晚餐前0.5h	适用于重型及急救时，3～4次/日
		皮下注射	0.5～1	2～4	6～8		
中效	低精蛋白锌胰岛素 isophane insulin	皮下注射	3～4	8～12	18～24	早、晚餐前0.5h	用于血糖波动不易控制者，1～2次/日
	珠蛋白锌胰岛素 globin zinc insulin	皮下注射	2～4	6～10	12～18		
长效	精蛋白锌胰岛素 protamine zinc insulin	皮下注射	3～6	16～18	24～36	早、晚餐前1h	重型患者，1次/日

---- **药理作用** --

（1）对糖代谢的影响　促进葡萄糖进入细胞内，促进葡萄糖的酵解和氧化，促进糖原的合成和贮存，促进葡萄糖转化为脂肪，使血糖生成减少；抑制糖原分解和糖原异生，使血糖的代谢增加，从而使血糖下降。

（2）对脂肪代谢的影响　促进脂肪合成、抑制分解，并能抑制脂肪酸和氨基酸转化为酮体。糖尿病患者因脂肪分解增多，血中脂质增加，产生过多酮体而引起酮症酸中毒。胰岛素通过抑制脂肪分解，并促进糖的利用而纠正酸中毒。

（3）对蛋白质代谢的影响　促进氨基酸透过细胞膜进入细胞内，促进蛋白质的合成，并可抑制蛋白质分解。

（4）纠正细胞内失钾　促进 K^+ 进入细胞内，增加细胞内 K^+ 浓度。纠正细胞内失钾，降低血钾浓度。

---- **临床应用** --

（1）治疗糖尿病　补充体内胰岛素的不足，适用于各型糖尿病。主要用于：① 重症糖尿病，特别是胰岛功能基本丧失的 1 型糖尿病患者和消瘦者；② 伴有发热、感染、消耗性疾病、妊娠、分娩、创伤以及大手术前后；③ 饮食控制和口服降血糖药治疗效果不佳的中至轻型糖尿病；④ 发生酮症酸中毒和糖尿病性昏迷患者。

（2）纠正细胞内缺钾　用胰岛素、葡萄糖和氯化钾静脉滴注，可促进 K^+ 进入细胞内，纠正细胞内缺钾，用于防治心肌梗死时的心律失常。

---- **不良反应** --

（1）低血糖　因用量过大引起，可出现饥饿感、头晕、心悸、出冷汗、震颤等症状，重者可出现昏迷或休克（称胰岛素休克），症状较轻者可饮用糖水，严重者必须及时静脉注射 50% 葡萄糖。

（2）变态反应　注射局部可有红肿、发热、皮下硬结等，故应经常更换注射部位。少数患者有出现全身性变态反应，如荨麻疹、血管神经性水肿、紫癜等，偶见过敏性休克。反应轻者可用抗组胺药治疗，出现过敏性休克可用肾上腺素抢救。

（3）皮下脂肪萎缩　胰岛素常引起注射部位皮下脂肪萎缩，常见于多次注射部位。

（4）胰岛素抵抗　感染、创伤、手术、情绪激动等应激状态可致急性抵抗。此时血中抗胰岛素物质增多，或因酮症酸中毒，血中大量游离脂肪酸和酮体妨碍了葡萄糖的摄取和利用。需短时间内增加胰岛素用量，待诱因消除后可恢复常规治疗量。慢性抵抗原因较为复杂，可能是体内产生了胰岛素抗体，也有可能是胰岛素受体数量的发生变化，此时换用其他动物胰岛素或改用高纯度胰岛素，并适当调整剂量常有效。

任务二　口服降血糖药

口服降血糖药与胰岛素比较，它有可口服、应用方便的优点，但作用慢而弱，用于轻至中型糖尿病，不能完全代替胰岛素。

一、磺酰脲类促胰岛素分泌药

知识拓展

磺酰脲类降血糖药的发现

口服降血糖药是20世纪30年代初发现的，当时人们发现磺胺药物可以引起低血糖。到20世纪50年代，在细菌感染使用磺胺治疗时多次观察到了低血糖反应，这引起了研究人员的高度重视。1954年合成了第一个磺酰脲类药物，至此拉开了研制口服降血糖药的序幕。

磺酰脲类口服降血糖药品种多，第一代有甲苯磺丁脲（tolbutamide，D860，甲糖宁）、氯磺丙脲（chlorpropamide），因发生不良反应的风险较高，现已少用。第二代有格列本脲（glibenclamide，优降糖）、格列吡嗪（glipizide，美吡达）、格列齐特（gliclazide，达美康）、格列喹酮（gliquidone，糖适平）、格列美脲（glimepiride）等。

---- **体内过程** ----

磺酰脲类口服降血糖药在胃肠道吸收迅速而完全，与血浆蛋白结合率可达90%以上，多数药物在肝脏代谢，并快速经肾脏排泄。药物作用比较见表9-3-2。

表9-3-2 磺酰脲类药物作用比较

药名	$t_{1/2}$/h	达峰时间/h	持续时间/h	给药时间/（次/日）	血浆蛋白结合率/%	肾排泄率/%
甲苯磺丁脲	4～6	3～5	6～12	餐前，1～3	90	85
氯磺丙脲	36	10	60	餐前，1	88～96	80～90
格列本脲	10	2～6	10～26	餐前，1～3	95	50
格列齐特	8～10	2～6	24	餐前，1～3	92	60～70
格列吡嗪	3～7	1～2	6～12	餐前，1～3	90	65～80
格列喹酮	1～2	2～3	8	餐前，1～3		＜5
格列美脲	5～8	2～3		餐时，1	99	60

---- **药理作用** ----

（1）本类药物可刺激胰岛β细胞，增加胰岛素的分泌；能抑制胰岛α细胞释放胰高血糖素，降低胰岛素的代谢，从而增强胰岛素的作用；长期应用可增加靶细胞膜上胰岛素受体的数目，提高周围组织受体对胰岛素的敏感性，发挥降血糖作用。对胰岛功能尚存的糖尿病患者有降低血糖作用，可降低正常人血糖，但对胰岛功能完全丧失者则无效。

（2）抗利尿　氯磺丙脲能促进抗利尿激素的分泌，增强抗利尿激素作用，减少水的排泄，产生抗利尿作用。

---- **临床应用** --

（1）本类药物主要用于单用饮食不能控制的胰岛功能尚存的轻至中度 2 型糖尿病患者。对胰岛素耐受者，用药后可刺激内源性胰岛素的分泌而减少胰岛素的用量。

（2）尿崩症　氯磺丙脲可用于尿崩症，与噻嗪类利尿药合用可提高疗效。

---- **不良反应** --

常见有胃肠道轻度不适症状，如食欲缺乏、恶心、呕吐、腹痛、腹泻等。药物过量可致较严重的持久性的低血糖症，老人及肝、肾功能不全者较易发生，尤以氯磺丙脲为甚。偶见皮疹、粒细胞减少、血小板减少、胆汁淤积性黄疸及肝损害。大剂量可引起中枢神经系统症状，如精神错乱、嗜睡、眩晕、共济失调等。老年患者较易发生，应定期检查。1 型糖尿病、妊娠或哺乳期以及肝、肾功能不全患者禁用。

二、非磺酰脲类促胰岛素分泌药

非磺酰脲类促胰岛素分泌药主要是通过促进胰岛 β 细胞分泌胰岛素而起作用。临床常用药物有瑞格列奈（repaglinide，诺和龙）、那格列奈（nateglinide，唐力）、米格列奈（mitiglinide）等。本类药物口服后迅速吸收，起效快，作用时间短（2～4h），餐时服用，能促进胰岛素根据进餐时糖变化而生理性释放，对改善餐后高血糖非常有效，因此也被称为"餐时血糖调节剂"。临床用于 2 型糖尿病患者，尤适合餐后高血糖者。发生低血糖较磺酰脲类少见。

三、双胍类

目前，临床主要用的双胍类药物为二甲双胍（metformin，甲福明）。苯乙双胍（phenformin，苯乙福明）的高乳酸血症发生率高，现已少用或不用。

---- **体内过程** --

口服二甲双胍，生物利用度为 50%～80%，胃肠道壁内聚集较高水平二甲双胍，为血浆浓度的 10～100 倍。肾、肝和唾液内含量约为血浆浓度的 2 倍多，不与血浆蛋白结合，主要以原型由肾脏排泄，故在肾功能减退时用本品可在体内大量积聚，引起乳酸性酸中毒。

---- **药理作用** --

能明显降低糖尿病患者的血糖，对胰岛功能完全丧失的糖尿病患者仍有降血糖作用。但对血糖正常者无影响。其降糖作用主要是：促进脂肪组织对葡萄糖的摄取，促进肌肉组织中葡萄糖的无氧酵解，增加葡萄糖的利用；减少葡萄糖在肠道吸收，减少糖原异生；抑制胰高血糖素的释放，使血糖降低。

---- **临床应用** --

主要用于轻至中度 2 型糖尿病患者。因能降低三酰甘油和胆固醇，能抑制食欲，影响肠道葡萄糖的吸收，可减轻体重，对单用饮食控制无效的肥胖型糖尿病患者尤为适宜。与磺酰脲类合用，效果较两药单一使用为佳。与胰岛素合用，可提高疗效，减少胰岛素用量。

---- **不良反应** --

主要是食欲缺乏、恶心、呕吐、腹痛、腹泻、口苦、有金属味等，进食时同服可减轻，减量停药后可消失。可引起严重的高乳酸血症、酮血症，在肝肾功能不全、低血容量性休克或心力衰竭等机体缺氧情况下更易发生，故糖尿病酮症酸中毒、肝肾功能不全者禁用。

四、α-葡萄糖苷酶抑制药

α-葡萄糖苷酶抑制药是一新型口服降血糖药，药物有阿卡波糖（acarbose，拜糖平）、伏格列波糖（voglibose）和米格列醇（miglitol）等。此类药物在肠道内可竞争性抑制 α-葡萄糖苷酶，从而减慢碳水化合物分解成葡萄糖的速度，并延缓和减少葡萄糖在肠道的吸收，因而具有降低餐后血糖的作用。可用于 2 型糖尿病，尤其对空腹血糖正常、餐后血糖升高的糖尿病患者更为适宜。本药可单独应用，也可与其他降血糖药合用。

 药师提示

α-葡萄糖苷酶抑制药

α-葡萄糖苷酶抑制药应在进餐时随第一口主食一起嚼碎后服用；从小剂量开始服用，剂量应视血糖控制情况与消化道反应情况逐渐调整。本药单用不引起低血糖，与其他降血糖药合用可引起低血糖，出现低血糖应直接用葡萄糖对抗，进食蔗糖或淀粉类食物无效。

常见不良反应为胃肠道反应，引起腹胀、腹泻、肠鸣音亢进、排气增多。肝功能异常者慎用，胃肠功能障碍者、孕妇及哺乳期妇女禁用。应用本品应定期检查肝功能。

五、胰岛素增效剂

目前临床使用的胰岛素增效剂主要有罗格列酮（rosiglitazone，文迪雅）、吡格列酮（pioglitazone，艾可拓）、环格列酮（ciglitazone）、恩格列酮（englitazone）。此类药物的主要作用是增强组织对胰岛素的敏感性，减轻胰岛素抵抗，促进组织对葡萄糖的利用。主要用于其他药物疗效不佳的 2 型糖尿病，尤其是胰岛素抵抗患者，可单独使用，也可与其他降血糖药联合使用。不良反应较少，可引起嗜睡、肌肉和骨骼肌痛、头痛、消化道症状等。

六、其他新型口服降血糖药

坎格列净（canaglifozin）、达格列净（dapagliflozin）、卡格列净（canagliflozin）、恩格列净（empagliflozin）等，属于钠 - 葡萄糖协同转运蛋白 2（SGLT2）抑制剂，是新一类糖尿病治疗药物。每日口服一次，晨服，可抑制近曲小管对葡萄糖的重吸收而使葡萄糖从尿液排出，从而降低血糖水平。同时，还能减轻体重、降低血压。适用于配合饮食控制和运动，改善 2 型糖尿病患者的血糖控制。无低血糖反应，偶尔出现头晕、低血压等。

西格列汀（sitagliptin）、沙格列汀（saxagliptin）、维格列汀（vildagliptin）、利格列汀（linagliptin）、阿格列汀（alogliptin）等，属于二肽基肽酶 -4（DDP-4）抑制剂，每日口服一次，药物吸收快，且不受饮食影响；通过选择性抑制 DDP-4 活性，升高内源性胰高血糖素样肽 -1 和葡萄糖依赖性促胰岛素释放多肽的水平，抑制胰高血糖素分泌，促进胰岛素分泌，从而降低血糖。用于 2 型糖尿病患者，可与其他药合用。

课堂活动

患者，女，56 岁，空腹血糖不高，餐后血糖高，被诊断为 2 型糖尿病，一直服用阿卡波糖。一段时间后，随团外出旅游，途中出现饥饿感、头晕、心悸、出冷汗等症状，导游就近帮她购买了一份炒凉粉，但进食之后症状始终未缓解，为什么？

课堂讨论：1. 该患者为什么会出现以上症状？

2. 解释该患者进食后症状不能缓解的原因。

3. 针对该患者的症状该如何处理？

课后实践

对周围糖尿病患者做调查，联系控制效果，从选用的药物、用药时间、次数、血糖监测方面进行分析，针对性指导患者合理控制血糖。

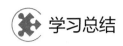 学习总结

知识点导图

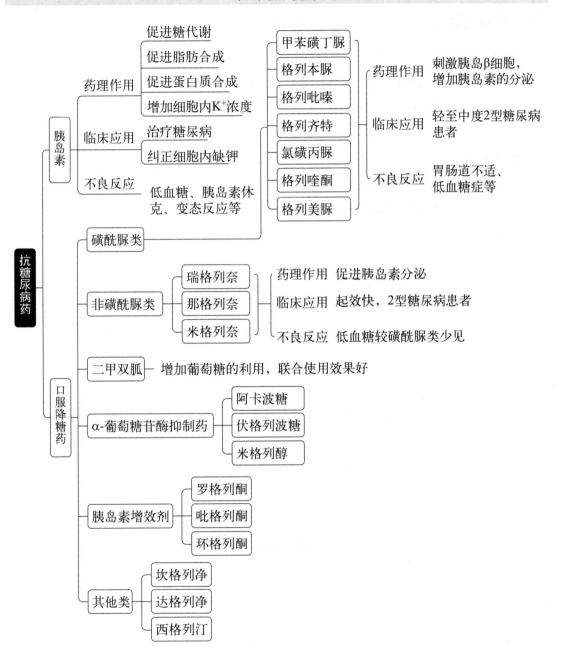

项目四　性激素类药

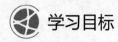 学习目标 --------------------------------

知识目标

1. 掌握性激素类药的分类、药理作用、临床应用和不良反应。
2. 熟悉避孕药的分类、药理作用、临床应用和不良反应。
3. 了解性激素和避孕药的作用特点。

能力目标

1. 能够解释常见生殖方面疾病的原因。
2. 能处理常见生殖方面疾病的治疗方案。

素质目标

1. 树立以人为本的专业情怀。
2. 树立安全用药的职业准则。

情景导入

　　患者，女，50岁。自诉半年前出现月经量增多，经期延长，平时常常面颊潮红、出汗（胸部更明显）、心烦易怒、睡眠不好等，经过医生诊断，患者为围绝经期综合征，根据病症，医生开具了雌二醇片。

　　导学讨论：结合该患者出现的症状，分析治疗方案。

任务一　性激素和避孕药

　　性激素（sex hormones）是性腺分泌的激素，包括雄激素、雌激素和孕激素三类。目前临床应用的多为人工合成品及其衍生物。避孕药主要是阻碍受孕和终止妊娠的药物，常用的避孕药多为雌激素与孕激素的复合制剂。

一、雄激素类药和同化激素类药

（一）雄激素类药

　　天然雄激素主要为睾酮（testosterone）。临床多用人工合成的睾酮衍生物，如甲睾酮（methyltestosterone，甲基睾酮）、丙酸睾酮（ttestosterone propionate）和十一酸睾酮

（testosteron undecanoate）等。

---- **体内过程** --------------------------------

睾酮口服易吸收，但进入全身循环前，在肝脏内大部分代谢破坏，口服无效。甲基睾酮在肝内破坏缓慢，胃肠道及口腔黏膜吸收较完全，含服或舌下给药有效，$t_{1/2}$ 为 2.5～3.5h，口服片 2h 达峰值，舌下含片 1h 血药浓度达峰值。丙酸睾酮、十一酸睾酮等注射剂型作用强而持久，可持续作用数日至 1 个月。

---- **药理作用** --------------------------------

（1）生殖系统作用　促进男性性器官及第二性征的发育和成熟，大剂量可抑制腺垂体分泌促性腺激素，且有对抗雌激素的作用。

（2）同化作用　增加蛋白质合成（同化作用），减少蛋白质分解；使钙、磷潴留，促进骨质形成；促进水、钠的重吸收。

（3）刺激骨髓造血功能　大剂量雄激素可直接刺激骨髓造血功能，尤其是刺激红细胞的生成。

（4）其他　促进免疫球蛋白合成，增强机体免疫等功能。

---- **临床应用** --------------------------------

（1）睾丸功能减退症、男性青少年体质性发育延迟。

（2）围绝经期综合征、功能性子宫出血、晚期乳腺癌及卵巢癌。利用其抗雌激素作用，使症状缓解。

（3）治疗贫血、再生障碍性贫血、慢性消耗性疾病，促进骨折及伤口愈合等。

---- **不良反应** --------------------------------

女性患者长期应用可致女性男性化，如痤疮、多毛、声音变粗等。男性患者可致性欲亢进，长期用药可致睾丸萎缩、精子生成减少。肾炎、肾病综合征、高血压和糖尿病患者慎用，孕妇及前列腺癌患者禁用。

（二）同化激素类药

同化激素是指具有较强的蛋白质同化作用，是雄性激素活性较弱的睾丸酮的衍生物。常用的药物有苯丙酸诺龙（nandrolone phenylpropionate）、美雄酮（metandienone）、司坦唑醇（stanozolol）等。主要用于蛋白质吸收不良、蛋白质分解亢进或损失过多的病例。

知识拓展

雄激素类药和同化激素类药——兴奋剂

兴奋剂是国际体育界违禁药物的总称。雄激素类药和同化激素类药能增加肌肉力量，提高运动员的爆发力和耐力，提高比赛成绩。但长期使用会使人暴躁易怒、身体虚弱，有增加患心血管病的危险等。使用兴奋剂不仅会对人的身心健康产生许多危害，而且是一种欺骗行为，在各种体育竞赛中禁止使用。

二、雌激素类药及抗雌激素类药

（一）雌激素类药

卵巢分泌的天然雌激素主要为雌二醇（estradiol），从孕妇尿中提出的雌酮、雌三醇及其他雌激素，多为雌激素的肝脏代谢产物。临床多用雌二醇的人工合成衍生物，如炔雌醇（ethinyl estradiol）、炔雌醚（quinestrol）、尼尔雌醇（nilestriol），以及非甾体雌激素类药己烯雌酚（diethylstilbestrol）等。

---- **药理作用** --

（1）对未成年女性，促进第二性征的发育和性器官的发育与成熟。

（2）对成年女性，维持女性第二性征，并在孕激素的作用下，使子宫内膜产生周期性变化，形成正常月经周期。使子宫内膜增殖变厚，阴道上皮增生，浅表层细胞角质化，并提高子宫平滑肌对缩宫素的敏感性。

（3）小剂量能促进促性腺激素分泌，促进排卵。但大剂量则减少其分泌，进而抑制排卵。并具有抗雄激素的作用。

（4）大剂量能抑制催乳素对乳腺的刺激作用，抑制乳汁分泌。

（5）影响水盐代谢，能促进肾小管对水、钠的重吸收，具有轻度的水钠潴留作用；能增加骨骼的钙盐沉积，加速骨髓闭合；能激活肾素 - 血管紧张素系统，使醛固酮分泌增加，血压升高。

（6）大剂量能升高血清三酰甘油，降低血清胆固醇，并可使糖耐量降低；另可促进凝血。

---- **临床应用** --

（1）围绝经期综合征　妇女围绝经期由于卵巢功能降低，雌激素分泌减少，而垂体促性腺激素分泌增多，出现内分泌平衡失调症状。如面颊潮红、恶心、失眠、情绪不安等。补充适量的雌激素可抑制垂体促性腺激素的分泌，减轻各种症状。绝经后和老年性骨质疏松，也可用雌激素与雄激素合并治疗，以减少骨质吸收，防止骨折。对因雌激素缺乏所致老年性阴道炎等，局部用药也有效。

（2）卵巢功能不全与闭经　雌激素和孕激素合用可产生类似青春期的变化及人工月经周期。

（3）功能性子宫出血　雌激素能促进子宫内膜增生，修复出血创面而止血。

（4）回乳与乳房胀痛　部分妇女停止授乳后，由于乳汁继续分泌而引起乳房胀痛，大剂量雌激素能干扰催乳素对乳腺的刺激作用，抑制乳汁分泌，消除胀痛。

（5）晚期乳腺癌　对绝经后 5 年以上的乳腺癌患者，应用雌激素治疗，能缓解症状，但绝经期以前的乳腺癌患者禁用，因雌激素可促进肿瘤的生长。

（6）前列腺癌　大剂量雌激素能抑制垂体促性腺激素的分泌，使睾丸萎缩及雄激素分泌减少，并可拮抗雄激素的作用，可治疗前列腺癌。

（7）痤疮（粉刺）　多见于青春期，是由于雄激素分泌过多，刺激皮脂腺分泌增加，引起腺管阻塞及继发感染所致。雌激素能抑制雄激素分泌，并有抗雄激素作用。

（8）避孕　与孕激素合用于避孕。

不良反应

（1）常见厌食、恶心、呕吐、轻度腹泻及头晕等，采用减少剂量、注射用药或从小剂量开始逐渐增量的方法可减轻症状。

（2）大量长期应用可使子宫内膜过度增生及子宫出血，故有子宫出血倾向及子宫内膜炎症者慎用。

（3）长期大量应用可引起水钠潴留、高血压等，心功能不全者慎用；除前列腺癌及绝经期后乳腺癌患者外，禁用于其他肿瘤患者；妊娠早期应用人工合成雌激素，使出生女婴在青春期卵巢癌和阴道癌发生率增高，故妊娠期头 3 个月禁用；本药在肝灭活，并可能引起胆汁淤积性黄疸，故肝功能不全者慎用。

（二）抗雌激素类药

氯米芬（Clomifene，克罗米芬）

化学结构与己烯雌酚相似，有较弱的雌激素活性和中等强度的抗雌激素作用。可阻断雌激素的负反馈作用，促进促性腺激素的释放，从而兴奋卵巢诱发排卵。

用于功能性不孕症、功能性子宫出血、月经不调、晚期乳腺癌及长期应用避孕药后发生的闭经等。长期大剂量应用可引起卵巢肥大，一般停药后能自行恢复。卵巢囊肿者禁用。

他莫昔芬（Tamoxifen）

化学结构与己烯雌酚相似，能与乳腺癌细胞的雌激素受体结合，损害依赖雌激素才能持续生长的肿瘤细胞。用于治疗绝经后进行性乳腺癌，一般疗效较好。部分患者有恶心、呕吐等不良反应。

三、孕激素类药

孕激素主要由黄体分泌，妊娠后，黄体萎缩，逐渐改由胎盘分泌，直至分娩，以维持妊娠。天然孕激素为黄体酮（progesterone），临床应用的均为人工合成品及其衍生物，按化学结构可分为：① 17α- 羟孕酮类，由黄体酮衍生而来，常用药物有甲地孕酮（megestrol）、甲羟孕酮（medroxyprogesterone）、氯地孕酮（chlormadinone）及长效的己酸羟孕酮（hydroxyprogesterone Caproate）。② 19- 去甲基睾丸酮类，由妊娠素衍生而来，如炔诺酮（norethisterone）、双醋炔诺醇（etynodiol Diacetate）、炔诺孕酮（norgestrel）等。

药理作用

（1）生殖系统　① 月经后期，在雌激素作用的基础上，使子宫黏膜内腺体增生，子宫充血，内膜增厚，有利于受精卵的着床和胚胎发育；② 在妊娠期能降低子宫对缩宫素的敏感性，抑制子宫收缩，有保胎作用；③ 能促进乳腺充分发育，为产乳作准备；④ 大剂量能抑制卵巢排卵，有避孕作用。

（2）对代谢的影响　① 竞争性对抗醛固酮，促进 Na^+、Cl^- 排泄，有利尿作用；② 为肝药酶诱导剂，可促进药物的代谢。

---- **临床应用** --

（1）先兆流产及习惯性流产　对黄体功能不足所致的流产，可用大剂量孕激素治疗，以补充不足，达到安胎目的。但应注意黄体酮有时能引起胎儿生殖器畸形。不宜采用 19-去甲基睾丸酮类，因其具有雄激素样作用，可致女性胎儿男性化。

（2）功能性子宫出血　黄体功能不足时，可引起子宫内膜不规则的成熟与脱落，导致子宫持续性出血。月经前应用孕激素，可使子宫内膜由增殖期同步转为分泌期，维持正常月经周期，以达到止血的目的。

（3）痛经和子宫内膜异位症　雌、孕激素复合避孕药，可抑制排卵，减轻子宫痉挛性收缩，而治疗痛经。大剂量孕激素，可使异位子宫内膜腺体萎缩退化，以治疗子宫内膜异位症。

（4）子宫内膜癌　大剂量孕激素能使子宫内膜细胞因分泌耗竭而退化。

（5）良性前列腺增生和前列腺癌　大量孕激素可通过负反馈作用，减少睾酮分泌，促使前列腺细胞萎缩退化，而发挥治疗作用。

---- **不良反应** --

偶见恶心、呕吐、头痛、乳房胀痛及腹痛等。长期应用本类药物可引起子宫内膜萎缩，易发生阴道真菌感染。大量使用 19-去甲基睾丸酮类可致肝功能障碍。

四、避孕药

（一）主要抑制排卵的药物

本类药物多为由不同类型的雌激素和孕激素配伍组成的复方药物，目前临床常用的复方制剂类药物见表 9-4-1。

表 9-4-1　常用的抑制排卵的复方制剂类药物

分类	药物	成分
短效口服避孕药	复方炔诺酮片（口服避孕药片Ⅰ号）	炔诺酮 0.6mg，炔雌醇 0.035mg
	复方甲地孕酮片（口服避孕药片Ⅱ号）	甲地孕酮 1.0mg，炔雌醇 0.035mg
	复方炔诺孕酮甲片	炔诺孕酮 0.3mg，炔雌醇 0.03mg
长效口服避孕药	复方炔诺孕酮乙片（长效避孕片）	炔诺孕酮 12.0mg，炔雌醚 3.0mg
	复方氯地孕酮片	氯地孕酮 12.0mg，炔雌醚 3.0mg

续表

分类	药物	成分
长效注射避孕药	复方己酸孕酮注射液（避孕针1号）	己酸孕酮250mg，戊酸雌二醇5mg
	复方甲地孕酮注射液	甲地孕酮25mg，雌二醇3.5mg
探亲避孕药	甲地孕酮（探亲避孕片）	甲地孕酮2.0mg
	炔诺酮（探亲避孕1号）	炔诺酮5.0mg

---- **药理作用** --

（1）抑制排卵　抑制卵泡生长和成熟，使排卵过程受到抑制。但停药后可很快恢复排卵功能。

（2）抗着床作用　干扰子宫内膜正常发育，使其萎缩，影响受精卵着床。

（3）抗受精作用　使宫颈黏液黏稠度增加，不利于精子进入宫腔，从而影响卵子受精。

（4）影响输卵管功能　影响输卵管平滑肌的正常活动，从而影响受精卵的运行，使其不能及时地到达子宫内着床。

---- **临床应用** --

女性避孕。本类药物对生殖过程多个环节起作用，以抑制排卵为主。应用不受月经周期限制，在排卵期前后及排卵期服用，均可影响受精卵着床。

---- **不良反应** --

（1）类早孕反应　少数人用药初期，可有头晕、恶心、择食、乳房胀痛等轻微的类早孕反应，坚持用药2～3个月后减轻或逐渐消失。

（2）子宫不规则出血　少数妇女在用药期间可发生子宫不规则出血。

（3）乳汁减少和闭经　哺乳期妇女用药可使乳汁减少，少数人可出现闭经。

（4）凝血功能亢进　可能与用量过大有关，可诱发血栓性静脉炎、肺栓塞或脑栓塞等。

（二）主要干扰受精卵着床的药物

此类药物可使子宫膜发生功能和形态变化，干扰受精卵着床。不受月经周期的限制，无论在排卵前、排卵期或排卵后服用，都可影响受精卵着床，故又称探亲避孕药。多选用大剂量的孕激素类药（表9-2-1），如炔诺酮（5mg/次）、甲地孕酮（2mg/次）等，于同居当晚或事后服用。同居14天以内，需每天服用1片；同居超过14天者，应接服短效避孕药。

（三）外用杀精子药物

目前临床应用的外用杀精子药物多为非离子型表面活性剂，如壬苯醇醚

（nonoxinol）、孟苯醇醚（menfegol）、烷苯醇醚（alfenoxynol）等。一般于房事前5～10min阴道给药，药物在阴道内溶解而发挥杀精子作用。不良反应有阴道刺激反应，很少有全身反应。

（四）男性避孕药

棉酚（Gossypol）

棉酚是从棉花的根、茎、种子中提取的一种黄色酚类物质。棉酚可抑制精子生成，男性服用4个月后可出现精子减少或无精子。停药后可逐渐恢复。不良反应有乏力、胃肠道刺激症状、心悸、肝功能改变等。少数服药者发生低血钾症状。

（五）主要影响子宫和胎盘功能的药物

前列腺素（prostaglandins）、天花粉（trichosanthin）等药物，可选择性地使胎盘绒毛膜合体滋养层细胞变性坏死，并使体内的绒毛促性腺激素和甾体激素水平迅速下降而致流产。临床主要用于中期妊娠流产。

任务二　子宫平滑肌兴奋药

子宫平滑肌兴奋药（oxytocics）是一类能选择性地直接兴奋子宫平滑肌、引起子宫收缩的药物。其作用可因子宫生理状态及剂量的不同而有差异，或使子宫产生节律性收缩，用于催生或引产；或产生强直性收缩，用于产后止血、子宫复原。若本类药物使用不当，可能造成子宫破裂与胎儿窒息的严重后果。因此，必须慎重使用并掌握剂量。

缩宫素（Oxytocin）

缩宫素又称催产素（pitocin），加压素（vasopressin）又称抗利尿素（Antidiuretic hormone，ADU），二者是垂体后叶激素的主要成分。它们均是含有二硫键的9肽，只是3位和8位的氨基酸不同。因此它们的作用既有各自的特点，又有一定的交叉，即缩宫素有较弱的抗利尿和加压活性，加压素也有轻微的兴奋子宫作用。目前，垂体后叶素注射液是从牛或猪垂体后叶提取所得，主要含缩宫素也含加压素；常用的催产素可从牛、猪垂体后叶提取，也可人工合成。我国药典规定缩宫素的效价以单位计算，1个单位相当于2μg纯缩宫素。

---- **体内过程** --

口服因在消化道被破坏，故无效。能经鼻腔及口腔黏膜吸收；肌内注射吸收良好，3～5min内生效，可透过胎盘；大部分经肝及肾破坏，维持20～30min。

---- **药理作用** --

（1）兴奋子宫　直接兴奋子宫平滑肌，加强其收缩。小剂量缩宫素加强子宫（特别是妊娠末期）的节律性收缩，以促进胎儿的娩出。随着剂量加大，使子宫的肌张力持续增高，可致强直性收缩，这对胎儿和母体都是不利的。子宫平滑肌对缩宫素的敏感性与

体内雌激素、孕激素水平有密切关系，雌激素可提高敏感性，孕激素则降低此敏感性。妊娠早期孕激素水平高，敏感性低；妊娠晚期雌激素水平高，敏感性高；临产时子宫对缩宫素的敏感性最高。

（2）其他作用　缩宫素能使乳腺腺泡周围的肌上皮细胞（属平滑肌）收缩，促进排乳。大剂量还能短暂地松弛血管平滑肌，引起血压下降，并有较弱的抗利尿作用。

---- **临床应用** ------------------------------------

（1）催生和引产　对于无产道障碍而宫缩无力的难产，可用小剂量缩宫素促进分娩。对于死胎、过期妊娠或因患严重心脏病等疾病的孕妇，需提前中断妊娠者，可用缩宫素引产。

（2）产后出血　产后出血时立即皮下或肌内注射较大剂量缩宫素（5～10U），同时加用麦角制剂维持收缩状态。

---- **不良反应** ------------------------------------

本品过量可引起子宫强直收缩，导致胎儿窒息或子宫破裂，因此在催生和引产时，必须严格掌握剂量和禁忌证，凡产道异常、胎位不正、头盆不称、有三次妊娠以上的经产妇或有剖宫产史者禁用。

前列腺素（Prostaglandins，PG）

前列腺素是一类广泛存在于体内的不饱和脂肪酸，早期是从羊精囊提取，现可采用生物合成法或全合成法制备。对心血管、呼吸、消化以及生殖系统等有广泛的生理和药理作用。目前，研究较多并与生殖系统有关的有前列腺素 E2（PGE2）、前列腺素 F2a（PGF2a）和十五甲基前列腺素 F2a 等，对各期妊娠的人子宫都有显著的兴奋作用，对分娩前的子宫更为敏感。可用于足月引产、中期引产和早期流产。除静脉滴注外，阴道内、宫腔内或羊膜腔内给药，也能奏效。

本品主要不良反应主要为恶心、呕吐、腹痛等胃肠兴奋现象。为了提高成功率和减少不良反应，目前正从剂型、给药途径以及提高选择性等方面进行研究，为计划生育提供新的有效手段。

麦角生物碱（Ergot Aldaloids）

麦角是寄生在黑麦中的一种麦角菌的干燥菌核，目前可用人工培养方法生产。麦角生物碱是麦角中的主要化学成分，在化学结构上都是麦角酸的衍生物，可分为以下两类。

（1）氨基酸麦角碱类　包括麦角胺（ergotamine）和麦角毒（ergotoxine）等。

（2）氨基麦角碱类　以麦角新碱（ergometrine）及其人工半合成衍生物甲麦角新碱（methylergometrine）为代表。

---- **药理作用** ------------------------------------

（1）兴奋子宫　麦角碱类能选择性兴奋子宫平滑肌，作用较强而持久，稍大剂量

即引起子宫强直性收缩，而且对子宫体和子宫颈无明显差别。以麦角新碱的作用最强、最快。

（2）收缩血管　氨基酸麦角碱类，特别是麦角胺，能直接兴奋血管平滑肌使其收缩，并可收缩脑血管，减少动脉搏动幅度。大剂量时还会损伤血管内皮细胞，长期服用可导致肢端干性坏疽。

（3）拮抗 α 受体　氨基酸麦角碱类尚可拮抗 α 受体，翻转肾上腺素的升压作用，但临床应用价值不大。

---- 临床应用 --

（1）治疗子宫出血和产后子宫复原　常用麦角新碱治疗产后或其他原因引起的子宫出血，用麦角流浸膏加速产后子宫复原。

（2）治疗偏头痛　麦角胺与咖啡因都能收缩脑血管，减少动脉搏动的幅度。合用咖啡因可使麦角胺的吸收速率与血药峰浓度提高 2 倍。

---- 不良反应 --

注射麦角新碱可致呕吐、血压升高等，因此对妊娠高血压产妇的产后应用需慎重。麦角流浸膏中含有麦角毒和麦角胺，长期应用可损害血管内皮细胞，特别是肝脏病或外周血管疾病患者更为敏感。此外，麦角新碱偶致变态反应。

禁用于催生和引产、血管硬化及冠状动脉疾病患者。

任务三　子宫平滑肌舒张药

子宫平滑肌舒张药又称抗分娩药，可使子宫平滑肌收缩力下降，主要用于防治痛经和早产。常用药物有利托君（β_2 受体激动药）、硫酸镁、阿托西班（缩宫素受体阻断药）、硝苯地平、吲哚美辛等。

目标测试
习题与解析

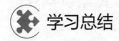 学习总结

知识点导图

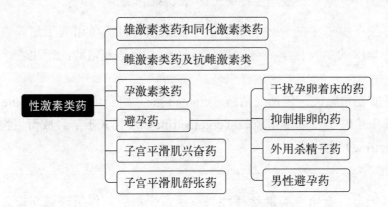

模块十
抗微生物药物

用于体内抗病原微生物、寄生虫感染及恶性肿瘤的药物称为化学治疗药物，其治疗方法称为化学治疗（简称化疗）。抗微生物药是指对病原微生物具有抑制或杀灭作用、用于防治感染性疾病的药物。包括抗菌药物、抗病毒药和抗真菌药等。用于抑制或杀灭体表和周围环境微生物的药物称为消毒防腐药。

 学习内容

项目一　抗微生物药和化学治疗概述
项目二　抗生素
项目三　化学合成抗菌药
项目四　抗结核病药和真菌药
项目五　抗真菌药
项目六　抗病毒药
项目七　抗寄生虫药

 重难点分析

学习重点

1. 掌握抗微生物药物的常用概念、术语。

2. 掌握青霉素类、头孢菌素类、红霉素、阿米卡星、庆大霉素、链霉素、异烟肼及喹诺酮类人工合成抗菌药物的作用及特点、临床应用及主要不良反应。

3. 熟悉半合成青霉素类、其他氨基糖苷类药物、其他大环内酯类、磺胺类、硝基咪唑类、氯霉素、林可霉素、克林霉素、利福平、乙胺丁醇、吡嗪酰胺、氟康唑、伊曲康唑、两性霉素 B、利巴韦林、金刚烷胺及干扰素的药理作用和临床应用。

学习难点

抗菌药物作用机制。

项目一　抗微生物药和化学治疗概述

 学习目标

知识目标

1. 掌握抗微生物药物、抗生素、抗菌谱、耐药性、抑菌药和杀菌药的概念。
2. 熟悉抗微生物药的作用机制。
3. 了解细菌耐药性的产生机制。

能力目标

1. 能正确进行抗微生物药的用药指导。
2. 宣传抗微生物药物的用药基本原则和注意事项。

素质目标

1. 树立以人为本的专业情怀。
2. 树立安全用药的职业准则。

情景导入

患者，女性，22岁。游泳后出现腰痛、发热，T 39℃，伴尿频、尿急、尿痛，查尿沉渣白细胞 >5/HP。

初步诊断：急性膀胱及尿道感染，根据病症，医生给予抗菌治疗，并嘱患者多饮水及注意休息。

导学讨论：1. 请问该患者应选择哪一类抗菌药治疗？选择依据是什么？

2. 抗微生物药应用时有哪些注意事项？

3. 在应用抗微生物药的过程中，应如何防止细菌耐药性的产生？

合理应用抗微生物药，必须充分考虑机体、病原微生物和药物三者之间的相互关系（图10-1-1）。既要调动机体对病原微生物的免疫防御能力，与药物共同发挥抗病原微生物作用，又要注意药物对机体产生不良反应和用药不当可能造成病原微生物产生耐药性，良好的体内过程也是药物充分发挥作用的保障。

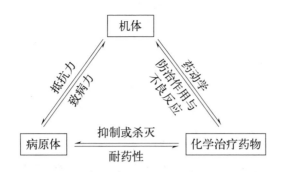

图10-1-1 机体、病原体和抗微生物药三者之间的关系

任务一 基本概念与常用术语

（1）抗菌药物（antibiotic drugs） 是指对细菌有抑制或杀灭作用的药物。包括抗生素、化学合成抗菌药物如磺胺类和喹诺酮类等。

（2）抗生素（antibiotics） 是指某些微生物（包括细菌、放线菌、真菌）在代谢过程中产生的具有抑制或杀灭其他病原微生物作用的化学物质。也包括以天然抗生素为母核进行化学结构改造而得到的半合成或全合成抗生素。

（3）抗菌谱（antibacterial spectrum） 是指抗微生物药的抗菌范围，抗菌药物的抗菌范围，可分为窄谱和广谱。仅对某一或某类致病微生物有效的抗菌药物称为窄谱抗微生物药，如异烟肼仅对结核分枝杆菌有作用；对多种致病微生物有效的抗菌药物则称为广谱抗微生物药，如四环素不仅对革兰阳性菌和革兰阴性菌有抗菌作用，而且对衣原体、支原体、立克次体等均有抑制作用。抗菌谱是临床选择用药的重要依据。

（4）抗菌活性（antibacterial activity） 抗菌药物抑制或杀灭细菌的能力。可以通过体内（化学实验治疗）和体外方法测定，用最低抑菌浓度（minimal inhibitory concentration，MIC）或最低杀菌浓度（minimal bactericidal concentration，MBC）表示。前者指能够抑制培养基中细菌生长的最低浓度，后者指能够杀灭培养基中细菌的最低浓度，其值越小则抗菌活性越强。体外抗菌实验对临床用药具有重要参考价值，但应注意它并不反映药物在感染部位的浓度，也未考虑影响疗效的其他因素。

（5）化疗指数（CI） 为评价化疗药物安全性及应用价值的重要指标。常以化疗药物的半数致死量（LD_{50}）和半数有效量（ED_{50}）的比值来表示。化疗指数越大，表明药物越安全，该药物的疗效越好，毒性越小，临床应用的价值就越高。

（6）耐药性 又称抗药性，是指病原微生物与抗微生物药长期或反复接触后，对抗微生物药的敏感性降低或消失的现象。如果病原微生物对某种抗微生物药产生耐药性，同时对其他抗微生物药也同样耐药，则称为交叉耐药性。

（7）抗菌后效应（PAE） 是指抗微生物药对病原微生物的抑制作用持续到最低抑菌浓度（MIC）以下或脱离接触之后的现象。PAE长的药物，给药间隔时间可延长而疗效不减。

课堂活动

耐药性与耐受性的产生都是由于反复多次用药引起的不良现象。

课堂讨论：1.请问这两个概念的区别在哪里？

2.如何避免耐药性及耐受性?

任务二　抗微生物药物作用机制

抗微生物药物主要通过干扰病原菌的生化代谢过程，影响其结构与功能而产生抗微生物作用。主要作用机制如下。

（1）抑制细菌细胞壁的合成　阻碍细菌细胞壁的合成，导致细菌在低渗透压环境下膨胀破裂死亡。以这种方式作用的抗生素主要是 β- 内酰胺类抗生素。哺乳动物的细胞没有细胞壁，不受这类药物的影响。

（2）影响细胞膜的通透性　与细菌细胞膜相互作用，增强细菌细胞膜的通透性，让细菌内部的有用物质漏出菌体或电解质平衡失调而死。以这种方式作用的抗生素有多黏菌素和制霉菌素等。

（3）抑制蛋白质的合成　分别作用于蛋白质合成的不同阶段，细胞存活所必需的结构蛋白和酶不能被合成。以这种方式作用的抗生素包括四环素类、大环内酯类、氨基糖苷类等。

（4）干扰核酸合成　阻碍细菌 DNA 的复制和转录，导致细菌细胞分裂繁殖受阻、合成蛋白的过程受阻。以这种方式作用的主要有人工合成的抗菌药喹诺酮类。

（5）干扰叶酸代谢　抑制细菌叶酸代谢过程的二氢叶酸合成酶和二氢叶酸还原酶，妨碍叶酸代谢。因为叶酸是合成核酸的前体物质，叶酸缺乏导致核酸合成受阻，从而抑制细菌生长繁殖，主要是磺胺类和甲氧苄啶。

任务三　抗微生物药的用药指导

抗微生物药应用半个多世纪以来，对感染性疾病的防治发挥了重要作用，但是随着药物的广泛使用，尤其是滥用，也带来如过敏反应、二重感染、细菌耐药性等问题。因此，为了充分发挥抗菌作用，减少不良反应及延缓细菌耐药性的产生，必须合理用药。

1. 明确病因，针对性选药

首先根据临床诊断初步确定感染的病原体，再根据抗菌药物的抗菌谱、耐药性、适应证、不良反应、药动学特点以及感染部位等综合情况选择恰当的抗菌药物。

2. 依据 PK/PD（药动学 / 药效学结合）原理指导临床用药

综合研究药物的药量与药物效应之间的转换过程。大量研究表明，抗生素的抗菌作用与血药浓度或作用时间之间存在着相关性。

3. 根据患者的生理、病理情况合理用药

患者的生理、病理情况可影响药物的作用，选择抗菌药物还应充分考虑被感染机体的生理、病理特点。如新生儿肝功能尚未发育完全，肝药酶活性较低，加上肾功能也尚未发育完善，消除药物速度较慢。而老年人肝、肾功能减退，使药物的代谢与排泄能力下降，血浆蛋白结合率较青壮年低，血中抗菌药物游离型增多，易发生药物中毒。妊娠妇女用药则禁忌较多。哺乳期妇女应考虑某些抗菌药物可通过乳汁分泌给乳儿带来的不良影响。

4. 严格控制抗菌药物的预防应用

目前，临床预防性应用抗菌药过滥，例如流感期间、休克、心衰、无菌的外科手术后患者通常应用抗菌药预防感染，实际上患者继发感染并未减少，甚至增加，而且还会导致耐药菌株的产生，因此应该严格控制使用。

5. 防止和杜绝抗菌药物滥用

以下几种情况应严格控制抗菌药物的使用：① 病毒感染勿用抗菌药，目前除少数药物可能对某些病毒有效外，大多数抗微生物药包括抗生素和化学合成抗菌药都对病毒无效。② 发热原因未明时勿轻易使用抗菌药，热型是诊断疾病的根据之一，对发热原因不明者使用抗菌药，可能会使患者临床症状不典型而掩盖病情，导致诊断的延误而给治疗带来困难。再者，感染也不是发热的唯一原因。③ 应尽量避免局部应用抗菌药，在皮肤、黏膜等局部应用抗菌药易致变态反应和导致细菌产生耐药性。

6. 防止联合用药的滥用

联合用药的目的是扩大抗菌谱、发挥药物的协同抗菌作用、延缓或减少耐药性的产生而提高疗效，降低毒性反应。如果联合用药不当，则适得其反。需注意的是，目前临床上采用的很多联合用药方案是没有依据的，大多数感染用单一抗菌药即可有效。

任务四 细菌耐药性

一、细菌耐药性

细菌耐药性（resistance）分为固有耐药性与获得耐药性两种。前者是由染色体介导的代代相传的天然耐药性，是基于药物作用机制的一种内在的耐药性，如肠道革兰阴性杆菌对青霉素耐药。后者多由质粒介导，也可由染色体介导，当细菌与药物多次接触后，细菌通过改变自身的代谢途径，对药物的敏感性下降甚至消失。获得耐药性是最主要、最多见的耐药方式，是抗菌药物临床应用中遇到的一个相当严重的问题。

对药物产生耐药的病原菌称为耐药菌（或菌株）。有些耐药菌可同时对几种作用机制不同的抗菌药产生耐药，称为多药耐药性。有些耐药菌对一种抗菌药产生耐药以后，对其他作用机制类似的抗菌药也产生耐药，称为交叉耐药性。

二、耐药性产生的机制

（1）产生失活酶和钝化酶 耐药细菌通过产生失活酶或钝化酶来破坏抗生素或使之失去抗菌作用：① 对 β- 内酰胺类抗生素耐药菌株（如耐药的金黄色葡萄球菌）主要是由于产生了 β- 内酰胺酶，使抗生素的 β- 内酰胺环的酰胺键断裂而失去抗菌活性；② 细菌对氨基糖苷类药物耐药的最重要原因是产生氨基糖苷类钝化酶，如乙酰转移酶、磷酸转移酶、核苷转移酶等；③ 红霉素酯化酶可水解红霉素结构中的内酯环而使之失去抗菌活性；④ 氯霉素乙酰转移酶，能使氯霉素转化为无抗菌活性的代谢物。

（2）改变细胞膜通透性 由于细菌细胞壁的障碍或细胞膜通透性的改变，使药物无法进入菌体内发挥效能。如革兰阴性菌细胞壁黏肽层外存在的类脂双层组成的外膜，能阻碍抗菌药进入菌体内。

（3）改变靶部位 抗菌药对细菌的原始作用靶点，称为靶部位。细菌通过靶位的改变，使抗生素失去作用点，从而不易发挥作用。如细菌可通过降低体内二氢叶酸合成酶与磺胺药的亲和力而对磺胺药产生耐药性。

（4）产生代谢拮抗物 细菌通过增加代谢拮抗物使抗菌药物失效。对磺胺耐药的细菌可通过产生较多的对氨基苯甲酸导致其失效。

（5）加强主动外排系统 已经发现，某些细菌能将进入菌体的药物排出体外，称为主动外排系统。大肠埃希菌、金黄色葡萄球菌、表皮葡萄球菌、铜绿假单胞菌等均有主动外排系统，因该机制引起细菌耐药的药物有四环素、喹诺酮类、大环内酯类、氯霉素和 β- 内酰胺类抗生素等。

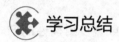 **学习总结**

知识点导图

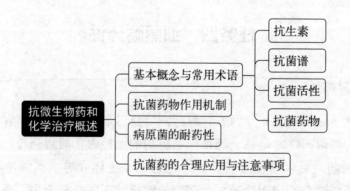

项目二 抗生素

 学习目标 --

知识目标

1. 掌握青霉素的抗菌作用、临床应用、不良反应及注意事项；头孢菌素类各代的代表药物、作用特点、临床应用、不良反应及注意事项。

2. 熟悉半合成青霉素的作用特点及临床应用；β- 内酰胺酶抑制药及其复方制剂的作用特点；红霉素的作用、临床应用、不良反应及注意事项；氨基糖苷类药物的共同特点；庆大霉素、阿米卡星的抗菌作用及临床应用。

3. 了解其他抗生素的作用特点及临床应用。

能力目标

1. 能与患者及家属进行沟通，开展用药咨询服务。
2. 能正确指导患者合理用药。

素质目标

1. 树立患者至上的专业情怀。
2. 树立科学用药的职业准则。

情景导入

患者，女，65 岁。因受凉后突然畏寒、高热、咳喘伴右胸部疼痛 1 天入院。胸部 X 线透视，见右中肺有大片浅淡阴影。

初步诊断：患者患"右下肺炎"。根据病症，医生开具了青霉素与地塞米松，静脉滴注，疗程 7 天。

导学讨论：1. 选择青霉素的依据是什么？

2. 注射青霉素前应进行什么操作？

任务一 β- 内酰胺类抗生素

β- 内酰胺类抗生素是临床最常用的抗生素，本类药物由于高效、低毒，临床价值很高。其化学结构中都有 β- 内酰胺环，是 β- 内酰胺类抗生素的抗菌活性中心，一旦破裂即抗菌活性消失。本类药物包括青霉素类、头孢菌素类、其他 β- 内酰胺类等三大类。

β- 内酰胺类抗生素具有相同的抗菌作用机制，可与敏感菌细胞壁上的青霉素结合蛋白（PBP）结合，从而抑制细菌细胞壁黏肽的合成，导致细胞壁缺损，水分不断内渗，菌体膨胀、裂解、死亡。本类抗生素属于繁殖期杀菌剂。

子任务一 青霉素类抗生素

本类药物按来源分为天然青霉素和半合成青霉素，其基本化学结构是由主核 6- 氨基青霉烷酸（6-APA）及侧链组成（图 10-2-1），侧链上的 R 被不同基团取代，可获得不同品种的半合成青霉素。

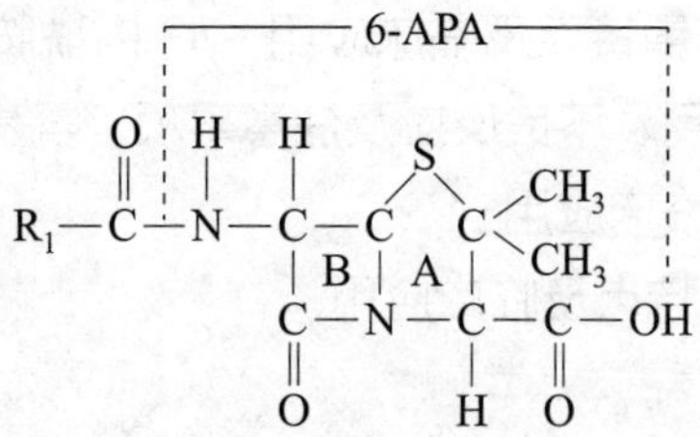

图 10-2-1 青霉素类抗生素的基本结构
A—噻唑环；B—β- 内酰胺环

一、天然青霉素

青霉素（Penicillin，苄青霉素，Benzylpenicillin）

青霉素为有机酸，其钠盐或钾盐易溶于水，水溶液性质不稳定，在室温中放置 24h，大部分降解失效，并产生具有抗原性的青霉烯酸和青霉噻唑，常将其制成性质稳定的固体制剂，如粉针剂等，现用现配。

---- **体内过程** --

口服易被胃酸破坏，吸收少而不规则，临床一般采用肌内注射给药，吸收快而完全，0.5h 即达血药峰值，必要时也可静脉给药。主要分布于细胞外液，能广泛分布于关节腔、浆膜腔、间质液、淋巴液、中耳液及各组织，细胞内含量少。不易透过血脑屏障，但脑膜炎时使用大剂量也可使脑脊液中达有效浓度。主要以原型迅速从肾排泄，$t_{1/2}$ 约为 0.5h，作用维持时间 4～6h。

为延长青霉素作用时间，可通过减慢吸收或延缓排泄的途径，采用难溶性制剂，如混悬剂普鲁卡因青霉素（procaine benzylpenicillin）和苄星青霉素［benzathine benzylpenicillin，长效西林（bicillin）］。肌内注射后在注射部位缓慢溶解吸收，普鲁卡因青霉素一次肌内注射 30 万单位，作用可维持 24h；苄星青霉素一次肌内注射 120 万单位，作用可维持 15d。因两药血药浓度偏低，仅用于轻症患者及预防感染。丙磺舒可与青霉素竞争从肾小管排泄，阻碍了青霉素等酸性代谢产物从肾排出，两药合用能提高青霉素的血药浓度，延长其作用时间。

---- **药理作用** --

1. 抗菌谱

青霉素抗菌活性强，抗菌谱较窄，敏感菌如下。

（1）大多数革兰阳性菌　① 革兰阳性球菌，如溶血性链球菌、草绿色链球菌、肺炎球菌、敏感的金黄色葡萄球菌等；② 革兰阳性杆菌，如白喉棒状杆菌、破伤风梭菌、产气荚膜梭菌、炭疽芽孢梭菌等。

（2）少数革兰阴性球菌　如脑膜炎奈瑟菌、淋病奈瑟菌等。

（3）螺旋体　如梅毒螺旋体、钩端螺旋体等。

（4）放线菌　对放线菌有效。

青霉素对肠球菌敏感性极差；对大多数革兰阴性杆菌不敏感；对病毒、支原体、立克次体、真菌无效。

2. 耐药性

金黄色葡萄球菌等耐药菌可产生青霉素酶（属 β- 内酰胺酶类），裂解青霉素的 β- 内酰胺环而使其失去抗菌活性。

3. 作用机制

青霉素与细菌细胞膜上青霉素结合蛋白（PBP）结合，抑制了转肽酶活性，从而阻止细菌细胞壁黏肽合成的交叉联结过程，造成细胞壁缺损，使细菌细胞破裂而死亡。

4. 作用特点

① 对革兰阳性菌作用强，对革兰阴性菌作用弱；② 对繁殖期细菌的作用强，对静止期细菌作用弱；③ 多数细菌对青霉素不易产生耐药性，但金黄色葡萄球菌容易产生。革兰阴性杆菌的细胞壁主要由磷脂蛋白和脂多糖组成，且菌体内渗透压较低，故青霉素对其不敏感。

---- **临床应用** --

具高效、低毒、价廉的优点，临床仍为治疗敏感革兰阳性细菌、部分革兰阴性球菌和螺旋体感染的首选药。

（1）革兰阳性球菌感染　① 溶血性链球菌感染引起的咽炎、扁桃体炎、中耳炎、蜂窝织炎、心内膜炎、猩红热等；草绿色链球菌和肠球菌引起的心内膜炎，应与链霉素或庆大霉素合用。② 肺炎链球菌感染引起的大叶性肺炎、支气管炎、脑膜炎、中耳炎等。

（2）革兰阴性球菌感染　如脑膜炎奈瑟菌引起的脑膜炎，青霉素与磺胺类药并列为首选药，但需加大剂量。

（3）革兰阳性杆菌感染　如白喉、破伤风、气性坏疽等。因青霉素对这些细菌所产生的外毒素无作用，必须合用抗毒素或抗毒血清。

（4）螺旋体感染　梅毒、钩端螺旋体病的首选药，亦可治疗螺旋体引起的回归热等。应用时在控制并发症同时，宜采用大剂量、长疗程以达到根治的目的。

（5）放线菌感染　如放线菌引起的局部肉芽肿样炎症、脓肿、多发性瘘管及肺部感染、脑脓肿等，应大剂量、长疗程用药。

---- **不良反应** --

（1）过敏反应　青霉素对人体几乎无毒，但少数患者可发生过敏反应，以药疹、皮炎和血清样反应多见，停药后可消失；最严重的过敏反应为过敏性休克，抢救不及时可致死。

防治过敏反应的措施：① 询问过敏史，对青霉素过敏者禁用；② 初用、间隔 3d 以上或换生产批号者必须做皮肤敏感试验，皮试阳性者禁用；③ 注射液应现用现配；④ 用药后需观察 30min，无反应者方可离去；⑤ 避免饥饿时注射青霉素，避免在无急救条件下使用，避免局部用药；⑥ 一旦发生过敏性休克，应立即皮下或肌内注射肾上腺素 0.5～1.0mg，严重者应稀释后缓慢静注或静滴，必要时加入糖皮质激素和抗组胺药。

（2）赫氏反应　用于治疗梅毒、钩端螺旋体病、炭疽时，可有症状加剧现象，表现为全身不适、寒战、发热、咽痛、肌痛、心跳加快等症状，可危及生命。

（3）其他不良反应　肌注时可出现局部红肿、疼痛、硬结；静脉大剂量快速给药时，可引起头痛、反射性肌肉震颤、昏迷等神经系统症状，称为青霉素脑病。

青霉素G
用药指导视频

👥 课堂活动

一护士，肺部感染，中午下班后在医院注射青霉素抗感染。经皮试为阴性后，注射青霉素。约 1min 后，该护士出现面色苍白、呼吸困难、脉搏细弱，血压降至 30/20mmHg。经医生诊断为过敏性休克，立即应用肾上腺素抢救。

课堂讨论：1. 如何预防过敏性休克？

2. 抢救选用肾上腺素是否合理？为什么？

二、半合成青霉素

半合成青霉素补充了天然青霉素的抗菌谱窄、不耐酸、不耐酶、易引起过敏反应等不足，其抗菌机制和不良反应与天然青霉素相同，与天然青霉素有交叉过敏反应，故使用前应用天然青霉素或本品做皮试。常用的半合成青霉素特点见表 10-2-1。

表10-2-1　半合成青霉素的分类和作用特点

类别	药名	作用特点及用途
耐酸青霉素类	青霉素 V（penicillin V） 非奈西林（pheneticillin）	① 耐酸可口服，但不耐酶 ② 抗菌谱与青霉素相似但活性不及青霉素 ③ 用于预防感染或轻度感染

类别	药名	作用特点及用途
耐酶青霉素类	苯唑西林（oxacillin） 氯唑西林（cloxacillin） 双氯西林（dicloxacillin） 氟氯西林（flucloxacillin）	① 耐酸可口服，不能透过血脑屏障 ② 对革兰阳性菌作用不及青霉素，但对产生 β-内酰胺酶的金葡菌有效 ③ 用于耐药金葡菌感染
广谱青霉素类	氨苄西林（ampicillin，氨苄青霉素） 阿莫西林（amoxicillin，羟氨苄青霉素） 匹氨西林（pivampicillin）	① 耐酸可口服，但不耐酶，对耐药金葡菌无效 ② 抗菌谱广，对革兰阳性菌和革兰阴性菌均有杀灭作用，特点是对革兰阴性菌作用优于青霉素 ③ 用于各种敏感菌所致的伤寒、副伤寒及呼吸道及泌尿道、胆道等感染
抗铜绿假单胞菌广谱青霉素类	羧苄西林（carbenicillin） 哌拉西林（piperacillin） 替卡西林（ticacillin） 磺苄西林（sulbenicillin） 美洛西林（mezlocillin） 呋苄西林（furbucillin）	① 不耐酸、不耐酶 ② 抗菌谱广，对革兰阳性菌作用与青霉素近似，对革兰阴性菌作用强，特别是对铜绿假单胞菌作用突出 ③ 主要用于铜绿假单胞菌感染及某些革兰阴性菌感染 ④ 哌拉西林在半合成青霉素中抗菌谱最广，抗菌作用最强，与氨基糖苷类抗生素联合应用效果更佳
抗革兰阴性杆菌青霉素类	美西林（mecillinam） 替莫西林（temocillin）	① 对革兰阴性杆菌作用强，对革兰阳性菌作用弱，对铜绿假单胞菌无效 ② 主要用于尿路感染，对大肠埃希菌感染者疗效好

子任务二 头孢菌素类

头孢菌素类（cephalosporins）又称为先锋霉素类，是以冠头孢菌培养液得到的天然头孢菌素 C 为原料，经半合成改造其侧链而得到的一类抗生素，抗菌机制与青霉素相似。细菌对头孢菌素和青霉素之间有部分交叉耐药，抗菌谱较青霉素广，与青霉素类、氨基糖苷类有协同抗菌作用。

常用的有 30 多种，按其开发年代和特点不同，分为四代。由第一代到第三代，抗菌谱越来越广，对革兰阳性菌作用越来越弱，对革兰阴性菌的作用越来越强，对 β-内酰胺酶越来越稳定，肾毒性越来越小。第四代不仅具有第三代的特性，对革兰阳性菌作用也强。各代作用特点及用途见表 10-2-2。

表 10-2-2　常用头孢菌素类药物各代作用特点及用途

类别	药名	作用特点及用途
第一代 （20世纪 60年代末）	头孢氨苄（cephalexin） 头孢拉定（cafradine） 头孢唑啉（cefazolin） 头孢羟氨苄（cefadroxil） 头孢噻吩（cephalothin）	① 对G⁺菌作用仅次于青霉素，较二代、三代强 ② 对G⁻菌作用弱，对铜绿假单胞菌、耐药肠杆菌和厌氧菌无效 ③ 对青霉素酶较稳定，但可被G⁻菌β-内酰胺酶破坏 ④ 有一定肾毒性，较二代、三代大 ⑤ 主要用于耐青霉素的金葡菌及其他敏感菌引起的呼吸道、软组织、尿路等感染
第二代 （20世纪 70年代中）	头孢孟多（cefamandole） 头孢呋辛（cefuroxime） 头孢替安（cefotiam） 头孢尼西（cefonicid） 头孢克洛（cefaclor）	① 对G⁻菌作用较一代强，G⁺菌作用较一代稍弱 ② 对部分厌氧菌有效，对铜绿假单胞菌无效 ③ 对多种β-内酰胺酶较稳定 ④ 肾毒性低于一代头孢菌素 ⑤ 主要用于敏感菌所致的呼吸道、皮肤软组织、胆道及泌尿道感染
第三代 （20世纪 70年代末）	头孢噻肟（cefotaxime） 头孢他啶（ceftazidime） 头孢曲松（ceftriaxone） 头孢哌酮（cefoperazone） 头孢克肟（cefixime）	① 对G⁻菌作用更强，对G⁺菌作用不及一代、二代 ② 对厌氧菌、铜绿假单胞菌作用较强，对多种β-内酰胺酶高度稳定 ③ 穿透力强大，体内分布广泛 ④ 基本无肾脏毒性 ⑤ 主要用于敏感菌株引起的重症感染及以G⁻杆菌为主要致病菌，兼有G⁺菌和厌氧菌的混合感染，其中头孢他啶对铜绿假单胞菌作用最强
第四代 （20世纪 80年代末）	头孢匹罗（efpirome） 头孢吡肟（cefepime）	① 广谱、高效，对某些革兰阴性菌和革兰阳性菌均有强大的抗菌作用 ② 对多种β-内酰胺酶稳定性最高 ③ 一般对肾脏无毒性 ④ 主要用于对第三代头孢菌素耐药的G⁻杆菌的重症感染。由于穿透力强，脑脊液药物浓度高，细菌性脑膜炎效果更佳

---- **不良反应** --

（1）过敏反应　常见皮疹、药物热、血管神经性水肿或血清病样反应，偶见过敏性休克。与青霉素类有交叉过敏现象，对青霉素过敏者有 5%～10% 对头孢菌素类也过敏，故青霉素过敏患者慎用。

（2）肾损害　大剂量应用第一代头孢菌素可出现肾毒性，导致血中尿素氮和肌酐升高。肾功能不全者慎用。

课后实践

通过网络检索，制作一份《头孢菌素类药物使用现状调查表》，列明目前市场上销售的品种、具体的药品信息及生产厂家。

子任务三　其他 $\beta-$ 内酰胺类

一、$\beta-$ 内酰胺酶抑制剂

本类药物本身没有抗菌活性或抗菌活性很低，但可通过抑制多种 $\beta-$ 内酰胺酶而保护一些不耐酶的抗生素，使后者耐药性降低、抗菌谱扩大、抗菌作用增强。常用药有克拉维酸（clavalunic acid，棒酸）、舒巴坦（sulbactam）、他唑巴坦（tazobactam，三唑巴坦），临床常与青霉素类或头孢菌素类制成复方制剂，可增强 $\beta-$ 内酰胺类抗生素的药效，广泛用于呼吸道、泌尿道以及皮肤和软组织等部位的感染。

克拉维酸（Clavulannic Acid，棒酸）

克拉维酸钾（棒酸钾）由棒状链霉菌培养液中得到，抗菌活性低，但对许多革兰阳性菌和革兰阴性菌产生的 $\beta-$ 内酰胺酶有很强的抑制作用。与其他 $\beta-$ 内酰胺类抗生素合用，抗菌作用增强，明显降低 $\beta-$ 内酰胺类抗生素最低抑菌浓度，本药单用无效，常制成复方制剂使用。

临床常用复方制剂有：阿莫西林 - 克拉维酸钾（奥格门汀，augmentin）、替卡西林钠 - 克拉维酸钾（替门汀，timentin）等。阿莫西林 - 克拉维酸钾主要用于耐药金黄色葡萄球菌、流感杆菌、肠杆菌和厌氧菌引起的尿路、呼吸道及盆腔感染及子宫内膜炎、乳腺感染、五官科感染等。不良反应与阿莫西林相同，胃肠道反应略高于阿莫西林。替卡西林钠 - 克拉维酸钾对肠杆菌和铜绿假单胞菌作用较强，适应证与阿莫西林 - 克拉维酸钾相似，但不适用于耐替卡西林的肠杆菌感染，不良反应与替卡西林相似。

舒巴坦（Sulbactam）

舒巴坦（青霉烷砜钠，舒巴克坦）是半合成的 $\beta-$ 内酰胺酶抑制剂，对金黄色葡萄球菌和革兰阴性杆菌产生的 $\beta-$ 内酰胺酶有很强而且不可逆的抑制作用，单独应用仅对淋球菌和脑膜炎球菌有抗菌作用，常与其他 $\beta-$ 内酰胺类抗生素合用，有很强的协同作用，如氨苄西林 - 舒巴坦、舒他西林（sultamicillin）、头孢哌酮 - 舒巴坦（舒普深）等。舒他西林主要用于葡萄球菌、淋球菌、肠杆菌引起的感染，但不用于铜绿假单胞菌感染。本药不良反应少而轻。

临床使用的同类药还有三唑巴坦（tazobactam）等。

二、碳青霉烯类

本类药物具有抗菌谱广（革兰阳性菌、革兰阴性菌及厌氧菌均有效）、抗菌活

性强大、对 β- 内酰胺酶稳定等优点。代表药物有亚胺培南（imipenem）、美罗培南（meropenem）、帕尼培南（panipenem）等。临床主要用于多重耐药菌引起的严重感染以及严重需氧菌和厌氧菌的混合感染。毒性小，大剂量应用可引起肾损害以及头痛、惊厥、抽搐等中枢神经系统的不良反应。

亚胺培南在体内可被肾脱氢肽酶水解灭活，故需与抑制肾脱氢肽酶的西司他丁（cilastatin）按 1：1 联合应用才能发挥作用。

三、头霉素类

代表药物是头孢西丁（cefoxitin）。其抗菌活性和抗菌谱与第二代头孢菌素相似，对革兰阴性菌作用较强，对 β- 内酰胺酶稳定。突出的特点是抗厌氧菌作用强。临床主要用于治疗腹腔、盆腔、妇科的需氧菌和厌氧菌的混合感染。常见不良反应有皮疹、静脉炎、蛋白尿、嗜酸性粒细胞增多等。本类药物还有头孢美唑（cefmetazole）、头孢替坦（cefotetan）、头孢拉宗（cefbuperazone）、头孢米诺（cefminox）等。

四、氧头孢烯类

代表药物是拉氧头孢（latamoxef），本药与第三代头孢菌素类特点相似，抗菌谱广、对革兰阴性菌作用强、对 β- 内酰胺酶稳定。临床主要用于呼吸道、尿路、妇科感染及脑膜炎、败血症的治疗。最常见不良反应是皮疹。本类药物还有氟氧头孢（flomoxef）。

五、单环 β- 内酰胺类

代表药为氨曲南（aztreonam），该药对革兰阴性菌有强大的抗菌作用，对革兰阳性菌、厌氧菌作用弱，具有耐酶、低毒的特点。主要用于治疗大肠埃希菌、沙门菌属、克雷伯菌和铜绿假单胞菌等所致的下呼吸道、泌尿道、软组织感染及脑膜炎、败血症。不良反应少而轻，主要为皮疹、血清转氨酶升高、胃肠道不适等。同类药物还有卡芦莫南（carumonam）。

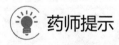 药师提示

β- 内酰胺类抗生素的用药指导

1. 青霉素类的用药指导

（1）用药前应明确为青霉素类药物敏感菌感染，了解患者感染程度、症状和体征，重点是有无青霉素过敏史及禁忌证。备好抢救过敏反应的药物。

（2）合理选择剂型和给药方法，预防感染可采用长效青霉素如普鲁卡因青霉素、苄星青霉素肌注。一般感染采用青霉素钠盐或钾盐肌注，严重感染则采用静脉给药，如脑膜炎奈瑟菌引起的脑膜炎，青霉素需采用 1000 万 U～2000 万 U/d，分 4 次静滴。梅毒等螺旋体感染采用青霉素钠盐 500 万 U～2000 万 U/d 静脉滴注，2～4 周为一个疗程，治疗三期梅毒也可采用长效制剂长程疗法。

（3）静脉给予大剂量青霉素钾盐可出现高钾血症，肾功能不全或心功能不全时容易发生心律失常等，故钾盐禁止静脉推注，静滴时也应注意血钾的改变。青霉素遇酸、碱、醇、重金属离子、氧化剂均易被破坏，应避免配伍。

（4）嘱患者用药后停留 20min 离去，若有胸闷、心慌、出汗及呼吸困难时，应及时告知医护人员。

2. 头孢菌素类的用药指导

（1）应建议通过药敏试验确定为本类药物敏感菌感染，并具体确定种类，了解患者的感染程度、症状和体征，有无头孢菌素类药物过敏史及禁忌证，前期抗感染治疗史对合理使用本类药物有重要的参考价值。

（2）用药期间应注意观察尿量及尿液的颜色改变，尿少、血尿可与第一代头孢菌素类的肾毒性有关，应避免合用同样有肾毒性的氨基糖苷类抗生素、强效利尿药并定期做血液尿素氮、肌酐和尿液检查；长期使用头孢哌酮、头孢孟多影响肠道内维生素 K 的合成，可导致出血倾向，故本类药物不宜与抗凝血药合用，并注意观察，必要时补充维生素 K。

（3）本类药物中的第三代和第四代药物多用于严重感染，要注意感染是否得到控制，有无耐药性出现和严重不良反应发生，一般给药 2～3d 内症状无改善，则应配合药敏试验，及时修正给药方案。

任务二　大环内酯类、林可霉素类和多肽类抗生素

子任务一　大环内酯类

大环内酯类（macrolides）是由链霉菌产生的一类难溶于水的碱性抗生素，均含大环内酯结构。20 世纪 50 年代初上市，以红霉素为代表的第一代产品，对革兰阳性菌、革兰阴性球菌及厌氧菌、支原体、军团菌等有较好的作用，但有抗菌谱较窄、口服生物利用度低、不良反应较多、易产生耐药等缺点，在一定程度上限制了其临床应用。自 20 世纪 70 年代起相继开发了许多红霉素的衍生物和新型的大环内酯类抗生素，即第二代产品，代表药有罗红霉素、阿奇霉素、克拉霉素等，扩大了抗菌谱，提高了生物利用度，不良反应明显减少，在价格可接受情况下，可作为优选药物。新近研究的第三代产品如泰利霉素和喹红霉素等，不仅抗菌活性强大，且对许多耐大环内酯类抗生素的菌株仍然有效。

本类药物通过抑制细菌蛋白质合成而起到快速抑菌作用。细菌可通过核糖体上靶部位结构改变、产生灭活酶、改变细胞壁的渗透性或主动外排系统参与等途径对本类药物产生耐药性。本类药物之间存在部分交叉耐药性。

红霉素（Erythromycin）

红霉素是链丝菌培养液中提取的碱性抗生素，碱性环境中抗菌活性增强。口服易被胃酸破坏，并受到食物干扰，为避免胃酸破坏，常采用肠溶片或制成酯类及酯化合物的盐类。

---- **体内过程** --

口服可吸收，为免被胃酸破坏，常制成肠溶制剂使用，在十二指肠溶出吸收。食物可使其吸收延长，也可静脉给药。分布较广。胆汁中浓度为血清的 30 倍。难透过血脑屏障，但可透过胎盘和进入乳汁。大部分在肝内代谢，主要经胆汁排泄，少量经尿排出。

---- **药理作用** --

（1）抗菌谱　与青霉素相似且略广，抗菌活性较青霉素弱。对大多数革兰阳性菌如金葡菌、肺炎链球菌等有较强的抑制作用；对部分革兰阴性菌如脑膜炎奈瑟菌、淋病奈瑟菌、百日咳鲍特菌、流感嗜血杆菌、弯曲菌、军团菌及螺旋体、肺炎支原体、衣原体及立克次体等有效。

（2）耐药性　细菌对红霉素易产生耐药性，连用不宜超过 1 周。但停药数月后可恢复其敏感性。

---- **临床应用** --

（1）主要用于治疗耐青霉素金葡菌引起的感染和对 β- 内酰胺类抗生素过敏的患者。

（2）用于治疗支原体肺炎、百日咳、弯曲菌所致的肠炎以及军团菌病等，亦用于厌氧菌引起的口腔感染和肺炎支原体、衣原体等引起的呼吸道、泌尿生殖道感染。

---- **不良反应** --

（1）局部刺激　口服可出现恶心、呕吐、腹痛等胃肠反应，饭后服可减轻；静滴时易引起静脉炎。

（2）肝损害　大剂量或长期服用可致转氨酶升高、胆汁淤积性肝炎等，一般停药数日后即可恢复，但有慢性肝病者不宜应用。

（3）其他　个别患者可有皮疹、药物热等过敏反应，出现耳鸣、暂时性耳聋等。

乙酰螺旋霉素（Acetylspiramycin）

抗菌谱与红霉素相似，对金葡菌、链球菌的抗菌活性与红霉素相近，临床主要用于敏感菌引起的呼吸道和软组织等感染，特别是不能耐受红霉素的患者。胃肠反应较红霉素轻。

罗红霉素（Roxithromycin）

为第二代药物。对胃酸稳定，口服生物利用度高。分布较广，在扁桃体、中耳、肺、前列腺及泌尿生殖道中均可达有效治疗浓度。半衰期长达 8～16h。抗菌谱、抗菌作用与红霉素相似，抗菌活性较红霉素强。临床用于敏感菌所致的呼吸道、泌尿生殖道、皮肤和软组织、耳鼻喉等部位感染。胃肠反应较红霉素少。

克拉霉素（Clarithromycin，甲红霉素）

为第二代药物。口服吸收迅速完全，但首过消除明显，生物利用度仅55%。分布广泛，血浆$t_{1/2}$为3.5～4.9h。对革兰阳性菌、军团菌、肺炎支原体的作用为本类药物中最强，临床主要用于呼吸道、泌尿生殖系统及皮肤软组织的感染。胃肠反应较红霉素低。

阿奇霉素（Azitromycin）

为第二代药物。耐酸，口服生物利用度高于红霉素。分布广泛，扁桃体、肺、前列腺及泌尿生殖系统浓度高。血浆$t_{1/2}$为大环内酯类抗生素中最长的，可长达2～3d，每日仅需给药一次。抗菌作用较红霉素广而强，特别是对肺炎支原体作用则为本类药物中最强者。主要用于治疗呼吸道、泌尿道、皮肤和软组织等感染。不良反应与红霉素相似，但发生率较红霉素低。

泰利霉素（Telithromycin）

为第三代药物。口服吸收良好，不受食物影响。抗菌谱类似红霉素，但抗菌活性强于阿奇霉素。与其他大环内酯类药物之间无交叉耐药。主要用于敏感菌引起的呼吸道感染。不良反应有轻中度消化道反应。

 药师提示

红霉素的用药指导

（1）红霉素粉针剂忌用0.9%氯化钠注射液溶解，因可致沉淀。可先用少量灭菌注射用水溶解成5%溶液后，再添加到5%葡萄糖液500mL中缓慢静滴。

（2）食物可影响红霉素的吸收，故红霉素应在饭前或饭后1h口服，且服用时不宜进食酸性食物和饮料，否则可降低红霉素的疗效。必要时可同服碳酸氢钠，以减少胃酸的破坏。红霉素注射剂刺激性较大，可引起局部刺激性疼痛或静脉炎，故红霉素不宜肌内注射及静脉注射，静滴浓度应小于0.1%，速度也应缓慢。

（3）红霉素与氨茶碱、辅酶A、细胞色素C、青霉素、氨苄西林、头孢噻吩、氯霉素、四环素等混合时易产生沉淀或降低疗效，故红霉素不宜与其他药物在注射器内混合使用。

（4）应用红霉素期间应定期做肝功能检查，并注意有无皮肤和巩膜黄染、全身不适、恶心、呕吐、厌食等症状，一旦出现应及时停药。

子任务二 林可霉素类抗生素

林可霉素（Lincomycin，洁霉素）和
克林霉素（Clindamycin，氯林可霉素，氯洁霉素）

两药的抗菌谱和抗菌机制均相同，但由于克林霉素口服吸收量为林可霉素的2～3

倍、抗菌作用较强且毒性较小，故临床较常用。

---- **体内过程** --

口服均可吸收，相比之下，克林霉素吸收迅速而完全，受食物影响小。两药分布广泛，在大多数组织中可达有效浓度，骨组织中的药物浓度尤其高，可透过胎盘屏障，但不能透过血脑屏障。

---- **药理作用** --

抗菌谱与抗菌机制与大环内酯类相似，作用于敏感菌核糖体的 50S 亚基，抑制细菌蛋白质的合成而呈现抗菌作用。主要对大多数厌氧菌及革兰阳性菌如金葡菌（包括耐青霉素的菌株）、溶血性链球菌、草绿色链球菌、肺炎球菌等有良好的抗菌作用。克林霉素比林可霉素的抗菌作用强 4～8 倍。

---- **临床用途** --

主要用于：① 厌氧菌或厌氧菌与需氧菌的混合感染，如盆腔炎、腹膜炎、吸入性肺炎、肺脓肿等；② β- 内酰胺类抗生素无效或过敏的金葡菌感染，对金葡菌引起的急慢性骨髓炎和关节感染为首选药；③ 与乙胺嘧啶合用治疗鼠弓形虫在艾滋病患者引起的脑炎。亦可与伯氨喹合用治疗艾滋病患者的轻度卡氏肺孢菌肺炎。

---- **不良反应** --

常见恶心、呕吐、腹痛、腹泻等胃肠反应，口服比注射多见，克林霉素比林可霉素发生率高。严重时可引起假膜性肠炎，除对症治疗外，可口服万古霉素与甲硝唑治疗。偶见皮疹、肝毒性等。

子任务三　多肽类抗生素

一、万古霉素类

本类抗生素包括万古霉素（vancomycin）、去甲万古霉素（norvancomycin）和替考拉宁（teicoplanin）。属于糖肽类抗生素，化学性质稳定。由于不良反应较多且较严重，过去使用较少，但近年发现本类药物能够杀灭 MRSA 和耐甲氧西林表皮葡萄球菌（MRSE）而得到广泛应用。

**万古霉素（Vancomycin）、去甲万古霉素（Norvancomycin）和
替考拉宁（Teicoplanin）**

---- **体内过程** --

口服均不易吸收，肌内注射可引起剧烈疼痛和组织坏死，故只宜静脉给药。广泛分布于各组织，但不易透过血脑屏障。主要经肾排泄。万古霉素和去甲万古霉素的半衰期约为 6h，替考拉宁长达 47h。

---- **药理作用与临床应用** --

通过阻碍细菌细胞壁合成，对繁殖期革兰阳性细菌呈现快速杀菌作用，但抗菌活性

不如 β- 内酰胺类抗生素。细菌一般不易产生耐药性，且与其他抗生素之间无交叉耐药性。因其毒性大，仅用于革兰阳性菌严重感染，特别是耐青霉素及其他抗菌药物的金葡菌引起的严重感染和对 β- 内酰胺类抗生素过敏者的严重感染，如败血症、肺炎、心内膜炎、结肠炎等。口服用于某些抗生素如克林霉素引起的假膜性肠炎。

---- 不良反应 --

本药不良反应多且严重，替考拉宁毒性较小。

（1）耳毒性 大剂量、长时间应用可出现耳鸣、听力减退甚至耳聋，监测听力常能较早发现，及时停药一般可恢复听力。应避免合用有耳毒性的药物。

（2）肾毒性 主要为肾小管损伤，轻者出现蛋白尿和管型尿，重者出现少尿、血尿，甚至肾功能衰竭。

（3）偶可发生恶心、寒战、药物热、皮疹、皮肤瘙痒及血栓性静脉炎等。

二、多黏菌素类

多黏菌素类是从多黏杆菌培养液中提取的一组多肽类化合物，有 A、B、C、D、E、M 几种成分，临床仅用多黏菌素 B（polymyxin B）、多黏菌素 E（polymyxin E，黏菌素，抗敌素）和多黏菌素 M（polymyxin M）。

---- 药理作用与临床用途 --

本类药物为慢效、窄谱抗生素，仅对革兰阴性杆菌有杀灭作用，特别是对铜绿假单胞菌作用强大，不易产生耐药性。临床用途有：① 局部外用于敏感菌引起的五官、皮肤、黏膜感染及烧伤后铜绿假单胞菌感染；② 口服用于肠道术前消毒、其他抗微生物药耐药的细菌性肠炎、痢疾等；③ 其他抗微生物药无效的铜绿假单胞菌或革兰阴性杆菌引起的严重感染。

---- 不良反应 --

毒性较大，常用量下即可出现明显不良反应。主要包括肾毒性及神经毒性。大剂量快速静滴可引起神经肌肉接头阻滞而导致呼吸抑制，此时采用新斯的明抢救无效，只能进行人工呼吸抢救。

任务三 氨基糖苷类抗生素

子任务一 氨基糖苷类抗生素的共性

氨基糖苷类抗生素（aminoglycosides）包括天然的链霉素、庆大霉素、新霉素、卡那霉素、妥布霉素、西索米星、小诺霉素、大观霉素和半合成的阿米卡星、奈替米星等。

---- 体内作用 --

氨基糖苷类抗生素为强有机碱，易溶于水，性质稳定，解离度大，脂溶性小。在碱性环境中抗菌活性增强。

体内过程口服难吸收，仅适用于肠道感染。全身感染多采用肌内注射给药。主要分布在细胞外液，可透过胎盘屏障，但不易透过血脑屏障。氨基糖苷类抗生素在体内基本不代谢，90% 以原型由肾排泄，适用于泌尿道感染，碱化尿液可增强其抗菌活性。

---- **药理作用** ---

（1）抗菌谱　对革兰阴性杆菌如大肠埃希菌、肠杆菌属、变形杆菌属、克雷伯菌属、志贺菌属等有强大抗菌活性；对革兰阳性球菌如葡萄球菌包括耐药金葡菌有较好的抗菌活性；对厌氧菌无效。妥布霉素、庆大霉素、阿米卡星对铜绿假单胞菌有较强的作用；链霉素、卡那霉素对结核分枝杆菌有效。

（2）抗菌机制　本类药物可抑制细菌蛋白质合成的多个环节，并增加细菌细胞膜通透性，使菌体内重要物质外漏而死亡。为静止期杀菌药并具有明显的抗生素后效应（PAE）。

（3）耐药性　本类药物之间有部分或完全交叉耐药性。

---- **不良反应** ---

（1）耳毒性　包括前庭功能与耳蜗神经的损害。其中前庭神经损害出现较早，表现为眩晕、恶心、呕吐、共济失调等。耳蜗神经损害较迟，表现为耳鸣、听力减退，严重者可致耳聋。耳聋是不可逆的，并能影响到胎儿。如与同样有耳毒性的药物如强效利尿药、万古霉素、甘露醇等合用风险更大。

所有氨基糖苷类抗生素均有耳毒性，但发生率不一样。前庭神经损害发生率依次为：新霉素 > 卡那霉素 > 链霉素 > 西索米星 > 阿米卡星 > 庆大霉素 ≥ 妥布霉素 ≥ 奈替米星。耳毒性发生率依次为：新霉素 > 卡那霉素 > 阿米卡星 > 西索米星 > 庆大霉素 > 妥布霉素 > 奈替米星 > 链霉素。

（2）肾毒性　可引起蛋白尿、管型尿、血尿等，甚至发生少尿、氮质血症及急性肾衰竭。肾毒性发生率依次为：新霉素 > 卡那霉素 > 庆大霉素 > 妥布霉素 > 阿米卡星 > 奈替米星 > 链霉素。

（3）神经肌肉麻痹　常见于大剂量腹膜内或胸膜内应用后，静脉滴注速度过快也可引起，是急性毒性反应。可引起心肌抑制、血压下降、肢体瘫痪、呼吸衰竭。应立即静脉注射新斯的明和钙剂抢救。本类反应以新霉素、链霉素与卡那霉素多见。

（4）过敏反应　可引起各种皮疹、发热等症状，甚至引起严重的过敏性休克，以链霉素最为严重。

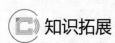 **知识拓展**

药源性耳聋

药源性耳聋是因为用药不当所引起的听力损害，已成为发展中国家致耳聋的主要原因之一。在我国 7 岁以下的耳聋患儿中，30%～40% 为药物所引起。具有耳毒性的药物如氨基糖苷类及万古霉素类抗生素、强效利尿药等，其中最严重的是氨基糖苷类抗生素。药源性耳聋的治疗较困难，听力下降通常是不可逆转的，目前主要是通过戴助听器进行听力康复。

子任务二　常用氨基糖苷类抗生素

链霉素（Streptomycin）

链霉素是由链霉菌培养液中分离获得，并用于临床的第一个氨基糖苷类抗生素。也是最早用于治疗结核病的药物。目前临床主要用于：① 多重耐药的结核病；治疗结核病的一线药物，可渗入胸腔、腹腔、结核性脓腔和干酪化脓腔达有效浓度。但需与其他抗结核药如利福平、异烟肼等联合应用，以增强疗效，并延缓耐药性的产生；② 鼠疫和兔热病（吐拉菌病），常为首选药；③ 溶血性链球菌、草绿色链球菌及肠球菌等引起的心内膜炎，常与青霉素合用。不良反应多，耳毒性最常见，也可引起过敏性休克。用药前应做皮试，一旦发生过敏性休克，应立即注射葡萄糖酸钙、肾上腺素等药物抢救。

庆大霉素（Gentamicin）

为目前临床较常用的氨基糖苷类抗生素之一。本药对多数革兰阴性杆菌有杀菌作用，尤其是对沙雷菌属作用强大，为氨基糖苷类中的首选药；对革兰阳性菌如金葡菌（包括耐药菌株）有效。铜绿假单胞菌、变形杆菌、克雷伯菌属等对本药耐药率甚高。临床主要用于：① 革兰阴性杆菌感染，如败血症、骨髓炎、肺炎、脑膜炎等。② 铜绿假单胞菌感染，需与羧苄西林或头孢菌素等合用；③ 与青霉素、羧苄西林、头孢菌素等联用治疗心内膜炎；④ 口服治疗菌痢、伤寒等肠道感染或用于结肠术前预防和术后感染。肾毒性多见，肾功能不全者慎用；耳毒性以对前庭的影响较耳蜗大，偶见过敏反应。

其他氨基糖苷类抗生素特点见表 10-2-3。

表 10-2-3　其他氨基糖苷类抗生素特点

药名	临床特点和应用
妥布霉素（tobramycin）	抗菌作用与庆大霉素相似，抗铜绿假单胞菌活性比庆大霉素强 2～5 倍，包括耐药菌株。主要用于铜绿假单胞菌严重感染。不良反应与庆大霉素相似而轻
奈替米星（netilmicin，乙基西梭霉素）	抗菌谱与庆大霉素相似。耐酶性好，对耐其他氨基糖苷类的革兰阴性杆菌和耐青霉素类的金葡菌仍然有效。用于各种敏感菌引起的严重感染。本类药物中毒性发生率最低，损伤也最轻
阿米卡星（amikacin，丁胺卡那霉素）	抗菌谱最广的氨基糖苷类抗生素。耐酶性好为其突出优点。主要用于耐氨基糖苷类菌株所致的感染。与 β-内酰胺类抗生素联用可获得协同作用。耳毒性发生率较高，肾毒性较轻

续表

药名	临床特点和应用
卡那霉素 （kanamycin）	毒性较大及耐药性多见，临床已少用。可口服作腹部术前肠道消毒及肝性脑病
小诺霉素 （micronomicin）	主要用于中耳炎及胆道、泌尿道、呼吸道感染
新霉素 （neomycin）	氨基糖苷类中毒性最强，禁止注射用药。仅口服用作肠道感染或腹部术前肠道消毒及肝性脑病
大观霉素 （spectinomycin，淋必治）	仅对淋病奈瑟菌有较强抗菌活性，容易耐药。临床用于对青霉素、四环素耐药或青霉素过敏的淋病患者

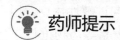 药师提示

氨基糖苷类抗生素的用药指导

（1）确定为氨基糖苷类药物敏感菌感染及了解患者的感染程度、症状。为防止出现严重不良反应，应用氨基糖苷类抗生素疗程一般不超过 7d。用药前准备好抢救药物葡萄糖酸钙、肾上腺素、糖皮质激素等，若出现胸闷、心慌、呼吸困难等与过敏性休克或神经肌肉阻滞有关症状时应及时抢救。

（2）用药期间注意听力检测，一旦出现耳聋先兆如眩晕、耳鸣、听力减退等应遵医嘱及时停药。还应注意尿量的改变及注意血液与尿液的检查，以防止肾脏损害。必要时遵医嘱减量或停药。

（3）本类抗生素之间禁止合用，以免增强毒性。氨基糖苷类抗生素与强效类利尿药、甘露醇、止吐药、万古霉素等合用可增强耳毒性，而抗组胺药苯海拉明、美克洛嗪、布可力嗪等则可掩盖其耳毒性。与两性霉素 B、杆菌肽、头孢菌素类、磺胺类、多黏菌素、万古霉素等合用可增强其肾毒性。

（4）通常不主张静脉注射给药，以免血药浓度过高导致不良反应。

任务四　四环素类和氯霉素类抗生素

子任务一　四环素类

根据来源不同，可分为天然品和人工半合成品两类。天然品包括四环素、土霉素

等；半合成品有多西环素、米诺环素等。本类药物属于酸碱两性化合物，由于其在碱性溶液中易降解，在酸性环境中稳定，故临床常用其盐酸盐。

四环素（Tetracycline）和土霉素（Oxytetracycline）

···· 体内过程 ··

口服能吸收但不完全。若一次口服量超过 0.5g，血药浓度并不随剂量的增加而提高，只会增加胃肠刺激和粪便中的排出量。广泛分布于各组织，可沉积于骨及牙组织内，易渗入胸腹腔、胎儿血液循环及乳汁中，但不易透过血脑屏障。二者主要以原型由肾排泄，有利于治疗泌尿道感染。部分经胆汁排泄，不仅可用于治疗胆道感染，而且还会形成肝肠循环。

···· 药理作用 ··

（1）抗菌谱广，对多数革兰阳性和革兰阴性菌、立克次体、肺炎支原体、衣原体、螺旋体、某些厌氧菌及放线菌均有抑制作用，对阿米巴原虫也有间接抑制作用。但对铜绿假单胞菌、结核分枝杆菌、伤寒杆菌、副伤寒杆菌、病毒、真菌无效。

（2）抗菌机制　本类药物主要抑制细菌蛋白质的合成，属快效抑菌剂。对革兰阳性菌的作用强于对革兰阴性菌的作用，但对革兰阳性菌的作用不如 β- 内酰胺类，对革兰阴性菌的作用较氨基糖苷类和氯霉素弱。

（3）耐药性　四环素类药物耐药情况严重，限制了本类药物的应用。天然品之间有交叉耐药性，对天然四环素类耐药的菌株可能对半合成四环素类仍敏感。

···· 临床用途 ··

因对常见致病菌疗效差，耐药菌株多和不良反应，临床应用已明显减少。

（1）对立克次体感染（斑疹伤寒、恙虫病）、支原体肺炎和泌尿生殖系统感染、衣原体所致鹦鹉热或性病性淋巴肉芽肿、螺旋体感染所致回归热等四环素多为首选。

（2）细菌性感染　对鼠疫、布鲁菌病、霍乱、幽门螺杆菌感染引起的消化性溃疡、肉芽肿鞘杆菌感染引起的腹股沟肉芽肿，四环素可用而不作为首选，现多首选多西环素。

（3）阿米巴痢疾和肠道感染　可选用土霉素。

···· 不良反应 ··

（1）局部刺激　口服可引起恶心、呕吐、上腹不适、腹胀、腹泻等消化道症状，以土霉素多见。饭后或与食物同服可减轻。由于刺激性大，不宜肌内注射。长期静脉滴注可引起血栓性静脉炎，故应稀释、缓慢滴入。

（2）二重感染（菌群交替症）　指长期应用广谱抗生素，使敏感菌受到抑制，而不敏感菌趁机在体内大量繁殖，造成菌群失调而引起新的感染。抵抗力低下的老年人、幼儿、体质虚弱的患者易发生。合并应用糖皮质激素或抗肿瘤药物更易引起。常见有白色念珠菌感染、难辨梭状芽孢杆菌性假膜性肠炎等。

（3）影响骨、牙生长　四环素能与新形成的骨、牙中所沉积的钙相结合，从而导致牙齿黄染、影响牙釉质发育和幼儿骨骼的发育。故孕妇、哺乳妇女及 8 岁以下儿童禁用。

（4）肝、肾毒性　大剂量长期口服或大剂量静脉给药（每日超过 1~2g），可引起急性肝细胞脂肪性坏死，也可加剧原有的肾损伤。孕妇及肾功能不全者尤易发生，应禁用。

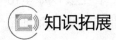 **知识拓展**

四环素牙

四环素牙是指四环素药物引起的着色牙，属于口腔科疾病。病因是在牙的发育矿化期服用四环素药物，可被结合到牙组织内，使牙着色。四环素还可在母体通过胎盘引起乳牙着色。

多西环素（Doxycycline，强力霉素，脱氧土霉素）

脂溶性高，口服吸收快而完全，且不受食物影响。抗菌谱与四环素相似，但抗菌活性比四环素强 2~10 倍，具有速效、强效和长效的特点。对耐天然四环素的金葡菌仍有效。临床已取代天然四环素用于各种适应证。此外，特别适用于胆道系统感染和肾功能不全患者的肾外感染。也可用于酒渣鼻、痤疮、前列腺炎和呼吸道感染。

胃肠反应多见，如恶心、呕吐、腹泻等，饭后服可减轻。

米诺环素（Minocycline，二甲胺四环素）

本类药物中抗菌活性最强、分布最广，对耐四环素、青霉素的金葡菌、链球菌、流感嗜血杆菌和大肠埃希菌均敏感。临床应用同多西环素。

可引起前庭反应如恶心、呕吐、眩晕、共济失调等，用药期间不宜从事高空、高速作业、驾驶和精密作业，一般不作为首选药。

子任务二　氯霉素类抗生素

氯霉素（Chloramphenicol）

---- **体内过程** ----

脂溶性高，口服吸收较肌内注射好，临床多采用口服及静脉滴注。吸收后广泛分

布，脑脊液中浓度在抗生素中最高。

药理作用与临床应用

通过抑制菌体蛋白质合成而呈现广谱抗菌作用，为快效抑菌药，高浓度时也有杀菌作用；对革兰阴性菌作用强于革兰阳性菌；对支原体、衣原体、立克次体、螺旋体也有较好抑制作用。细菌对氯霉素耐药性产生较慢，与其他抗微生物药之间无交叉耐药性。

可用于伤寒、副伤寒、脑膜炎、立克次体病、沙眼等治疗。

不良反应

（1）抑制骨髓造血功能　为氯霉素最严重的毒性反应，有两种临床表现：① 可逆性的红细胞、白细胞、血小板减少，发生率和严重程度与用量和疗程有关，停药2～3周后可逐渐恢复；② 不可逆的再生障碍性贫血，与剂量和疗程无关，虽极少见，但死亡率高，可发展为粒细胞白血病。

（2）灰婴综合征　早产儿、新生儿葡萄糖醛酸结合能力差、肾脏排泄功能尚未发育完善，易导致氯霉素体内蓄积而干扰线粒体核糖体功能。临床表现为恶心、呕吐、腹胀、发绀、进行性皮肤苍白、循环衰竭等，称为灰婴综合征，故早产儿、新生儿、妊娠末期及哺乳期妇女禁用。

（3）其他　主要有胃肠反应、过敏反应、视神经炎、二重感染、中毒性精神病等。

课后实践

对身边抗生素使用人群做调查，联系治疗效果，从选用药物、服用方法、服用剂量、不良反应进行分析，针对性指导抗生素的合理应用。

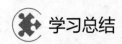 学习总结

知识点导图

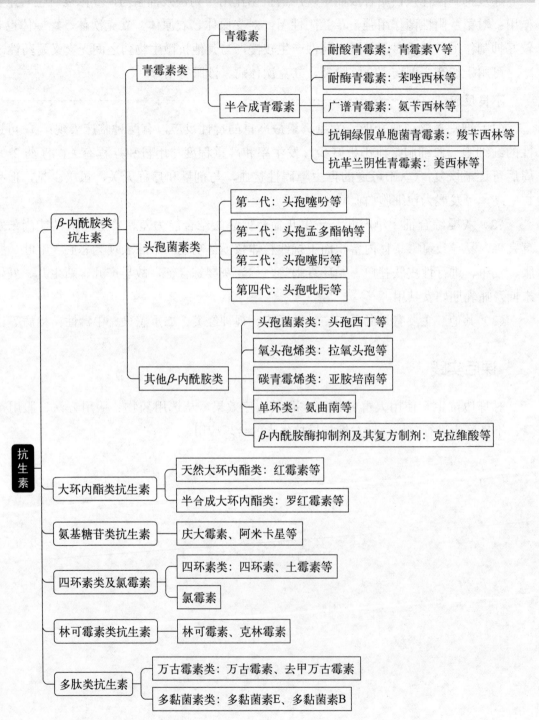

项目三　化学合成抗菌药

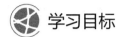 学习目标

知识目标

1. 掌握喹诺酮类药物的药理作用、临床应用和不良反应。
2. 熟悉甲硝唑等的作用、临床应用及不良反应。
3. 了解磺胺类药物和甲氧苄啶等的作用特点、作用机制和临床应用。

能力目标

1. 能与患者及家属进行沟通，开展用药咨询服务。
2. 能够正确指导患者合理用药。

素质目标

1. 树立以人为本的专业情怀。
2. 树立安全用药的职业准则。

情景导入

患者，女，35 岁。前天晚饭后突然出现上腹部持续性疼痛，痛苦难忍，且疼痛向右肩部放射，伴恶心、呕吐 3 次，呕吐物有胃内容物及黄色苦味液体，曾用阿托品治疗，腹痛无缓解。既往体健。

初步诊断：患急性胆道感染。根据病症，医生开具了氧氟沙星治疗。

导学讨论：1. 喹诺酮类有哪些不良反应？

2. 结合该患者出现的症状，分析治疗方案。

任务一　喹诺酮类药

子任务一　概述

喹诺酮类药物具有 4- 喹诺酮母核的基本结构，种类较多，按开发年代及性质不同可分为四代。第一代现已淘汰。第二代药物吡哌酸（pipemidic acid，PPA）对大多数革兰阴性菌有效，可用于急慢性泌尿道和肠道感染，现较少使用。第三代常用的有诺氟沙星、环丙沙星、氧氟沙星、左氧氟沙星、洛美沙星、氟罗沙星、司帕沙星等，口服吸收好、分布广、广谱、高效，目前广泛应用。第四代产品如莫西沙星、加替沙星、吉米沙

星、加雷沙星等，不仅口服吸收好、分布广、$t_{1/2}$ 延长，抗菌谱也进一步扩大、抗菌活性更加提高，对绝大多数敏感菌所致感染的疗效已达到或超过 β- 内酰胺类抗生素。

体内过程

口服易吸收，药物吸收不受食物影响，但与含有 Fe^{2+}、Ca^{2+}、Mg^{2+} 的食物同服可降低其生物利用度。血浆蛋白结合率一般低于 40%，组织穿透力强，体内分布广，在前列腺组织、骨组织、肺、肾、尿液、胆汁、巨噬细胞和中性粒细胞的药物浓度均高于血浆。少数经肝脏代谢，大部分以原型从肾排泄。

药理作用

（1）抗菌谱　第三代喹诺酮类属于广谱杀菌药，尤其对革兰阴性菌如大肠埃希菌、伤寒沙门菌、流感嗜血杆菌及淋病奈瑟菌等均有强大的杀菌作用。对革兰阳性球菌如金葡菌、肺炎链球菌、溶血性链球菌也有较强的抗菌作用。某些药物对铜绿假单胞菌、分枝杆菌属、支原体、衣原体及厌氧菌也有抑制作用。第四代药物提高了对厌氧菌的抗菌活性。

（2）作用机制　通过抑制细菌 DNA 回旋酶，干扰 DNA 的合成而致细菌死亡。同时也抑制拓扑异构酶Ⅱ，干扰复制的 DNA 分配到子代细胞中去。喹诺酮类还可能通过诱导细菌 DNA 的应急修复系统（SOS）的修复，引起 DNA 错误复制，以及通过改变细胞壁多糖肽成分，使细菌产生新的肽聚糖水解酶或自溶酶，加剧细菌死亡。

（3）耐药性　由于喹诺酮类药物的广泛临床应用，耐药菌株呈增长趋势。本类药物间有交叉耐药，但本类药物与其他抗微生物药之间无交叉耐药性。

临床用途

（1）广泛用于泌尿生殖系统感染、呼吸系统感染、消化系统感染及皮肤软组织感染。

（2）可替代 β- 内酰胺类抗生素用于全身感染。

（3）骨组织中浓度超过其他药物，可首选用于急慢性骨髓炎和化脓性关节炎。

（4）伤寒沙门菌高度敏感，可替代氯霉素用于伤寒治疗首选。

（5）可替代大环内酯类用于支原体或衣原体肺炎以及嗜肺军团菌所致的军团病。

不良反应

（1）消化道反应　可见有恶心、消化不良、腹痛、腹泻等，一般不严重。

（2）中枢神经系统反应　少数人可出现头痛、眩晕、焦虑、失眠甚至精神异常、惊厥等。有精神病史或癫痫病史患者不宜应用。

（3）关节病变和影响软骨发育　多种幼龄动物实验结果证实，药物可损伤负重关节的软骨；临床研究发现儿童用药后可发生关节痛、关节水肿和肌腱炎等症状，故小儿和孕妇禁用。

（4）其他　过敏反应，可见药疹、瘙痒、红斑、光敏反应（光毒性）等，用药期间应避免阳光直射。

知识拓展

光敏反应

一般人皮肤暴露一定时间才会出现晒斑和日光损伤，然而有的人只要暴露在日光下几分钟就会出现异常反应。这些反应包括潮红、脱皮、荨麻疹、水疱、增厚和鳞屑斑。

子任务二 常用药物

诺氟沙星（Norfloxacin，氟哌酸）

为临床应用的第一个第三代喹诺酮类药，抗菌谱广，抗菌活性强。对多数革兰阴性菌包括铜绿假单胞菌抗菌活性较强；对革兰阳性菌如金黄色葡萄球菌、肺炎球菌、溶血性链球菌也有效。主要用于敏感菌所致的泌尿生殖道、胃肠道感染和淋病。不良反应主要有胃肠道反应、过敏反应，偶见转氨酶升高。肾功能不良者慎用。

环丙沙星（Ciprofloxacin）

为抗菌谱最广的喹诺酮类药物之一。对铜绿假单胞菌、淋病奈瑟菌、流感嗜血杆菌、金黄色葡萄球菌、肠球菌、肺炎链球菌、嗜肺军团菌的抗菌活性明显高于其他同类药物以及头孢菌素类、氨基糖苷类等，对耐 β- 内酰胺类或耐庆大霉素的致病菌也常有效。

常用于敏感菌所致的呼吸道、泌尿生殖道、胃肠道感染。也用于治疗口腔、皮肤软组织、骨与关节等部位的感染。

常见胃肠道反应，也可出现神经系统反应，偶见变态反应、关节痛。静脉滴注时对局部血管有刺激反应。

氧氟沙星（Ofloxacin，泰利必妥）

口服生物利用度高达 89%，血药浓度高而持久，分布广泛。其突出特点是在脑脊液中浓度高，炎症时可达血药浓度的 50%～75%。尿中排出量居本类药物之首。抗菌谱广，对结核分枝杆菌、沙眼衣原体、肺炎支原体、假单胞菌和部分厌氧菌也有良好效果。对多数耐药菌株如耐甲氧西林金黄色葡萄球菌（MRSA）、耐氨苄西林的淋病奈瑟菌、耐庆大霉素的铜绿假单胞菌仍敏感。

临床主要用于敏感菌所致的泌尿道、呼吸道、胆道、皮肤软组织、耳鼻咽喉及眼部感染。对耐链霉素、异烟肼、对氨基水杨酸的结核杆菌也有效，可作为治疗结核病的二线药物。

不良反应有胃肠道反应和转氨酶升高。偶见轻度中枢神经系统毒性反应。静脉滴注时对局部血管有刺激反应。

左氧氟沙星（Levofloxacin，可乐必妥）

是氧氟沙星的左旋体。口服具有极高的生物利用度，85%以原型经尿液排泄。抗菌活性是氧氟沙星的 2 倍。用于敏感菌所致的各种急慢性感染、难治性感染，效果良好。不良反应在第四代以外的喹诺酮类药物中最低。

洛美沙星（Lomefloxacin，罗氟沙星）

口服吸收完全，体内分布广，$t_{1/2}$ 长达 7h，尿中及胆汁中药物浓度亦较高，抗菌谱及抗菌活性类似氧氟沙星，但对厌氧菌活性不如氧氟沙星。临床主要用于敏感菌所致的呼吸道、消化道、泌尿生殖道、皮肤软组织和骨组织感染。本药最易发生光敏反应，用药期间应注意避免日光。

莫西沙星（Moxifloxacin）

为第四代喹诺酮类。口服吸收良好，分布广泛，$t_{1/2}$ 为 12～15h。对多数革兰阳性和阴性致病菌、厌氧菌、结核分枝杆菌、衣原体和支原体均有强大的抗菌活性。临床适用于呼吸道、泌尿生殖道、皮肤软组织等感染。不良反应少见，几乎没有光敏反应。

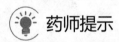 **药师提示**

喹诺酮类抗生素的用药指导

（1）喹诺酮类药物不宜同服含钙、镁、锌等二价、三价金属阳离子的食物，以免与其螯合而影响生物利用度。

（2）应用喹诺酮类药物期间，应避免阳光直射，以免引起光敏反应；可多喝水、饭后服以减轻药物引起的胃肠刺激症状；密切注意是否出现关节肿胀等软骨组织损害和肌腱炎的症状，必要时遵医嘱停药。

（3）小儿和孕妇禁用。

任务二　磺胺类药与甲氧苄啶

子任务一　磺胺类药

磺胺类抗菌药（sulfonamides）是最早用于防治全身感染的化学药物，由于其性质稳定、使用方便、价格低廉、抗菌谱广、对某些感染性疾病具有特殊疗效，特别是与甲氧苄啶合用后、耐药性降低、抗菌谱扩大、疗效显著增强，故在抗感染治疗中仍占有一定地位。

磺胺类抗菌药可分为肠道易吸收类、肠道难吸收类和外用类。肠道易吸收类按半衰期长短又分为短效、中效、长效类。

---- **体内过程** --

肠道易吸收的磺胺类药物分布广泛，血浆蛋白结合率差异较大，为25%～95%，血浆蛋白结合率低的药物如磺胺嘧啶，容易透过血脑屏障和胎盘屏障。主要在肝内乙酰化代谢而失活，以原型或乙酰化代谢产物从肾脏排出。尿中原型药物浓度高者适宜于泌尿道感染。

---- **药理作用** --

（1）抗菌谱　抗菌谱广，对大多数革兰阳性菌和革兰阴性菌均有抑制作用，以溶血性链球菌、肺炎链球菌、脑膜炎奈瑟菌、淋病奈瑟菌、鼠疫耶氏菌、痢疾志贺菌最为敏感；对葡萄球菌、大肠埃希菌、变形杆菌属和沙门菌属有良好抑菌效果；对沙眼衣原体、放线菌等有抑制作用。此外，磺胺米隆和磺胺嘧啶银对铜绿假单胞菌也有抑制作用。本类药物对病毒、支原体、螺旋体、立克次体无效。

（2）作用机制　磺胺药敏感菌以二氢蝶啶、对氨苯甲酸（PABA）等为原料，在二氢叶酸合成酶催化下生成二氢叶酸，后者在二氢叶酸还原酶催化下还原为四氢叶酸。四氢叶酸作为一碳基团转移酶的辅酶参与嘧啶核苷酸和嘌呤的合成。磺胺药的结构与PABA相似，竞争性抑制二氢叶酸合成酶，阻碍细菌二氢叶酸的合成，导致细菌核酸合成障碍，从而产生抑菌作用。

（3）细菌对磺胺类药易产生耐药性，一旦产生则十分稳定，各磺胺药之间有交叉耐药性，与甲氧苄啶合用可延缓耐药性的产生。

常用磺胺药的分类、作用特点和临床应用见表10-3-1。

表10-3-1　常见磺胺药的分类、作用特点和临床应用

分类	药名	临床特点及用途
肠道易吸收类	磺胺异噁唑（SIZ，菌得清）	属吸收快、排泄快的短效类。尿中浓度高，但溶解度高不易析出结晶，主要用于尿路感染
	磺胺嘧啶（SD，磺胺哒嗪）	属中效类。口服易吸收，血脑屏障透过率最高。抗菌力强，为流脑首选药，也首选用于诺卡菌属引起的感染，与乙胺嘧啶合用于急性弓形虫病的治疗。肾毒性多见
	磺胺甲噁唑（SMZ，新诺明）	也属中效类。口服易吸收，血脑屏障透过率低于SD，仍可用于流脑预防，尿中浓度也高。抗菌力强，适用于呼吸道、皮肤、泌尿道感染
	磺胺对甲氧嘧啶（SMM）	磺胺对甲氧嘧啶、磺胺间甲氧嘧啶（SMD）和磺胺多辛（SDM，周效磺胺）同属长效类。维持时间长但抗菌力弱，可用于轻症或预防感染。现已少用

续表

分类	药名	临床特点及用途
肠道难吸收类	柳氮磺吡啶（SASP）	口服难吸收，在肠内释放出有抗菌活性的磺胺噻唑与有抗炎作用和免疫抑制作用的5-氨基水杨酸。适用于治疗溃疡性结肠炎。少量吸收易出现恶心、呕吐及过敏反应
	磺胺米隆（SML，甲磺灭脓）	抗菌谱广，对金葡菌、铜绿假单胞菌和破伤风杆菌有效，不受分泌物、脓液、坏死组织和PABA的影响。可迅速渗入创面和焦痂，适用于烧伤、外伤创面感染。局部可出现疼痛、灼烧感
外用类	磺胺嘧啶银（SD-Ag，烧伤宁）	可抑制大多数细菌和真菌，尤其对铜绿假单胞菌作用强于SML，银盐尚具有收敛作用。抗菌作用仍不受脓液PABA影响。主要用于烧伤及外伤创面感染。有局部一过性刺激性疼痛
	磺胺醋酰（SA）	SA钠盐溶液呈中性，几乎无刺激性。局部应用穿透力强，可透入眼部晶体及眼内组织，适用于沙眼、结膜炎和角膜炎等

---- **不良反应** --

（1）泌尿系统损害 磺胺类药及其乙酰化代谢产物在尿中溶解度低，易析出结晶，出现结晶尿、血尿、管型尿、尿痛甚至尿闭，尿液呈酸性时更易发生。治疗中宜多饮水，同服等量碳酸氢钠碱化尿液。

（2）过敏反应 药物热、皮疹较多见，严重者可出现剥脱性皮炎、多形性红斑甚至死亡。磺胺类药物之间有交叉过敏现象，有过敏史者禁用。

（3）造血系统损害 长期用药可能抑制骨髓造血功能，偶见粒细胞减少、血小板减少及再生障碍性贫血。对葡萄糖-6-磷酸脱氢酶缺乏者可致溶血性贫血。

（4）其他 主要有消化道反应、新生儿核黄疸等，偶见肝损害甚至急性肝坏死，肝功能减退者应避免使用。

子任务二 甲氧苄啶

甲氧苄啶（Trinethoprim，TMP，磺胺增效剂）

甲氧苄啶又称为磺胺增效剂或抗菌增效剂，能增强磺胺类药的活性，口服吸收迅速、完全，体内分布广泛，半衰期与SMZ相近，主要以原型由肾排泄。

---- **药理作用与临床用途** --

抗菌谱与磺胺类药相似、抗菌活性较SMZ强数十倍，与磺胺类药或某些抗生素合用有增效作用。通过抑制二氢叶酸还原酶使二氢叶酸不能还原为四氢叶酸，阻止敏感菌核酸的合成。如与磺胺药合用，可双重阻断细菌叶酸代谢，抗菌作用因此增强，甚至呈现杀菌作用，并能减少耐药菌株的产生。

TMP 单用易产生耐药性，但与其他抗微生物药之间无交叉耐药性。

临床常与 SMZ 或 SD 组成复方制剂用于敏感菌所致的呼吸道、泌尿道、皮肤软组织及肠道感染。

---- **不良反应** --

胃肠反应及偶见变态反应等。但大剂量或长期应用可引起叶酸缺乏症，应注意检查血象，必要时用四氢叶酸钙治疗。

 药师提示

磺胺类药与甲氧苄啶的用药指导

（1）磺胺类药竞争二氢叶酸能力较 PABA 差很远，常采用首剂加倍的给药方法以保证疗效。局麻药普鲁卡因、丁卡因等在体内水解释出 PABA，可降低磺胺药疗效，故不宜合用。脓液和坏死组织中亦含有大量 PABA，需排脓清创后方可使用磺胺类药。

（2）用药期间注意观察患者是否出现皮炎、皮疹等过敏反应症状，如出现及时停药并给予抗过敏治疗。定期检查尿液，记出入水量，嘱咐患者多饮水，可同服等量碳酸氢钠以碱化尿液，增加磺胺药的溶解度，防止出现肾损害。发现结晶尿及尿少、血尿等及时停药。应密切观察患者有无咽痛、发热、疲乏等症状，并定期做血常规检查，以防发生骨髓造血功能损伤。

任务三　硝基咪唑类和硝基呋喃类

子任务一　硝基咪唑类

甲硝唑（Metronidazole，灭滴灵）

是硝基咪唑类药物的代表药，具有疗效确切，价廉物美的特点。

---- **药理作用与临床用途** ---

（1）抗厌氧菌　对厌氧菌有较强杀灭作用，用于治疗敏感厌氧菌引起的败血症、腹腔和盆腔感染、口腔感染及牙周炎、鼻窦炎、骨髓炎等。

（2）抗寄生虫　治疗肠内外阿米巴感染和阴道滴虫病的首选药（详见抗寄生虫药）。

---- **不良反应** --

常见恶心、呕吐、食欲缺乏、舌炎、口腔金属味等胃肠道反应；大剂量时可引起头痛、头晕，偶有肢体麻木、感觉异常等神经系统反应。少数患者可发生皮疹、白细胞减少等，停药后可很快恢复正常。

甲硝唑可抑制乙醇代谢，服药期间禁饮含乙醇饮料。孕妇、哺乳期妇女、器质性中枢神经系统疾病患者及血液病患者禁用。

子任务二　硝基呋喃类

本类药物优点是抗菌谱广、不易产生耐药且与其他抗微生物药无交叉耐药性；缺点是血药浓度低，不宜用于全身感染。

呋喃妥因（Nitrofurantoin，呋喃坦啶）

口服吸收良好，40%以原型经肾排泄。为广谱杀菌药，对大多数革兰阳性菌和革兰阴性菌均有抗菌作用，同服氯化铵酸化尿液可增强抗菌活性。主要用于敏感菌引起的泌尿系统感染如肾盂肾炎、膀胱炎、前列腺炎、尿道炎等。不良反应有胃肠道反应，偶见过敏反应，大剂量或长时间使用可引起周围神经炎等。

呋喃唑酮（Furazolidone，痢特灵）

口服吸收少，肠内浓度高，主要用于敏感菌引起的细菌性痢疾、肠炎、霍乱等肠道感染性疾病。不良反应与呋喃妥因相似，但较轻。

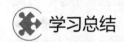 学习总结

知识点导图

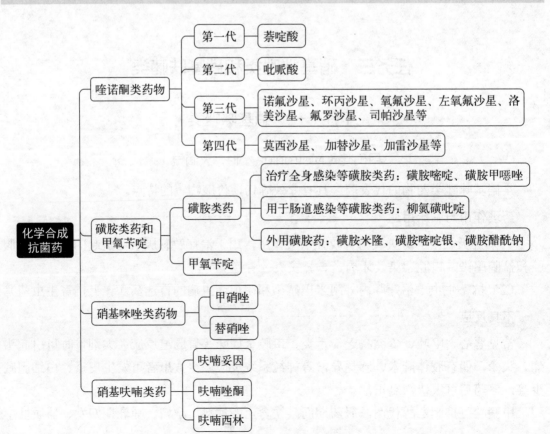

项目四 抗结核病药

 学习目标 --

知识目标

1. 掌握常用一线抗结核病药的药理作用、临床应用和不良反应。
2. 熟悉抗结核病药的临床用药原则。
3. 了解其他抗结核病药的作用特点和用途。

能力目标

1. 能够解释抗结核病药的用药原则。
2. 能够处理结核病的常用治疗方案。

素质目标

1. 树立大医精诚的专业情怀。
2. 树立安全用药的职业准则。

情景导入

　　患者，女，26岁。感乏力、咳嗽1月余，伴低热、盗汗、痰中带血1周，检查发现血沉快，痰中检测结核菌阳性，X线胸片见结核空洞形成。

　　初步诊断：患者患肺结核。根据病症，医生给予口服异烟肼0.3g、吡嗪酰胺1.5g、维生素B_6 0.6g，每日1次。

　　导学讨论：1.请根据病例，总结患者可能会出现哪些不良反应？

　　2.维生素B_6在治疗中发挥什么作用？

任务一 常用抗结核病药

　　结核病是由结核分枝杆菌引起的慢性传染性疾病，可发生在全身各组织器官，以肺结核病最为常见，其次如结核性胸膜炎、结核性脑膜炎、肾结核、骨结核和肠结核等。

　　抗结核病药是指能抑制或杀灭结核分枝杆菌的药物。临床常将疗效好、毒性较小的异烟肼、利福平、乙胺丁醇、吡嗪酰胺、链霉素等列为一线药。而将疗效差、毒性大的对氨基水杨酸、丙硫异烟胺等列为二线药。近年来，一些新的氨基糖苷类抗生素、喹诺酮类药物也开始用于结核病等治疗，如阿米卡星和氧氟沙星等。

异烟肼（Isoniazid，雷米封）

---- **体内过程** --

口服吸收迅速、完全，分布广泛，易透过血脑屏障和细胞膜，并能渗透到浆膜腔、纤维化或干酪样病灶中；主要在肝内乙酰化代谢失活，有快、慢两种代谢类型，代谢产物及小部分原型药物经肾排泄。

---- **药理作用** --

具有疗效高、毒性小、口服方便、价格低廉等优点。对结核分枝杆菌具有高度的选择性，低浓度抑菌，高浓度杀菌，尤其对繁殖期细菌作用明显，但对其他细菌几乎无效。单用易耐药，但与其他抗结核药间无交叉耐药性。

---- **临床用途** --

用于治疗各种类型的结核病，为增强疗效、延缓耐药性的产生，除预防和治疗早期轻症肺结核可单用外，常需与其他一线抗结核病药联合应用。对急性粟粒型结核和结核性脑膜炎则需增大剂量，必要时采用静脉滴注。

---- **不良反应** --

（1）神经系统反应 治疗量可见头痛、头晕等。长期或大剂量应用可引起周围神经炎和中枢神经系统症状，表现为四肢麻木、刺痛、震颤以及兴奋、失眠甚至惊厥、精神错乱等，可应用维生素 B_6 防治此不良反应。癫痫及精神病患者慎用。

（2）肝毒性 多为暂时性转氨酶升高，极少数人可发生黄疸，严重者可致肝细胞坏死。

（3）其他 偶见皮疹、药物热、粒细胞减少和血小板减少等。因可抑制乙醇代谢，故用药期间不宜饮酒。

利福平（Rifampicin，RFP，甲哌利福霉素）

---- **体内过程** --

口服吸收快而完全，但与食物、对氨基水杨酸等同服可减少其吸收，故需空腹服用。体内广泛分布，穿透力强，可进入细胞、脑脊液、痰液、结核空洞内。主要在肝内代谢，代谢产物呈橘红色，可经尿、粪、泪液、痰和汗液排泄。

---- **药理作用** --

为人工半合成抗菌药，抗菌谱广且作用强大，对结核分枝杆菌、麻风杆菌和多数革兰阳性球菌尤其是耐药金葡菌有强大抗菌作用，对部分革兰阴性菌如大肠埃希菌、变形菌、流感嗜血杆菌及沙眼衣原体也有效。抗结核作用与异烟肼相当，且对繁殖期、静止期均有效。单用易耐药，与其他抗结核药之间无交叉耐药性。

利福平通过抑制细菌依赖 DNA 的 RNA 多聚酶，阻碍 mRNA 的生成，从而呈现抗菌作用。

---- **临床用途** ---

主要与异烟肼等其他抗结核药合用于各种结核病及重症患者；也可用于耐药金葡菌及其他敏感菌引起的感染、沙眼和麻风病等。

---- **不良反应** ---

（1）胃肠反应　常见恶心、呕吐、腹痛、腹泻等，一般不严重。

（2）肝损害　为主要不良反应，原有肝病或与异烟肼合用时较易发生。表现为黄疸、转氨酶升高、肝大等。

（3）其他　偶见皮疹、药物热、血小板减少和白细胞减少等过敏反应及溶血性贫血等。对动物有致畸作用，妊娠早期慎用。

其他抗结核药见表 10-4-1。

表10-4-1　其他抗结核药特点与临床用途

药名	作用特点与临床用途
利福定 （rifandin）	新一代抗结核病药，抗菌谱与利福平相似而抗菌效力为利福平3倍以上，$t_{1/2}$ 为6h。与利福平有交叉耐药。疗效需进一步观察
利福喷汀 （rifapentine）	新一代抗结核病药，抗菌谱与利福平、利福定相似。抗菌效力为利福平8倍以上，$t_{1/2}$ 为30h
吡嗪酰胺 （pyrazinamide）	口服易吸收，分布广，渗透力强。对结核分枝杆菌作用强于PAS，单用易耐药，对异烟肼、链霉素耐药者仍有效。常合用于其他抗结核药治疗失败的复治患者。大剂量、长疗程可见较严重的肝毒性
对氨基水杨酸钠 （sodium aminosalicylate，PAS）	渗透力差，对结核分枝杆菌作用弱。优点是产生耐药性较慢。与其他抗结核药合用以增强疗效、延缓耐药性产生。常见胃肠反应及过敏反应，不宜与利福平同服
丙硫异烟胺 （prothionamide）	抗结核作用弱，但渗透力强且与其他抗结核药无交叉耐药，尚可减少异烟肼在肝内乙酰化而增强后者作用。不良反应多见，可导致外周神经炎、肝损害等。仅作为二线药与其他药物合用于复治患者。
司帕沙星 （sparfloxacin）	新一代抗结核病药，为第三代喹诺酮类的代表药，抗菌谱广，对分枝杆菌有较强的杀灭作用
罗红霉素 （roxithromycin）	新一代抗结核病药，是新大环内酯类中抗结核杆菌作用最强的一个

👥 **课堂活动**

患儿，男，2岁。因发热 7d，喷射性呕吐 2d，昏迷伴反复抽搐 1d 入院。查体：体温 38.8℃，脉搏 140 次 / 分，呼吸 38 次 / 分，体重 8kg，浅昏迷状，脑膜刺激征（＋）。脑脊液生化：葡萄糖、氯化物同时降低，蛋白质升高。PPD（＋＋＋）。诊断为结核性脑膜炎。

课堂讨论：1. 如何制定抗结核联合治疗方案？

2. 针对本患儿的治疗，还应合用哪些药？

任务二　临床用药原则

（1）早期用药　结核病早期结核菌正处于繁殖期，对药物敏感，加上早期病变多为渗出性反应，未形成纤维空洞、干酪样组织，病灶区域血液循环良好，药物易渗入，故疗效显著。

（2）联合用药　临床常将两种或三种抗结核药联合应用以增强疗效、降低毒性、延缓耐药性的产生。初治病例大多用利福平与异烟肼联用，若病灶广泛、病情严重者，则采用三联或四联用药。

（3）规律性用药　足够的疗程和剂量是保证疗效和防止复发的关键。目前广泛采用6个月短期强化疗法：前2个月给予异烟肼、利福平与吡嗪酰胺联合治疗，病情严重则可四联（乙胺丁醇或链霉素），迅速控制病情；后4个月给予两种抗结核药如异烟肼和利福平等联用巩固治疗。

（4）全程督导　全程化疗期间，医务人员应监视患者的病情、用药及复查，确保规范用药。

任务三　结核病的化疗方案

1. 初治方案

未经抗结核药物治疗的病例中，有的痰涂片结核菌阳性（涂阳），病情较重，有传染性；也有的涂片阴性，病变范围不大，所用化疗方案亦有强弱不同。

初治涂阳病例，不论其培养是否为阳性，均可用以异烟肼（H）、利福平（R）及吡嗪酰胺（Z）组合为基础的6个月短程化疗方案。痰菌常很快转阴，疗程短，便于随访管理。

（1）前2个月强化期用链霉素（S）或乙胺丁醇（E）、异烟肼、利福平及吡嗪酰胺，每日1次；后4个月继续用异烟肼及利福平，每日1次，以2S（E）HRZ/4HR表示。

（2）亦可在巩固期隔日用药（即每周用药3次），以2S（E）HRZ/4H3R3表示（右下角数字为每周用药次数）。

（3）亦可全程间歇用药，以2S3（E3）H3R3Z3/4H3R3表示。

（4）强化期用异烟肼、链霉素及对氨基水杨酸钠（P）或乙胺下醇，巩固期用2种药10个月，以2HSP（E）/10HP（E）表示。

（5）强化期1个月用异烟肼、链霉素，巩固期11个月每周用药2次，以1HS/11H2S2表示。

以上（1）、（2）、（3）为短程化疗方案，（4）、（5）为标准方案。若条件许可，尽量使用短程化疗方案。

初治涂阴培阴患者，除粟粒型肺结核或有明显新生空洞患者可采用初治涂阳的方案外，可用以下化疗方案：① 2SHRZ/2H2R2；② 3H2R2Z2/2H2R2（全程隔日应用）；③ 1SH/11HP（或E）。

对初治患者，国际防痨和肺部疾病联合会推荐的适用于国家防结核的化学方案，可供制订治疗方案时参考。

2.复治方案

初治化疗不合理，结核菌产生继发耐药，痰菌持续阳性，病变迁延反复。复治病例应选择联合敏感药物。药物敏感试验有助于选择用药，但费时较久、费用较大。临床上多根据患者以往用药情况，选择过去未用过的很少用过的，或曾规则联合使用过药物（可能其致病菌仍对之敏感），另订方案，联合二种或二种以上敏感药物。

 药师提示

抗结核病药的用药指导

（1）结核病的治疗必须遵循"早期、联合、适量、规律、全程"的原则。采用全程督导服药，提高用药的依从性，即在药师、医务人员或家属的监督下服药，保证患者完成全疗程。

（2）在应用抗结核化疗中，宜注意各药的禁忌证、不良反应、药物相互作用，以减少不良反应、保证用药的安全性，尤其警惕利福平和异烟肼所致的肝、肾损伤。为提高血浆药物峰浓度，异烟肼、利福平、利福喷丁、喹诺酮类药宜顿服。服大剂量异烟肼时可加服维生素 B_6 防治其神经系统毒性，但后者可降低异烟肼抗菌活性，故服药时间应错开。服用利福平时，应告诉患者其尿液、痰液可呈红色，与利福平染色有关。

（3）联合化疗方案中的各药物可能有各自的不良反应，联合用药可能增加不良反应发生的频率，因此，治疗过程中需注意肝肾功能、血常规、过敏反应等。

 学习总结

知识点导图

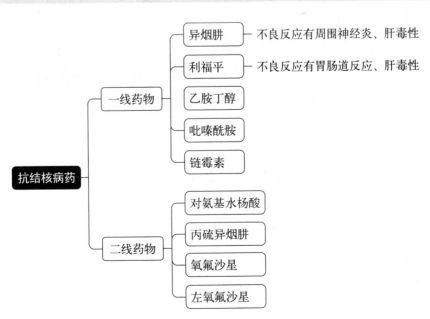

项目五　抗真菌药

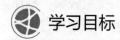 学习目标 --

知识目标

1. 熟悉两性霉素 B、酮康唑、阿昔洛韦等药物的作用、临床应用及不良反应。
2. 其他常用抗真菌药及抗病毒药等的作用特点、临床应用和不良反应。

能力目标

1. 能够解释抗真菌药的用药原则。
2. 能够处理真菌感染的常用方案。

素质目标

1. 树立大爱无疆、护佑健康的理想情怀。
2. 培养严谨细致、依法用药的职业素养。

📖 情景导入

　　患儿，男，5 月龄。近半个月大便稀，豆渣样，多泡沫，有发酵味，每次量较少，伴低热。

　　经过医生诊断，患念珠菌性肠炎。给予制霉菌素治疗。

　　导学讨论：请根据病例，判断能否换用酮康唑治疗。

　　真菌感染按侵害部位不同分为浅部和深部感染。浅部感染发病率高，多由各种癣菌引起，主要侵犯皮肤、毛发、指（趾）甲等，引起各种癣症，治疗药物有灰黄霉素、咪唑类抗真菌药等。深部感染常由白色念珠菌和新型隐球菌引起，主要侵犯内脏器官和深部组织，发病率低，但危害性大，重可危及生命，治疗药物有两性霉素 B 及咪唑类抗真菌药等。

任务一　抗浅部真菌药

灰黄霉素（Griseofulvin）

　　为抗浅部真菌抗生素。口服易吸收，油脂食物可促进其吸收。脂肪、皮肤、毛发等组织分布含量高，能渗入并储存在皮肤角质层、毛发及指（趾）甲角质内，抵御真菌继续入侵。

对各种皮肤癣菌有较强的抑制作用，但对深部真菌无效。口服用于头癣、体癣、股癣、甲癣等癣病的治疗，以头癣疗效最好。对指（趾）甲癣疗效较差。因本药不直接杀菌，故需服用数月直至被感染的皮肤、毛发或指甲脱落方可治愈。本品不易透过表皮角质层，故外用无效。

不良反应较多见，常见恶心、腹泻、皮疹、头痛、白细胞减少等。孕妇、哺乳妇女禁用。

特比萘芬（Terbinafine）

特比萘芬是烯丙胺类抗真菌药物，脂溶性高，口服吸收可达 70%，主要以高浓度分布于皮肤角质层，2h 内即达血浆最高浓度。对浅部真菌有强效杀菌作用，对念珠菌仅有抑制作用。主要用于治疗皮肤癣菌引起的体癣、股癣、手癣、足癣等，具有起效快、疗效高、复发率低、毒性小等优点。不良反应少而轻，主要有胃肠道反应及过敏反应。

任务二 抗深部真菌药

抗深部真菌药包括两性霉素 B、氟胞嘧啶、制霉菌素等，其中以两性霉素 B 的抗菌活性最强。

两性霉素 B（Amphotericin B，庐山霉素）

两性霉素 B 为多烯类抗真菌药。因口服和肌内注射均难以吸收，一般采用缓慢静滴。脑脊液中浓度低，脑膜炎时需鞘内注射。对多数深部真菌有强大的抑制作用，对浅部真菌无效。主要用于真菌性肺炎、心包膜炎、脑膜炎及泌尿道感染等。

不良反应多见且严重，应住院应用。静滴时可出现寒战、高热、头痛、恶心、呕吐等，静滴过快可引起惊厥、心律失常。约 80% 用药者出现肾损害，表现为蛋白尿、管型尿、血尿素氮升高。亦可出现肝损害、听力损害、低血钾、贫血等。

制霉菌素（Nystatin）

本属于多烯类抗真菌药。其体内过程及抗菌作用与两性霉素 B 基本相同，但其毒性更大，不宜注射。局部用于皮肤、口腔、膀胱和阴道的念珠菌感染。口服不吸收，可用于防治肠道念珠菌病。较大剂量口服可致恶心、呕吐、腹泻。局部用药刺激性不大。

氟胞嘧啶（Flucytosine）

氟胞嘧啶为人工合成的抗深部真菌药，通过阻断真菌核酸合成而起作用。适于治疗新型隐球菌、白念珠菌等真菌所致深部真菌感染，疗效弱于两性霉素 B。易透过血脑屏障，对隐球菌性脑摸炎疗效较好，单用易产生耐药性，常与两性霉素 B 合用发挥协同作用。可抑制骨髓造血功能，导致白细胞和血小板减少，其他不良反应有皮疹、恶心、呕吐、腹泻及严重的小肠炎等。

任务三 广谱抗真菌药

唑类抗真菌药为人工合成的广谱抗真菌药，包括咪唑类和三唑类。咪唑类有克霉唑、咪康唑和酮康唑等，主要用于治疗浅部真菌感染；三唑类有氟康唑、伊曲康唑等，主要用于治疗深部真菌感染。

酮康唑（Ketoconazole）

酮康唑为第一个口服广谱抗真菌药（现已禁止口服），对多种深部真菌和浅部真菌均有强大抗菌活性，疗效相当于或优于两性霉素 B。主要用于白念珠菌，也可治疗皮肤癣。由于具有肝毒性，全身用药受限，现多外用。不良反应为恶心、呕吐及过敏反应，肝毒性较大。

克霉唑（Clotrimazole）

克霉唑为咪唑类广谱抗菌药，口服吸收不规则，毒性大，仅作为局部用药治疗浅部真菌病，对头癣无效，局部用药不良反应少见。

咪康唑（Miconazole，达克宁）

口服吸收差，不易透过血脑屏障，局部用于治疗皮肤、黏膜真菌感染，疗效优于克霉唑。静滴用于两性霉素 B 无效或不能耐受时的深部真菌感染。不良反应为血栓性静脉炎、恶心、呕吐及过敏反应等。

氟康唑（Fluconazole）

氟康唑为三唑类衍生物，胃肠道吸收完全，且生物利用度 95%，$t_{1/2}$ 为 35h。氟康唑可迅速分布于体液、痰和唾液中，脑脊液中浓度为血浆浓度的 50%～90%。氟康唑为广谱抗真菌药，抗菌谱与酮康唑相似。体外抗真菌作用不及酮康唑，但其体内抗真菌作用比酮康唑强 5～20 倍。临床为治疗艾滋病患者隐球菌性脑膜炎的首选药。不良反应小，常见恶心、呕吐等轻度消化系统反应，少数有头痛、皮疹，偶见脱发，6 个月以下的婴幼儿不推荐使用。

伊曲康唑（Itraconazole）

口服抗真菌药，作用、用途与氟康唑相似，对多种浅部、深部真菌有较强抑制作用，主要用于治疗隐球菌病、全身性念珠菌病、急性或复发性阴道念珠菌病，对免疫功能低下者预防真菌感染，是治疗罕见真菌如组织胞浆菌感染和芽生菌感染的首选药物。不良反应较轻，主要为胃肠道反应，偶见头痛、头晕、红斑、瘙痒、血管神经性水肿、一过性转氨酶升高等。肝炎患者、心肾功能不全者及孕妇禁用。

 药师提示

抗真菌药的用药指导

酮康唑在酸性环境中易溶解吸收，故不能与抗酸药、抗胆碱药和 H_2 受体拮抗药同服，必要时至少间隔 2h。

抗浅部真菌感染可采用灰黄霉素片剂，疗程一般数周至数月。抗深部真菌感染可采用两性霉素 B 注射剂。静滴两性霉素 B 可引起发热和疼痛，故静滴浓度不超过 0.1mg/mL，静滴前预防性应用解热镇痛药和抗组胺药，或于滴注液中加入生理量的氢化可的松或地塞米松。唑类抗真菌药种类较多，注意根据不同感染选择恰当制剂。

用两性霉素 B、酮康唑等多种抗真菌药期间应定期做血钾，血常规、尿常规，肝肾功能和心电图检查，并密切观察用药后的反应，以防出现肝肾损害。

 学习总结

知识点导图

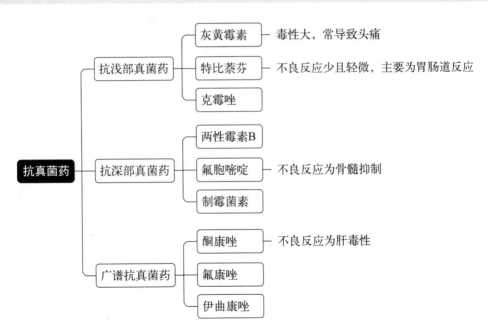

项目六　抗病毒药

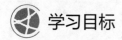 **学习目标** --

知识目标

1. 了解抗病毒药的分类及各类代表药。
2. 了解常用抗病毒药的主要特点、临床用途及不良反应。

能力目标

1. 能够解释抗病毒药的用药原则。
2. 能够处理病毒感染的常用方案。

素质目标

1. 树立守卫健康、济世为民的理想情怀，维护患者健康和尊严。
2. 培养仁爱包容、任劳任怨的职业素养，确保用药安全有效。

情景导入

　　患儿，女，7 岁。因发热 4d、皮疹 3d 入院，有同类病接触史。入院查体：体温 37.9℃，面部、躯干、四肢皮肤均见淡红色斑疹，部分皮疹中央部有似露珠样小水泡，面部发际、胸背部有抓痕。疱疹刮片查到多核巨细胞。

　　经过医生检查，诊断为水痘。给予抗病毒药阿昔洛韦治疗，供给足够的水分和易消化食物，局部使用止痒药、镇静药。

　　导学讨论：请根据病例，总结病毒感染的疾病特征。

　　病毒（virus）不具有细胞结构，主要由核酸核心和蛋白质外壳构成，结构简单。它必须依赖于宿主细胞的代谢系统复制核酸和蛋白质。其过程包括病毒吸附于宿主细胞膜，穿入细胞，在胞内脱去蛋白质外壳，释放出感染性核酸，并进行生物合成，装配成子代病毒颗粒。

　　由病毒引起的感染性疾病非常常见，如流行性感冒、传染性肝炎、腮腺炎、麻疹、小儿麻痹症、疱疹性角膜炎等。此外，病毒与某些肿瘤、心脏病、先天性畸形等也有一定关系。由于病毒严格的胞内寄生特性和病毒复制时对宿主细胞许多功能的依赖，疗效确切、安全低毒的高选择性抗病毒药物很少。目前治疗病毒感染性疾病还主要依赖于疫苗、抗体、干扰素等免疫学手段，以增强宿主细胞抗病毒能力。抗病毒药可通过干扰或抑制病毒的复制来发挥作用。

　　根据抗病毒毒谱，将抗病毒药分为广谱抗病毒药、抗人类免疫缺陷病毒药、抗疱疹病毒药、抗流感病毒药和抗肝炎病毒药。

任务一 广谱抗病毒药

利巴韦林（Ribavirin，病毒唑）

利巴韦林是人工合成的鸟苷类衍生物，为广谱抗病毒药，可抑制多种 DNA 和 RNA 病毒的复制，也可抑制病毒 mRNA 的合成。敏感的 DNA 病毒为疱疹病毒、腺病毒和痘病毒，敏感的 RNA 病毒为甲 / 乙型流感病毒、呼吸道合胞病毒、麻疹病毒等。临床用于防治甲 / 乙型流感、流行性出血热、疱疹、麻疹、小儿腺病毒肺炎及甲型肝炎等。

气雾吸入易耐受。口服或静脉给药时，部分患者可出现头痛、腹泻、乏力等。大剂量使用可导致白细胞减少及可逆性贫血等。致畸性较强，孕妇禁用。

干扰素（Interferon，IFN）

干扰素是机体细胞在病毒感染或其他诱导剂刺激下产生的具有抗病毒、抗肿瘤、抑制细胞增生和调节免疫作用的糖蛋白，包括 IFN-α、IFN-β、IFN-γ 三种。IFN-α 和 IFN-β 抗病毒及抗增生作用较强，IFN-γ 调节免疫作用明显。临床上常用的是通过基因重组技术获取的 IFN-α。

干扰素作用于正常细胞产生抗病毒蛋白，阻止病毒复制，具广谱抗病毒活性。此外尚具有免疫调节作用和抗肿瘤作用。口服无效，可皮下、肌内或静脉注射。临床主要用于防治慢性肝炎（乙型、丙型、丁型），也可用于呼吸道病毒感染、疱疹性角膜炎、带状疱疹、单纯疱疹、巨细胞病毒感染、恶性肿瘤等。不良反应少，常见倦怠、头痛、肌痛、全身不适，注射部位可出现硬结，偶见可逆性骨髓抑制、肝功能障碍，停药后可恢复。

任务二 抗疱疹病毒药物

阿昔洛韦（Aciclovir，无环鸟苷）

阿昔洛韦为核苷类抗 DNA 病毒药，在被感染细胞内转变为三磷酸无环鸟苷，对病毒 DNA 多聚酶有强大选择性抑制作用。口服吸收差，血浆蛋白结合率很低，原型经肾排出。对 RNA 病毒和牛痘病毒无效，对乙型肝炎病毒也有一定作用。为疱疹病毒的首选药。尤其是单纯疱疹病毒感染，如角膜炎、皮肤黏膜感染、生殖器疱疹和带状疱疹等，也可用于治疗乙型肝炎。

不良反应少，可见胃肠反应及刺激症状，不宜肌注。孕妇禁用。肾功能减退者慎用。

伐昔洛韦（Valaciclovir）

伐昔洛韦是阿昔洛韦的前体药，是与 L- 赖氨酸形成的酯，在体内水解为阿昔洛韦发挥作用，故作用及适应证均相同，但是口服吸收完全、体内持续时间较长。因其用量少、起效快、毒性小，可以提高患者的依从性，现已取代阿昔洛韦成为治疗带状疱疹和生殖器疱疹的一线药物。肾功能障碍患者在服用此药时需调节剂量。

更昔洛韦（Ganciclovi）

更昔洛韦在结构上对阿昔洛韦的侧链进行了修饰。与阿昔洛韦一样，具有抑制单纯疱疹病毒、水痘 - 带状疱疹病毒的作用，特异性不如阿昔洛韦，选择性较差。但其抗巨细胞病毒强度较阿昔洛韦约增加 50 倍。主要用于各种免疫缺陷病患者，包括 AIDS 患者和器官移植接受者预防及治疗巨细胞病毒所引起的感染。常见肠道反应。静脉注射常见中性粒细胞及血小板减少，注射部位静脉炎等。

阿糖腺苷（Vidarabine，Ara-A）

阿糖胞苷是腺嘌呤核苷衍生物，通过抑制 DNA 聚合酶而抑制病毒 DNA 的合成。抗病毒谱广，对带状疱疹病毒、单纯疱疹病毒、痘病毒和乙肝病毒均有效。临床用于单纯疱疹性脑炎、角膜炎、新生儿单纯疱疹，也用于免疫缺陷病患者合并带状疱疹和水痘感染及乙肝等感染。局部用药可治疗单纯疱疹性角膜炎。

常见不良反应是眩晕和消化道症状，剂量过大偶见骨髓抑制、白细胞减少、血小板减少等。有致畸作用，孕妇禁用。

碘苷（Idoxuridine，疱疹净）

碘苷可抑制单纯疱疹病毒和水痘病毒，对 RNA 病毒无效。由于能影响宿主细胞 DNA，故全身应用毒性较大。目前仅限于局部给药用于单纯疱疹病毒所导致的急性疱疹性角膜炎、结膜炎。局部反应有眼部刺痛、痒、水肿等。偶见过敏反应。

任务三　抗人类免疫缺陷病毒药

人类免疫缺陷病毒（HIV）是 1981 年在美国首次被发现。1986 年世界卫生组织将该病毒命名为人类免疫缺陷病毒，顾名思义它会造成人类免疫系统的缺陷，属于反转录病毒。人类免疫缺陷病毒感染导致的传染病称为获得性免疫缺陷综合征，即艾滋病（AIDS）。艾滋病病毒主要侵犯免疫系统的 $CD4^+T$ 细胞（一种辅助性 T 淋巴细胞，是人体免疫系统中的一种重要免疫细胞），此外还有单核 - 巨噬细胞和树突状细胞。$CD4^+T$ 细胞数量持续减少，机体细胞免疫功能下降。患病后，由于免疫功能缺陷而易于发生机会性感染和肿瘤等并发症，预后差，病死率极高。自从 1981 年发现首例艾滋病以来，全球已有数以千万计的 HIV 感染者。

目前临床抗 HIV 药物主要为核苷类反转录酶抑制药、非核苷类反转录酶抑制药和 HIV 蛋白酶抑制药三类。

一、核苷类反转录酶抑制药（NRTI）

NRTI 为最早使用的抗 HIV 药物，可以利用脱氧核苷竞争性抑制反转录酶的活性，从而抑制 HIV 的复制。本类药物主要有齐多夫定、地丹诺辛、扎西他滨、司他夫定、拉米夫定、阿巴卡韦、齐多夫定等。抗病毒活性高，生物利用度好，抗艾滋病的短期效果最好，是治疗艾滋病的首选药。但有抑制骨髓的严重不良反应，并且连续用药 6 个月后容易产生耐药性。

齐多夫定（Zidovudine，AZT）

齐多夫定为核苷类反转录酶抑制药，是第一个用于抗 HIV 的药物。能竞争性抑制 HIV 反转录酶，终止 DNA 链的延长，阻止病毒复制，是治疗艾滋病的首选药。常见不良反应为骨髓抑制、贫血、中性粒细胞减少、胃肠道反应等，剂量过大出现焦虑、精神错乱等神经系统症状。

拉米夫定（Lamivudine，3TC）

拉米夫定为核苷类反转录酶抑制药。作用与齐多夫定相似，与其他核苷类反转录抑制药有协同作用。临床主要与齐多夫定等合用治疗艾滋病。也常用于乙肝的治疗，能减轻或阻止肝纤维化。常见不良反应有头痛、失眠、疲劳和腹泻等。

扎西他滨（Zalcitabine）

扎西他滨为脱氧胞苷衍生物，与多种其他抗 HIV 感染药物有协同抗 HIV-1 作用。可有效治疗 HIV 感染，单用时疗效不如齐多夫定，多与齐多夫定和一种蛋白酶抑制剂三药合用，主要用于 AIDS 和 AIDS 相关综合征，也可与齐多夫定合用治疗临床状态恶化的 HIV 感染患者。主要不良反应是剂量依赖性外周神经炎，发生率为 10%～20%，但停药后能逐渐恢复。应避免与其他能引起神经炎的药物同用，如司他夫定、去羟肌苷、氨基糖苷类和异烟肼。也可引起胰腺炎，但发生率低于去羟肌苷。

阿兹夫定（Azvudine）

阿兹夫定是我国自主研发的口服小分子抗病毒药物，属于新型核苷类辅助蛋白 vif 和反转录酶抑制剂，也是首个上述双靶点抗艾滋病病毒（HIV-1）药物，属世界先进、国内首创的新一代治疗艾滋病药物。阿兹夫定可在细胞内磷酸化成为有活性的阿兹夫定三磷酸盐，进而抑制重组 HIV 反转录酶活性，导致病毒 DNA 链合成中止。临床用于与其他反转录酶抑制剂联用治疗高病毒载量的成年 HIV-1 感染患者。

二、非核苷类反转录酶抑制药（NNRTI）

非核苷类反转录酶抑制剂通过与反转录酶的非底物结合部位结合而抑制 HIV 反转录酶的活性。该类药物主要有奈韦拉平、地拉韦啶、依非韦伦。

奈韦拉平（Nevirapine）

为非核苷类反转录酶抑制药，与 HIV 反转录酶的活性中心结合，阻断反转录酶活性，抑制 HIV 的复制。临床与核苷类反转录酶抑制药联合使用，治疗 HIV 感染。本药可致严重皮肤损害（如中毒性表皮坏死）、过敏反应、肝坏死、抑郁甚至器官衰竭。

三、HIV 蛋白酶抑制药（HIV-PI）

HIV 蛋白酶抑制药阻止 HIV 感染的细胞分裂为新的 HIV 感染细胞，并抑制病毒复制，在急性感染的淋巴干细胞中显示出较强的抗 HIV-1、HIV-2 活性，对齐多夫定耐药的 HIV-1 亦有效。代表药有沙奎那韦、茚地那韦、利托那韦、奈非那韦、安普那韦等。该类药物与核苷类联用可有效地抑制 HIV 复制，并减少不良反应。

利托那韦（Ritonavir）

为 HIV 蛋白酶抑制药，通过抑制蛋白酶活性，使 HIV 在被感染的细胞中产生不成熟的、不具有感染性的蛋白颗粒，阻止 HIV 传播。临床需与其他抗艾滋病药联合应用，即鸡尾酒疗法。可引起过敏、诱发癫痫、支气管痉挛、脂肪重新分布等不良反应。

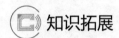 **知识拓展**

"四免一关怀"政策

为加强艾滋病防治工作，维护正常经济社会秩序，遏制艾滋病流行蔓延，我国政府出台了预防艾滋病"四免一关怀"政策。它是当前和今后一个时期我国艾滋病防治最有力的政策措施。

"四免"分别是：① 农村居民和城镇未参加基本医疗保险等医疗保障制度的经济困难人员中的艾滋病患者，可到当地卫生部门指定的传染病医院或设有传染病区（科）的综合医院服用免费的抗病毒药物，接受抗病毒治疗；② 所有自愿接受艾滋病咨询和病毒检测的人员，都可在各级疾病预防控制中心和各级卫生行政部门指定的医疗等机构，得到免费咨询和艾滋病病毒抗体初筛检测；③ 对已感染艾滋病病毒的孕妇，由当地承担抗艾滋病病毒治疗任务的医院提供健康咨询、产前指导和分娩服务，及时免费提供母婴阻断药物和婴儿检测试剂；④ 地方各级人民政府要通过多种途径筹集经费，开展艾滋病遗孤的心理康复，为其提供义务教育。

"一关怀"指的是：国家对艾滋病病毒感染者和患者提供救治关怀，各级政府将经济困难的艾滋病患者及其家属纳入政府补助范围，按有关社会救济政策的规定给予生活补助；扶助有生产能力的艾滋病病毒感染者和患者从事力所能及的生产活动，增加其收入；避免对艾滋病病毒感染者和患者的歧视。

任务四　抗流感病毒药

奥司他韦（Oseltamivir）

奥司他韦在体内能转化为对流感病毒神经氨酸酶具有抑制作用的代谢物，能有效抑制病毒颗粒释放，阻止甲／乙型流感病毒传播，是目前流行性感冒最常用的药物之一，也是公认的抗禽流感、甲型 H1N1 流感最有效的药物之一。临床主要用于成人、1 岁及以上未成年人的甲型和乙型流行性感冒的治疗，也可用于成人、13 岁及以上青少年甲型和乙型流行性感冒的预防。常见不良反应有恶心、呕吐、失眠、头痛、腹痛等，常在首次用药时发生，也可见鼻塞、咽痛、咳嗽等，偶见血尿、嗜酸性粒细胞减少、皮肤多形性红斑、肝损害。孕妇及哺乳期妇女不主张使用。

金刚烷胺（Amantadine）

金刚烷胺口服易吸收，分布广，主要以原型经肾排泄。对甲型流感病毒有较强的抑制作用，大剂量也抑制乙型流感病毒、风疹病毒。本药能干扰病毒的吸附、穿入和脱壳过程。临床主要用于防治甲型流感病毒感染。金刚烷胺尚有抗帕金森病的作用。不良反应有恶心、头晕、焦虑、失眠、幻觉及共济失调等。

金刚乙胺（Rimantadine）

金刚乙胺为金刚烷胺的 α- 甲基衍生物，抗甲型流感病毒的作用优于金刚烷胺。因不易透过血脑屏障，中枢神经系统不良反应较少。临床用于流行性感冒的预防和早期治疗。

任务五　抗肝炎病毒药

肝炎病毒分为甲、乙、丙、丁、戊五型。其中，甲型、戊型肝炎病毒由消化道传播，可引起急性肝炎；乙型、丙型、丁型肝炎病毒主要由血源性传播，在急性感染后有 80% 以上转为慢性病毒性肝炎，并与肝硬化、肝细胞癌的发生有关。抗肝炎病毒药主要用于慢性病毒性肝炎和急性丙型肝炎的治疗，临床常用的有干扰素、阿德福韦、利巴韦林、拉米夫定等。

拉米夫定（Lamivudine，3TC）

拉米夫定除了用于 HIV 治疗外，也抑制乙型肝炎病毒（HBV）的复制，有效治疗慢性 HBV 感染，是目前治疗 HBV 感染最有效的药物之一。

阿德福韦酯（Adefovir Dipivoxil）

阿德福韦酯是阿德福韦的前体药物，在体内水解为阿德福韦而发挥抗病毒作用。口服阿德福韦酯能明显抑制乙型肝炎病毒 DNA 复制，改善肝组织炎症。本药联合拉米夫定用于慢性乙肝患者的治疗，特别适用于乙肝表面抗原（HBsAg）和乙肝病毒脱氧核糖核酸（HBV DNA）阳性、丙氨酸转氨酶（ALT）增高的慢性乙肝患者。乙肝病毒对阿德福韦不易产生耐药。常见不良反应为虚弱、头痛、腹痛、恶心、胃肠胀气、腹泻和消化不良，还可出现白细胞减少、脱发。

 药师提示

抗病毒药物的用药指导

（1）病毒感染性疾病的症状经常在病毒生长的高峰已经过去之后才出现，此时采用抗病毒药物治疗效果不大，主要还是作为预防应用。多数抗病毒药对宿主细胞也有一定毒性，加之其抗病毒谱窄，临床疗效有限，这些都限制了其应用范围。抗病毒药必须对细胞内病毒具有高度选择性，而对宿主细胞无明显毒害，才能真正具有临床实用价值。

（2）艾滋病的用药指导　临床多将作用于 HIV 不同环节的药物联合使用（俗称鸡尾酒疗法），即将包括反转录酶抑制药和蛋白酶抑制药在内的两种或多种药物联合长期使用，治疗 AIDS 取得了显著疗效。

（3）用药期间应重点监测中枢神经系统、血液系统、肝肾功能等。注意患者是否出现疲乏、眩晕、共济失调等症状。

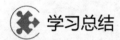 **学习总结**

知识点导图

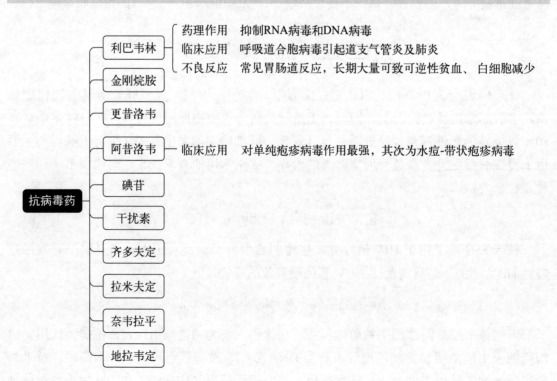

项目七　抗寄生虫病药

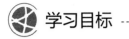 学习目标 --

知识目标

1. 熟悉氯喹、伯氨喹、乙胺嘧啶、阿苯达唑、甲苯咪唑的作用、临床应用及不良反应。

2. 了解其他抗寄生虫病药的作用特点及临床应用。

3. 学会观察药物的疗效及不良反应。

能力目标

1. 能够熟练实施用药指导。

2. 能够正确指导患者合理用药。

素质目标

1. 树立敬佑生命、呵护健康的理想情怀。

2. 培养精益求精、依法用药的职业素养。

情景导入

　　患者，男，53 岁。因寒战、高热、大汗 1 周到当地医院住院治疗，入院后观察前述症状隔天发作一次，经血涂片检出疟原虫。

　　初步诊断：患者为间日疟或卵形疟。根据病症，医生开具了氯喹。

　　导学讨论：1. 请根据病例，总结疟疾的疾病特征。

　　2. 结合该患者出现的症状，分析治疗方案。

　　寄生虫病的种类很多，我国寄生虫病达 60 余种，除疟疾、阿米巴病、滴虫病、血吸虫病和丝虫病五大类寄生虫病外，其他寄生虫的感染率亦较高。

任务一　抗疟药

　　疟疾是由疟原虫引起、雌按蚊传播的一种传染性疾病，以间歇性寒战、高热、出汗和肝脾大、出血等为主要特征。寄生于人体的疟原虫主要有三种即间日疟原虫、三日疟原虫和恶性疟原虫，分别引起间日疟、三日疟和恶性疟，前两者又称良性疟。正确使用抗疟药可有效地控制疟疾的发生、传播和复发。抗疟药的作用环节与疟原虫的生活史密切相关。

子任务一　疟原虫的生活史与抗疟药的作用环节

疟原虫的生活史与抗疟药的作用环节见图 10-7-1。

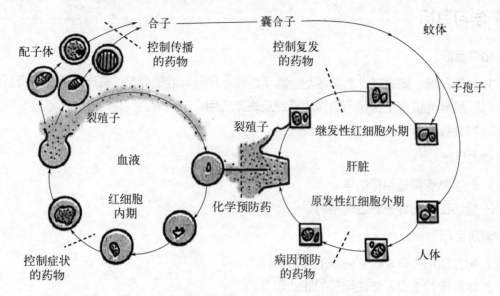

图10-7-1　疟原虫的生活史与抗疟药的作用环节

一、疟原虫在雌性按蚊体内的有性增殖阶段

当雌性按蚊刺吸患者或带虫者血液时，雌、雄配子体能在蚊胃内继续发育，受精形成合子。合子变长，能动，成为动合子，经血淋巴集中于按蚊的涎腺，发育为成熟子孢子。当受染蚊再吸血时，子孢子即可随唾液进入人体，又开始在人体内的发育。

乙胺嘧啶能抑制配子体在蚊体中的发育，可控制疟疾的传播，但不能杀灭配子体。

二、疟原虫在人体内的无性增殖阶段

（1）原发性红外期　受感染的按蚊叮咬人时，将唾液中的子孢子输入人体，约半小时子孢子侵入肝细胞进行发育和裂体增殖，经 10～14d，生成大量的裂殖子，使肝细胞破裂，裂殖子释放。此期无临床症状，为潜伏期。

乙胺嘧啶能杀灭此期的疟原虫，可起病因性预防作用。

（2）继发性红外期　间日疟的子孢子具有两种遗传类型，即原发性红外期和继发性红外期。继发性红外期的子孢子经过一段时间的休眠后，才完成红外期裂体增殖，再侵入红细胞内引起疟疾复发。恶性疟及三日疟无此期，故不复发。

伯氨喹对继发性红外期疟原虫有较强的杀灭作用，可防止疟疾复发。

（3）红细胞内期　原发性或继发性红外期形成的大量裂殖子侵入红细胞，形成裂殖体，使红细胞破裂释放出大量的裂殖子进入血液。红细胞破坏所产生的变性蛋白刺激机体产生寒战、高热等临床症状，并反复发作。裂殖体增殖一代的时间，间日疟为 48h，恶性疟为 36～48h，三日疟为 72h。

氯喹、奎宁、青蒿素对此期的疟原虫有杀灭作用，故能控制临床症状。

（4）配子体的形成　红细胞内的疟原虫经过 3～4 代裂体增殖后，部分裂殖子侵入红细胞不再进行裂体增殖而发育成雌、雄配子体，成为疟疾传播的根源。

伯氨喹能杀灭雌、雄配子体，可控制疟疾传播。

子任务二　常用抗疟药

一、控制症状抗疟药

氯喹（Chloroquine）

---- **体内作用** --

氯喹口服吸收快而完全，1～2h 即可达到血药浓度的高峰。主要分布在肝、脾、肺等组织，其浓度为血浆浓度的 200～700 倍。另外，在红细胞内的浓度比血浆内的浓度高 10～20 倍，受感染的红细胞内的浓度又比正常红细胞内的浓度高 25 倍。

---- **药理作用和临床应用** --

（1）抗疟作用　能杀灭红细胞内期各种疟原虫。起效快、效力强、作用持久，作为控制疟疾症状的首选药。服药后 1～2d 内临床症状消退，3～4d 血中疟原虫消失。氯喹对恶性疟有根治作用，但不能根治良性疟。

（2）抗肠外阿米巴病作用　氯喹对阿米巴滋养体有强大杀灭作用，在肝内浓度高，是治疗肠外阿米巴病（阿米巴肝脓肿）的常用药。肠内药物浓度低，对阿米巴痢疾无效。

（3）抗免疫作用　大剂量氯喹能抑制免疫反应，用于治疗自身免疫性疾病如类风湿关节炎、系统性红斑狼疮等。

---- **不良反应** --

不良反应较少且轻微。

（1）一般反应　偶见胃肠道反应、皮肤瘙痒和皮疹等，一般能耐受，停药后可消失。

（2）视听障碍　大剂量使用也会引起视力障碍和听力障碍。

（3）心脏毒性　大剂量、长疗程或与奎宁等具有心肌抑制作用的药物合用时可引起心脏毒性反应，常见缓慢型心律失常，甚至心跳骤停。

（4）其他　大剂量使用对肝、肾功能及造血系统有毒性，少数患者可出现精神失常等。

奎宁（Quinine）

奎宁是从金鸡纳树皮中提取的一种生物碱。奎宁对各种疟原虫的红细胞内期滋养体有杀灭作用，能控制临床症状，但疗效不及氯喹而且毒性较大。主要用于耐氯喹或耐多药的恶性疟，尤其是严重的脑型疟。奎宁在肝内迅速氧化失活并由肾排出，加之毒性较大，因此不用于症状抑制性预防。对红细胞外期无效，对配子体亦无明显作用。

主要不良反应有金鸡纳反应，如恶心、呕吐、耳鸣、头痛、听力减弱、视力减弱，甚至发生暂时性耳聋，另有心肌抑制作用、子宫兴奋作用、中枢神经抑制作用等。

甲氟喹（Mefloquine）

甲氟喹也是一种杀疟原虫红细胞内期滋养体的药物。用于控制症状，起效较慢。单独或与长效磺胺和乙胺嘧啶合用，对耐多药恶性疟虫株感染有一定疗效，因此只用于耐药感染株的防治。

青蒿素（Artemisinin）

青蒿素是我国学者从菊科植物黄花蒿和变种大头黄花蒿中提取的一种新型的倍半萜内酯类过氧化物。

青蒿素抗疟作用及临床应用与氯喹相似，能快速、有效地杀灭各种红细胞内期的疟原虫，但对红外期疟原虫无效。易通过血脑屏障。主要用于治疗间日疟和恶性疟，特别是抢救脑型疟，对耐氯喹的疟原虫感染仍有良好疗效。缺点是复发率高，与其他抗疟药联合应用可降低复发率。

不良反应少见，偶见恶心、呕吐、腹痛、腹泻及血清转氨酶轻度升高等，可自行消退。

蒿甲醚（Artemether）和青蒿琥酯（Artesunzte）

蒿甲醚为青蒿素的脂溶性衍生物，溶解度大，性质稳定，可制成油注射剂进行肌内注射，也可制成油丸口服。其抗疟作用机制与青蒿素相同，但作用强于青蒿素，且复发率低，可用于耐氯喹的恶性疟以及危重患者的抢救。

青蒿琥酯为青蒿素的水溶性衍生物，可以经口服、静脉、肌内、直肠等多种途径给药。具有高效、速效、低毒等特点。作用与临床应用同青蒿素。

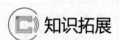 **知识拓展**

一株济世草，一颗报国心

在"共和国勋章"的获得者中，有这样一位医药学家：她是中国中医科学院中药研究所青蒿素研究中心主任，她60多年致力于中医药研究实践，带领团队攻坚克难，研究发现了青蒿素，解决了抗疟治疗失效的难题，为中医药科技创新和人类健康事业作出重要贡献。她曾荣获国家最高科学技术奖、诺贝尔生理学或医学奖和"全国优秀共产党员""全国先进工作者""改革先锋"等称号。她就是屠呦呦。

1967年，屠呦呦担任国家研究抗疟新药"523"项目负责人，当时37岁的屠呦呦一经受命，立刻投身科研工作中。她翻阅上千本中医药古籍，调查了2000多种中草药制剂，筛选了640种具有抗疟活性的有效成分，最终从380多种提取物中获得了具有高效抗疟活性的青蒿素，为人类治疗疟疾作出了重要贡献。2015 年 10 月，屠呦呦成为第一位获得诺贝尔生理学或医学奖的中国科学家。

"诺奖落京东，青蒿素名。良药治疟救苍生。百般艰辛实验难，医典启明。协作会战兴，递补相竞。古方须赖科技成。埋头干事何顾它，呦呦晚鸣！"这首张伯礼院士为贺屠呦呦教授获诺贝尔奖填的一首《浪淘沙·诺奖》，生动描绘了屠呦呦经过艰苦探索，使传统中医药焕发出无限青春的过程。

二、控制复发和传播药

伯氨喹（Primaquine）

---- **体内作用** --

口服吸收快而完全，用药后 1～2h 血药浓度达峰值。代谢速度快，$t_{1/2}$ 约 5h，经肾脏排泄。

---- **药理作用与临床应用** --

伯氨喹对继发性红外期疟原虫和各种疟原虫的配子体均有较强的杀灭作用，是目前用于抗复发及传播的首选药。由于对红内期作用弱，因此不能用于控制症状。但需与氯喹合用，可根治间日疟。

---- **不良反应** --

该药毒性较大，使用时应注意。治疗量可致头晕、恶心、呕吐、发绀和腹痛等，停药后可恢复。少数特异质者可发生严重的急性溶血性贫血和高铁血红蛋白血症，与患者葡萄糖 -6- 磷酸脱氢酶（G-6-PD）缺乏有关。有蚕豆病史及其家族史者禁用。

三、病因性预防药

乙胺嘧啶（Pyrimethamine）

---- **药理作用与临床应用** --

乙胺嘧啶对各型疟原虫的原发性红外期子孢子均有抑制作用，可阻止其向红内期发展。为目前病因性预防的首选药，在疟疾流行区可用于群众性预防，阻止疟疾传播。口服吸收慢，服药一次有效血药浓度可维持 1 周以上。

---- **不良反应** --

毒性低，较安全。

（1）巨幼细胞贫血 长期大剂量应用时可严重抑制二氢叶酸还原酶，出现巨幼细胞贫血及消化道症状，应定期查血象。孕妇及哺乳期的妇女禁用。

（2）急性中毒 本药带有香甜味，儿童易误服中毒，表现为恶心、呕吐、发热、发绀、惊厥甚至死亡，故应严格保管。

任务二　抗阿米巴病药和抗滴虫病药

子任务一　抗阿米巴病药

阿米巴病是由溶组织阿米巴原虫感染引起的寄生虫病。溶组织阿米巴原虫的发育过程包括包囊、小滋养体和大滋养体三种类型。其中，包囊是传播的根源，大滋养体为致病因子。阿米巴病包括肠内阿米巴病（急慢性阿米巴痢疾）和肠外阿米巴病（阿米巴肝脓肿、肺脓肿等）。

目前抗阿米巴病药主要作用于滋养体，多数药物对包囊无直接作用。根据药物作用部位，将抗阿米巴病药分为：① 抗肠内、肠外阿米巴病药，如甲硝唑（metronidazole）、替硝唑（tinidazole）、依米丁（emetine）等；② 抗肠外阿米巴病药，如氯喹（chloroquine）等；③ 抗肠内阿米巴病药，如二氯尼特（diloxanide）、喹碘方（chiniofon）、双碘喹啉（diiodohydroxyquinoline）、氯碘羟喹（clioquinol）、巴龙霉素（paromomycin）等。

甲硝唑（Metronidazole，灭滴灵）

本药对肠内、肠外阿米巴滋养体均有强大杀灭作用，是治疗肠内、肠外阿米巴病高效、低毒的首选药。但肠内的药物浓度偏低，单用甲硝唑治疗阿米巴痢疾时复发率较高，宜与抗肠内阿米巴病药合用。其他作用详见本模块项目三任务三。其他抗阿米巴病药见表 10-7-1。

表 10-7-1　其他抗阿米巴病药特点比较

药物	作用特点	主要不良反应
替硝唑（tinidazole）	作用与甲硝唑相似，但维持时间较甲硝唑长	不良反应与甲硝唑相似，毒性略低
依米丁（emetine）	① 对肠内、肠外滋养体均有作用，但毒性大，仅用于病情严重而甲硝唑治疗无效的急性阿米巴痢疾与阿米巴肝脓肿 ② 但对肠腔内滋养体无效，不宜用于慢性阿米巴痢疾	① 对心肌有严重的毒性，应在医生监护下使用 ② 孕妇、儿童和患有心、肝、肾疾病者禁用
喹碘方 双碘喹啉 氯碘羟喹	① 口服吸收少，在肠腔内浓度高 ② 主要用于慢性阿米巴痢疾及无症状排包囊者 ③ 对肠外阿米巴病无效	① 主要不良反应为腹泻，长期大量应用可引起严重的视觉障碍，许多国家已禁用或限用 ② 甲亢、肝肾功能不良及对碘过敏者禁用
二氯尼特（diloxanide）	① 目前最有效的杀包囊药物，对无症状排包囊者有良好疗效 ② 对慢性阿米巴痢疾有效，对肠外阿米巴病疗效差	不良反应轻，偶见恶心、呕吐等；大剂量可致流产

续表

药物	作用特点	主要不良反应
巴龙霉素 Paromomycin	① 为氨基糖苷类抗生素，口服吸收少，肠腔内浓度高 ② 主要用于急性阿米巴痢疾	胃肠道反应
氯喹 （chloroquine）	对肠内阿米巴病无效，仅用于甲硝唑无效或禁忌的阿米巴肝脓肿的治疗	① 长期大剂量应用可引起视力障碍 ② 肝、肾功能不良者慎用，孕妇禁用

子任务二　抗滴虫药

阴道滴虫可寄生在阴道、尿道内，导致阴道炎、尿道炎和前列腺炎。甲硝唑是治疗阴道滴虫的首选药物。

乙酰胂胺（acetarsol）为毒性较大的胂制剂，外用治疗阴道滴虫病。对耐甲硝唑滴虫感染，可改用乙酰胂胺局部给药。本药有轻度刺激，可使阴道分泌物增多。已婚者应夫妇双方同时使用。

任务三　抗血吸虫病药与抗丝虫病药

子任务一　抗血吸虫病药

血吸虫病由日本血吸虫引起，在我国长江流域和长江以南的 13 个省、直辖市、自治区严重流行，新中国成立初期是我国危害最严重的寄生虫病。新中国成立后政府开展了大规模的防治工作，流行情况得到基本控制。长期以来，酒石酸锑钾是主要的特效药。但它有毒性大、疗程长、必须静脉注射等缺点。20 世纪 70 年代发现了具有高效、低毒、疗程短、口服有效等特点的药物，是血吸虫病防治史上的一个突破，现已完全取代酒石酸锑钾。

吡喹酮（Praziquantel）

为广谱抗吸虫和驱绦虫药，是治疗血吸虫病的首选药，具有高效、低毒、疗程短、口服有效等优点。在治疗血吸虫病时，可使虫体痉挛性麻痹，失去吸附能力，随血流移至肝内，被吞噬细胞破坏而死亡。不良反应轻，可出现恶心、腹痛、腹泻、头痛、眩晕、嗜睡等。

子任务二　抗丝虫病药

丝虫病是丝虫寄生于人体淋巴系统引起的疾病，早期表现为淋巴管炎和淋巴结炎，晚期出现淋巴管阻塞所引发的症状。目前治疗丝虫病的主要药物是乙胺嗪。

乙胺嗪（Diethylcarbamazine）

仅用于丝虫病的治疗，其疗效高、毒性低，是治疗丝虫病的首选药。将本药掺拌于食盐中制成药盐，用于流行区全民防治。本药毒性低，主要为一般胃肠道症状和过敏反应（由虫体死亡释放异体蛋白质引起，加用地塞米松可缓解症状）。

任务四 抗肠蠕虫病药

肠蠕虫病是常见的一类寄生虫病，它不仅可引起消化功能紊乱，而且可引起肠梗阻、弥漫性腹膜炎等并发症，对人体危害很大。临床常用抗肠道蠕虫病药特点比较见表10-7-2。

表10-7-2 临床常用抗肠蠕虫病药特点比较

药物	驱虫谱					主要不良反应
	蛔虫	蛲虫	钩虫	鞭虫	绦虫	
甲苯咪唑（mebendazole）	+	+	+	+	+	少数患者出现短暂的腹泻、腹痛；大剂量偶见转氨酶升高。孕妇、哺乳妇女、2岁以下儿童、肝肾功能不全者禁用
阿苯达唑（albendazole）	+	+	+	+	+	主要不良反应头痛、发热、皮疹、肌肉酸痛等，动物实验有胚胎毒性。孕妇、哺乳妇女、2岁以下儿童、肝肾功能不全者禁用
左旋咪唑（levamisole）	+	+	+	−	−	有胃肠反应，剂量过大偶见粒细胞减少、肝功能减退。妊娠早期、肝肾功能不全者禁用
噻嘧啶（pyrantel）	+	+	+	−	−	主要有腹痛、腹泻，偶见转氨酶升高。肝功能不全者慎用，孕妇及2岁以下儿童禁用
哌嗪（piperazine）	+	+	−	−	−	偶见胃肠反应，大剂量可引起神经反应如嗜睡、眩晕、眼球震颤等。孕妇、肝肾功能不全和神经系统疾病者禁用
氯硝柳胺（niclosamide）	−	−	−	−	+	可引起胃肠道反应、皮肤瘙痒等。治疗猪肉绦虫时可与甲氧氯普胺、硫酸镁合用，以防止节片被消化后散出的虫卵因呕吐逆流入胃和十二指肠而引起猪囊虫病

注：+ 有效，− 无效

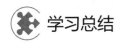 学习总结

知识点导图

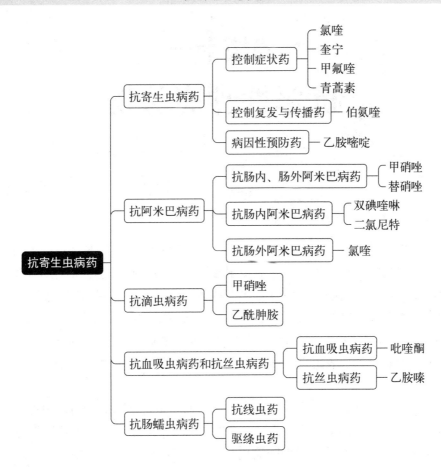

目标测试
习题与解析

模块十一
抗恶性肿瘤药物

恶性肿瘤常称癌症，是一类严重威胁人类健康的常见多发的慢性病。目前治疗恶性肿瘤的方法有药物治疗、外科手术、放射治疗、免疫治疗、基因治疗、中医中药治疗等。其中药物治疗在肿瘤的综合治疗中占有极为重要的地位，目前临床应用的抗肿瘤药物可以分为细胞毒类和非细胞毒类两大类。虽然传统细胞毒类抗肿瘤药在肿瘤化学治疗（chemotherapy，简称化疗）中仍起主导作用，但随着肿瘤分子生物学和转化医学的发展，以分子靶向药物为代表的新型抗肿瘤药物的治疗手段已取得突破性进展，其重要性不断上升。

传统肿瘤化疗存在的两大主要障碍包括毒性反应和耐药性的产生。细胞毒类抗肿瘤药对肿瘤细胞缺乏足够的选择性，在杀伤肿瘤细胞的同时，对正常的组织细胞也产生不同程度的损伤作用，毒性反应成为肿瘤化疗时药物用量受限的关键因素。化疗过程中肿瘤细胞容易对药物产生耐药性是肿瘤化疗失败的重要原因，亦是肿瘤化疗急需解决的难题。合理应用化疗药物，尤其是与其他抗肿瘤方法联合治疗，可延长患者的生存时间，提高生活质量。

 学习内容

项目一　抗恶性肿瘤药物概述
项目二　常见抗恶性肿瘤药

 重难点分析

学习重点

1. 抗恶性肿瘤药的分类。

2. 各类抗癌药的作用机制、适应证及不良反应。

3. 抗恶性肿瘤药的联合应用原则和毒性反应。

学习难点

1. 抗恶性肿瘤药的作用机制。

2. 抗恶性肿瘤药物的耐药性机制。

项目一　抗恶性肿瘤药物概述

 学习目标

知识目标

1. 掌握抗恶性肿瘤药物的分类。
2. 掌握抗恶性肿瘤药物的临床用药原则。
3. 理解抗恶性肿瘤药的作用机制。

能力目标

1. 具有根据适应证合理选择抗恶性肿瘤药物、防止不良反应的能力。
2. 能分析抗恶性肿瘤药物用药的合理性，并能指导患者合理用药。

素质目标

1. 树立以人为本的专业情怀。
2. 树立安全用约的职业准则。

目前常用的抗恶性肿瘤药物达 80 余种，大多数是通过作用于肿瘤细胞增殖周期中蛋白质合成的不同阶段杀伤癌细胞，阻止其分裂繁殖的。抗恶性肿瘤药的分类迄今尚不统一，可根据药物的化学结构、来源、作用机制及对肿瘤细胞增殖周期的敏感性进行分类。

一、细胞增殖周期

细胞从一次分裂结束到下一次分裂完成，称为细胞增殖周期。肿瘤细胞按其增殖能力分为增殖期细胞、静止期细胞和无增殖能力细胞三类（图 11-1-1）。

（1）增殖期细胞　是指不断按指数分裂增殖的细胞，使肿瘤组织不断生长，此类细胞对抗恶性肿瘤药敏感性高。增殖细胞的分裂过程分为 4 期：G_1 期（DNA 合成前期）、S 期（DNA 合成期）、G_2 期（DNA 合成后期）、M 期（有丝分裂期）。

（2）静止期细胞（G_0 期）　处于此期的细胞不进行分裂，对抗恶性肿瘤药不敏感。当增殖周期中对药物敏感的细胞被杀灭后，静止期

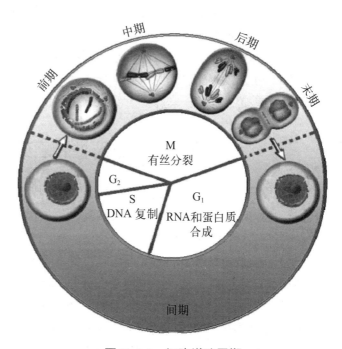

图 11-1-1　细胞增殖周期

细胞即可进入增殖周期中。此期细胞是肿瘤复发的根源。

（3）无增殖能力细胞　此类细胞不进行分裂增殖，通过老化而死亡，与药物治疗关系不大。

二、抗恶性肿瘤药的分类

1. 按细胞增殖周期分类

（1）周期非特异性药物　对增殖周期中各期细胞甚至 G_0 期细胞均有抑制或杀灭作用的药物，如抗肿瘤抗生素、烷化剂、激素类药。

（2）周期特异性药物　仅选择性杀灭增殖周期中某一期细胞的药物，如抗代谢药甲氨蝶呤、巯嘌呤、氟尿嘧啶等主要作用于 S 期；长春碱、长春新碱主要作用于 M 期。

2. 按作用机制分类

（1）抑制核酸合成药　又称抗代谢药。本类药物分别在不同环节抑制核酸及蛋白质的合成，影响细胞分裂增殖。根据其影响生化过程的不同，可分为以下 5 种：① 二氢叶酸还原酶抑制剂，如甲氨蝶呤等；② 阻止嘧啶类核苷酸合成的药物，如氟尿嘧啶等；③ 阻止嘌呤类核苷酸合成的药物，如巯嘌呤等；④ DNA 多聚酶抑制剂，如阿糖胞苷等；⑤ 核苷酸还原酶抑制剂，如羟基脲等。

（2）影响 DNA 结构和功能的药物　本类药物有烷化剂、抗肿瘤抗生素类、铂类配合物、喜树碱类。

（3）干扰转录过程阻止 RNA 合成的药物　本类药物主要有放线菌素 D、柔红霉素、多柔比星等。

（4）干扰蛋白质合成的药物　按照作用环节不同，可分为：① 微管蛋白活性抑制药，如长春碱类、紫杉醇类等；② 干扰核糖体功能的药物，如三尖杉生物碱类；③ 干扰氨基酸供应的药物，如 L- 门冬酰胺酶。

（5）调节机体激素平衡药　此类药物有肾上腺皮质激素、雄激素、雌激素等。

（6）分子靶向药物　主要有小分子化合物类如吉非替尼、厄洛替尼，单克隆抗体类如利妥昔单抗、曲妥珠单抗、西妥昔单抗等。

任务一　抗恶性肿瘤药物的应用原则

抗恶性肿瘤药物治疗恶性肿瘤能否发挥疗效，受到肿瘤、宿主及药物等三方面因素的影响，它们彼此间相互作用又相互制约。合理应用抗恶性肿瘤药物不仅可以增加疗效，还能减少毒性反应和耐药性的产生。抗恶性肿瘤药物应用的一般原则如下。

（1）根据细胞增殖动力学规律　对增长缓慢的实体瘤，其 G_0 期细胞较多，可先用细胞周期非特异性药物杀灭增殖期及部分 G_0 期细胞，使瘤体缩小而招募 G_0 期细胞进入增殖周期，继而再用细胞周期特异性的药物。对增长快的肿瘤如急性白血病等，则先用杀灭 S 期或 M 期的周期特异性药物，使大量处于增殖周期的恶性肿瘤细胞被杀灭，以后再用周期非特异性药物杀灭其他各期细胞，待 G_0 期细胞进入细胞周期时，再重复上述疗法。

（2）根据药物的作用机制　联合应用不同作用机制的抗恶性肿瘤药物，可增加疗效，如甲氨蝶呤和巯嘌呤合用。

（3）从药物的毒性考虑　多数抗恶性肿瘤药有抑制骨髓作用，而泼尼松、长春新碱的骨髓抑制作用较少，合用可降低毒性并提高疗效。

（4）从抗瘤谱考虑　胃肠道癌宜用氟尿嘧啶、塞替派、环磷酰胺、丝裂霉素等。鳞癌可用甲氨蝶呤、环磷酰胺、顺铂等。肉瘤可用环磷酰胺、多柔比星等。

（5）给药方法　一般均采用机体能耐受的最大剂量，特别是对病期较早、健康状况较好的肿瘤患者，大剂量间歇用药法往往比小剂量连续法的效果好。因为前者杀灭癌细胞数更多，而且间歇用药也有利于造血系统等正常组织的修复与补充，有利于提高机体的抗瘤能力及减少耐药性。而小剂量长期化疗，可通过显著抑制肿瘤新生血管内皮细胞的增殖的迁移等发挥抗肿瘤作用，全身毒性反应较轻，不易产生耐药性。

任务二　抗恶性肿瘤药物的选择及常见不良反应

一、抗恶性肿瘤药物的选择

① 绒癌：放线菌素 D、氟尿嘧啶、甲氨蝶呤、长春新碱、长春碱等。

② 霍奇金病：环磷酰胺、长春新碱、长春碱、多柔比星、泼尼松等。

③ 急性淋巴细胞白血病：长春新碱、甲氨蝶呤、巯嘌呤、环磷酰胺、柔红霉素、多柔比星、泼尼松等。

④ 急性粒细胞白血病：阿糖胞苷、柔红霉素、巯嘌呤、甲氨蝶呤、多柔比星、三尖杉酯碱类等。

⑤ 慢性粒细胞白血病：白消安、巯嘌呤、羟基脲等。

⑥ 乳腺癌：性激素、氟尿嘧啶、甲氨蝶呤、环磷酰胺、多柔比星、紫杉醇等。

⑦ 卵巢癌：烷化剂、多柔比星、紫杉醇等。

⑧ 胃肠道癌：氟尿嘧啶、司莫司汀、丝裂霉素、多柔比星、羟基喜树碱、紫杉醇等。

⑨ 黑色素瘤：烷化剂、长春新碱、长春碱、亚硝脲类等。

⑩ 肝癌：塞替派、丝裂霉素、氟尿嘧啶、多柔比星等。

二、抗恶性肿瘤药物的常见不良反应

大多数抗恶性肿瘤药的化疗指数小，且选择性低，在杀伤肿瘤细胞的同时，也损伤正常组织，尤其是增殖迅速的组织，故在治疗量时即可引起不良反应。

（1）骨髓抑制　骨髓抑制是肿瘤化疗的最大障碍之一，常见白细胞、血小板、红细胞减少，可导致出血、贫血、感染等。但长春新碱、博来霉素的骨髓抑制毒性较小，激素类、门冬酰胺酶无骨髓抑制作用。应定期监测血象，如白细胞计数、血小板计数异常，应停止用药。

（2）消化道反应　恶心和呕吐是抗恶性肿瘤药物的最常见毒性反应，也能直接损害消化道黏膜，引起口腔炎、口腔溃疡、舌炎、食管炎、腹痛、腹泻及消化道出血等。应给予高蛋白、高热量的饮食，避免进食过硬、过热及刺激性食物。严重恶心、呕吐而影响进食的患者，可给予止吐药。

（3）脱发和皮肤损害　多数抗肿瘤药可损伤毛囊上皮细胞，引起脱发，在化疗时给患者戴上冰帽，使头皮冷却，局部血管痉挛，减少药物到达毛囊而减轻脱发，停止化疗后头发仍可再生；还可损害皮肤引起红斑、水肿等。应保持患者皮肤及毛发清洁，经常检查皮肤有无斑点，定时翻身以防止压疮。

（4）肝、肾毒性　多数抗肿瘤药经肝代谢，由肾排泄，可引起肝、肾损害。肝损害出现肝大、黄疸、肝功能异常等；肾损害可引起血尿、蛋白尿、血尿素氮升高等。应定期检查肝肾功能，肝肾功能不全者应避免使用对肝、肾有损害的药物，如环磷酰胺、顺铂等。

（5）免疫抑制　多数抗肿瘤药可抑制机体免疫功能，杀伤和抑制免疫细胞，使机体抵抗力下降而易遭受感染。应注意预防感染，如有感染应及早应用抗菌药。

（6）其他　有些抗恶性肿瘤药物可引起其他系统的毒性，如多柔比星、顺铂可引起心肌退行性病变和心肌间质水肿等心脏毒性；甲氨蝶呤、博来霉素可引起肺纤维化；环磷酰胺可致出血性膀胱炎；长春新碱容易引起外周神经炎；顺铂有耳毒性。

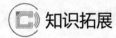 **知识拓展**

肿瘤细胞的免疫逃逸

机体免疫系统具有免疫监视功能，正常情况下，当体内出现恶变细胞时免疫系统能够识别并通过免疫机制特异地清除这些细胞，抵御肿瘤的发生发展。但是尽管人体内具有强大的免疫监视功能，仍难以阻止肿瘤的发生发展，因为肿瘤细胞可通过多种机制逃避人体的免疫攻击，在体内迅速增殖，形成肿瘤。这种现象称为肿瘤细胞的免疫逃逸（tumor escape）。

课堂活动

患者，女，45岁，因卵巢癌入院。医嘱给予紫杉醇和卡铂联合化疗。

课堂讨论：该患者可能出现的最严重的不良反应是什么？使用时应该如何注意。

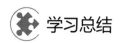 学习总结

知识点导图

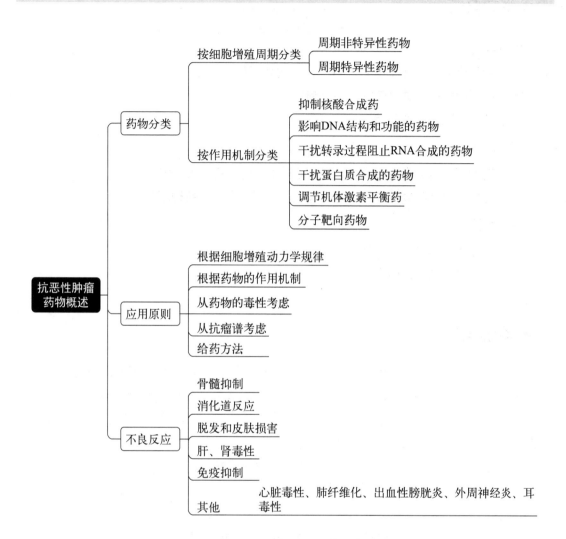

项目二　常用抗恶性肿瘤药

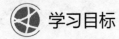 学习目标 --

知识目标

1. 掌握常用抗恶性肿瘤药的作用、临床应用、不良反应。

2. 熟悉常用抗恶性肿瘤药的作用机制。

3. 了解分子靶向抗肿瘤药。

能力目标

1. 具有根据适应证合理选择抗恶性肿瘤药物、防止不良反应的能力。

2. 能分析抗恶性肿瘤药物用药的合理性，并能指导患者合理用药。

素质目标

1. 树立以人为本的专业情怀。

2. 树立安全用药的职业准则。

情景导入

患者，男，50岁。近1个月来常感腹胀、腹痛，排便次数增加，并有腹泻及便秘症状，粪便中偶带血，无明显发热、乏力、消瘦等症状，经肠镜检查，诊断为结肠癌。医嘱：行结肠癌根治术，术后采用奥沙利铂＋氟尿嘧啶进行化疗（连续5d，1个月后重复，至少6个周期）。

导学讨论：1. 请根据病例，总结结肠癌的疾病特征。

2. 结合该患者出现的症状，分析治疗方案。

任务一　抑制核酸合成药

本类药物的化学结构和核酸代谢的必需物质如叶酸、嘌呤碱、嘧啶碱等相似，能与体内代谢物发生特异性结合，从而影响代谢功能。尤其是干扰 DNA 的生物合成，阻止肿瘤细胞的分裂繁殖，为细胞周期特异性药物，主要作用于 S 期细胞。

一、二氢叶酸还原酶抑制剂

甲氨蝶呤（Methotrexate，MTX）

---- **体内过程** --

口服吸收好，30～60min 血药浓度达高峰，注射给药后血中浓度维持较久，脑脊液

中浓度可维持 6d 左右，吸收后 60%～85% 与血浆蛋白结合，部分经肝细胞代谢，主要以原型从尿中排出。

---- **药理作用** ----

甲氨蝶呤的化学结构与二氢叶酸类似，能竞争性抑制二氢叶酸还原酶，阻止二氢叶酸转变为四氢叶酸，从而抑制脱氧胸苷酸的合成，造成 DNA 合成障碍；也可阻止嘌呤核苷酸的合成，继而干扰蛋白质的合成。

---- **临床应用** ----

主要用于急性白血病，儿童疗效显著，也用于治疗绒毛膜上皮癌、恶性葡萄胎、头颈部肿瘤、消化道癌、卵巢癌等；鞘内注射可用于中枢神经系统白血病的预防和缓解症状。此外，还可作为免疫抑制药用于自身免疫性疾病和器官移植。

---- **不良反应** ----

不良反应较多，除严重骨髓抑制、胃肠反应、口腔溃疡外，大量应用还可致肝、肾损害。用药期间应严格监测血象及肝肾功能，必要时需合用亚叶酸钙以减轻甲氨蝶呤的骨髓毒性。

二、阻止嘧啶类核苷酸合成的药物

氟尿嘧啶（Fluorouracil，5-FU）

---- **体内过程** ----

口服吸收不规则也不完全，生物利用度低，故需静注或静滴给药。静注后迅速分布到全身各组织，易通过血脑屏障。主要在肝代谢灭活后排出。

---- **药理作用** ----

氟尿嘧啶是尿嘧啶 5 位上的氢被氟取代的衍生物。氟尿嘧啶在细胞内转变为 5- 氟尿嘧啶脱氧核苷酸，而抑制脱氧胸苷酸合成酶，阻止脱氧尿苷酸甲基化转变为脱氧胸苷酸，使 DNA 合成受阻。此外，氟尿嘧啶在体内也可转换为 5- 氟尿嘧啶核苷，以伪代谢物形式掺入 RNA 中阻碍蛋白质的合成，故对其他各期细胞也有作用。

---- **临床应用** ----

对消化道癌、乳腺癌疗效好，对宫颈癌、卵巢癌、绒毛膜上皮癌、膀胱癌等也有效。

---- **不良反应** ----

对骨髓和消化道毒性较大，出现血性腹泻应立即停药，可引起脱发、皮肤色素沉着，偶见肝、肾损伤。

三、阻止嘌呤类核苷酸合成的药物

巯嘌呤（Mercaptopurine，6-MP）

巯嘌呤是腺嘌呤 6 位上的氨基被巯基取代的衍生物。本药干扰嘌呤代谢，阻碍核酸合成，对 S 期细胞作用最显著，对 G_1 期有延缓作用。本药起效慢，对儿童急性淋巴细胞白血病疗效好，多作维持治疗，大剂量对绒毛膜上皮癌亦有效。常见骨髓抑制和消化道黏膜损伤，少数患者可出现黄疸和肝功能损害。

四、DNA 多聚酶抑制剂

阿糖胞苷（Cytarabine，Ara-C）

阿糖胞苷通过抑制 DNA 多聚酶的活性，阻止 DNA 合成，也可掺入 DNA 中干扰其复制，使细胞死亡。本药用于治疗成人急性粒细胞白血病或单核细胞白血病。有严重的骨髓抑制和消化道反应，静脉注射可致静脉炎，对肝功能有一定影响。

五、核苷酸还原酶抑制剂

羟基脲（Hydroxycarbamide，HU）

羟基脲通过抑制核苷酸还原酶，阻止胞苷酸转变为脱氧胞苷酸，从而抑制 DNA 的合成。对 S 期细胞有选择性的杀伤作用。用药后可使肿瘤细胞集中于 G_1 期，促使肿瘤细胞同步化，然后选用 G_1 期敏感的药物或放射治疗可提高疗效。对慢性粒细胞白血病疗效显著，对黑色素瘤有暂时缓解作用。主要毒性为骨髓抑制，并有轻度消化道反应；可致畸，孕妇禁用。

任务二　破坏 DNA 结构和功能的药物

本类药物通过破坏 DNA 结构或拓扑异构酶活性，影响 DNA 结构与功能。包括：① 烷化剂，如氮芥、环磷酰胺、噻替派、白消安、亚硝脲类；② 抗肿瘤抗生素类，如丝裂霉素、博来霉素；③ 铂类配合物，如顺铂、卡铂；④ 喜树碱类，如喜树碱。

一、烷化剂

烷化剂是一类化学性质活泼的化合物，其烷化基团易与细胞中功能基团如 DNA 或蛋白质分子中氨基、巯基、羧基、羟基和磷酸基起烷化反应，使 DNA 链断裂，或使复制时碱基配对错码，造成 DNA 结构和功能的损害，重者可使细胞死亡。

氮芥（Chlormethine）

氮芥是最早用于治疗恶性肿瘤的药物。目前主要用于治疗霍奇金病、非霍奇金淋巴瘤等。因含有 NH_2 而具有高效和速效的特点，尤其适用于纵隔压迫症状明显的恶性肿瘤患者，常见不良反应有恶心、呕吐、骨髓抑制、脱发、眩晕、耳鸣、听力减退、黄疸、月经失调及男性不育等。

环磷酰胺（Cyclophosphamide，CTX）

---- 体内过程

口服吸收良好，1h 血药浓度达到峰值。肝和肿瘤组织内分布浓度较高，可通过血脑屏障。在肝脏代谢，经肾排泄，其中约 30% 排出物为原型或活性代谢物，对肾脏和膀胱有刺激性。

---- 药理作用

环磷酰胺为氮芥与磷酸胺基结合而成的化合物。体外无抗肿瘤作用，进入体内经肝微粒体酶系氧化生成中间产物醛磷酰胺，发挥抗癌作用。对各期细胞均有杀伤作用，属周期非特异性药物。本药还有免疫抑制作用。

---- 临床应用

对恶性淋巴瘤疗效显著，对多发性骨髓瘤、急性淋巴细胞白血病、肺癌、乳腺癌、卵巢癌、神经母细胞瘤和睾丸肿瘤等均有一定疗效。

---- 不良反应

常见不良反应有骨髓抑制（如白细胞、血小板减少）、消化道反应（如恶心、呕吐、胃肠黏膜出血）、脱发等。大剂量可引起出血性膀胱炎，表现为排尿困难、尿频、尿急、血尿及蛋白尿等，多饮水或给予美司钠可减轻或预防。

塞替派（thiotepa，TSPA）

塞替派能与细胞内的 DNA 组成的碱基结合，抑制瘤细胞分裂。本药选择性高，抗癌谱广。主要用于治疗乳腺癌、卵巢癌、黑色素瘤、膀胱癌、肝癌等。主要不良反应为骨髓抑制，可引起白细胞和血小板减少。

白消安（Busulfan）

白消安属磺酸酯类，进入人体内磺酸酯基团的环状结构打开，通过与细胞的 DNA 内鸟嘌呤起烷化作用而破坏 DNA 的结构与功能。对慢性粒细胞白血病疗效显著，对急性白血病无效。也用于治疗真性红细胞增多症和骨髓纤维化等。主要不良反应为骨髓抑制，长期应用可致肺纤维化、闭经、睾丸萎缩等。

亚硝脲类（Nitrosoureas）

亚硝脲类有卡莫司汀（carmustine，BCNU）、洛莫司汀（lomustine，CCNU）、司莫司汀（semustine）等。本类药物及其代谢物可通过烷化作用与 DNA 交链，亦有可能因改变蛋白质而产生抗肿瘤作用。脂溶性高，易通过血脑屏障，主要用于脑瘤、黑色素瘤及胃肠道瘤的治疗。主要不良反应有消化道反应、骨髓抑制，偶见肝肾毒性。

二、抗肿瘤抗生素类

丝裂霉素（Mitomycin，MMC）

丝裂霉素具有烷化作用，能与 DNA 双链交叉联结，抑制 DNA 复制，也能使部分 DNA 断裂，属于周期非特异性药物。抗瘤谱广，与博来霉素、长春新碱合用治疗子宫颈癌；与多柔比星、5-FU 合用治疗胃癌、胰腺癌和肺癌；还可用于慢性粒细胞白血病、恶性淋巴瘤等。主要不良反应是明显而持久的骨髓抑制及胃肠道反应，应避免长期应用。偶见心毒性、肝毒性、肾毒性和间质性肺炎等。

博来霉素（Bleomycin，BLM）

博来霉素是一种含多种糖肽的复合抗生素，能与铜或铁离子络合，使氧分子转成氧自由基，从而使 DNA 单链断裂，阻止 DNA 的复制，干扰细胞分裂繁殖，属于细胞周期非特异性药物。主要用于各种鳞状上皮癌的治疗；也可用于淋巴瘤的联合治疗。骨髓抑制作用弱，肺毒性是本药最严重的不良反应，可发展为间质性肺炎和肺纤维化。

三、铂类配合物

铂类配合物包括顺铂、卡铂、奥沙利铂等，为细胞周期非特异性药物，主要通过破坏 DNA 结构而发挥抗肿瘤作用。

顺铂（Cisplatin，CDDP）

体内过程

口服无效，静脉注射后开始在肝、肾、大小肠及皮肤中分布最多，18~24h 后肾内蓄积最多，而脑组织中较少，排泄较慢。

药理作用

顺铂是二价铂与两个氯原子和两个氨分子合成的金属配合物。进入体内将氯解离后，二价铂与 DNA 上的碱基鸟嘌呤、腺嘌呤和胞嘧啶形成交叉联结，破坏 DNA 的结构和功能，属于细胞周期非特异性药物。

临床应用

对多种实体肿瘤有效，临床用于治疗睾丸恶性肿瘤、头颈部鳞状细胞癌、卵巢癌、膀胱癌、前列腺癌、淋巴肉瘤、肺癌。

不良反应

主要不良反应有消化道反应、骨髓抑制、周围神经炎、耳毒性，大剂量连续用药可致严重而持久的肾毒性。

卡铂（Carboplatin）

卡铂是第二代铂类配合物，作用机制与顺铂类似，但抗恶性肿瘤活性较强，毒性较低，主要毒性反应是骨髓抑制。主要用于治疗小细胞肺癌、头颈部鳞癌、卵巢癌及睾丸肿瘤等。

四、喜树碱类

喜树碱（Camptothecin，CPT）

喜树碱是从我国特有的从植物喜树中提取的一种生物碱。该药物能特异性抑制 DNA 拓扑异构酶 I，干扰 DNA 的复制、转录和修复功能，为细胞周期非特异性药物，对 S 期作用强于 G_1 期和 G_2 期。对胃癌、绒毛膜上皮癌、恶性葡萄胎、急性及慢性粒细胞白血病等有一定疗效，对膀胱癌、大肠癌及肝癌也有一定疗效。喜树碱不良反应较大，主要有泌尿道刺激症状、消化道反应、骨髓抑制及脱发等。

羟喜树碱（Hydroxycamptothecine，HCPT）

羟喜树碱是喜树碱羟基衍生物。作用机制及临床应用与喜树碱相似，但羟喜树碱的毒性反应较喜树碱轻。

任务三　干扰转录过程阻止 RNA 合成的药物

药物通过嵌入 DNA 碱基对之间，干扰转录过程，阻止 mRNA 的合成，属于 DNA 嵌入剂。

放线菌素 D（Dactinomycin，DACT）

放线菌素 D 为多肽类抗恶性肿瘤抗生素。能嵌入 DNA 双螺旋链中，与 DNA 结合成复合体，阻碍 RNA 多聚酶（转录酶）的功能，阻止 RNA 特别是 mRNA 的合成，从而妨碍蛋白质合成，抑制肿瘤细胞生长。属周期非特异性药物。本药抗瘤谱窄，主要用于恶性葡萄胎、绒毛膜上皮癌、恶性淋巴瘤、肾母细胞瘤、横纹肌肉瘤、神经母细胞瘤、霍奇金病等。不良反应以恶心、呕吐、口腔炎较为常见，骨髓抑制较明显，少数见脱发等。

多柔比星（Doxorubicin，ADM）

多柔比星属蒽环类抗生素，能嵌入 DNA 双螺旋中，阻止 RNA 转录过程，抑制 RNA 合成，也能阻止 DNA 复制，属周期非特异性药物。抗瘤谱广，疗效好。主要用于对常用抗恶性肿瘤药耐药的急性淋巴细胞白血病或粒细胞白血病、恶性淋巴瘤、乳腺癌、卵巢癌、小细胞肺癌、胃癌、膀胱癌、肝癌等。最严重的不良反应为可引起心肌退行性病变和心肌间质水肿，此外，还有骨髓抑制、消化道反应、皮肤色素沉着及脱发等不良反应。

柔红霉素（Daunorubicin）

柔红霉素属蒽环类抗生素，抗恶性肿瘤作用及机制与多柔比星相似。主要用于对常用抗恶性肿瘤药耐药的急性淋巴细胞白血病或粒细胞白血病，但缓解期短。主要不良反应与多柔比星类似，心脏毒性较大。

任务四　干扰蛋白质合成药

此类药物可干扰微管蛋白聚合功能、干扰核糖体的功能或影响氨基酸供应，从而抑制蛋白质合成与功能。

一、微管蛋白活性抑制药

长春碱（Vinblastine，VLB）和长春新碱（Vincristine，VCR）

长春碱和长春新碱为夹竹桃科植物所含的生物碱。本类药物可干扰纺锤丝微管蛋白的合成，使细胞有丝分裂终止。长春碱的作用较长春新碱强，是作用于 M 期的周期特异性药物。

长春碱主要用于急性白血病、恶性淋巴瘤及绒毛膜上皮癌，毒性反应主要包括骨髓抑制、神经毒性、消化道反应、脱发以及注射局部刺激等。长春新碱对儿童急性淋巴细胞白血病疗效较好，对骨髓抑制不明显，但神经毒性突出，表现为指（趾）麻木、肌无力、腱反射抑制、外周神经炎等。

紫杉醇（Paclitaxel）

紫杉醇是由短叶紫杉或我国红豆杉的树皮中提取的有效成分。是一种结构新颖、作用机制独特的新型抗肿瘤药。它能选择性促进微管蛋白聚合并抑制其解离，从而影响纺锤体的功能、抑制肿瘤细胞的有丝分裂。对卵巢癌、乳腺癌有独特的疗效，对肺癌、食管癌、大肠癌、黑色素瘤、头颈部癌、淋巴瘤、脑瘤也有一定疗效。不良反应主要有骨髓抑制、神经毒性和心脏毒性和过敏反应等。

二、干扰核糖体功能的药物

三尖杉酯碱（Harringtonine）和高三尖杉酯碱（Homoharringtonine）

三尖杉酯碱和高三尖杉酯碱是从三尖杉属植物的枝、叶和树皮中提取的生物碱。可抑制蛋白质合成的起始阶段，使核蛋白体分解，释出新生肽链，抑制有丝分裂，属细胞周期非特异性药。主要用于急性粒细胞白血病，对急性单核细胞白血病及慢性粒细胞白血病也有效。不良反应为骨髓抑制及胃肠道反应。少数有心率加快、心肌损害等。

三、干扰氨基酸供应的药物

L-门冬酰胺酶（L-Asaraginase，L-ASP）

L-门冬酰胺是重要的氨基酸，某些肿瘤细胞不能自己合成，需从细胞外摄取。L-

门冬酰胺酶可水解血清中的门冬酰胺，使肿瘤细胞缺乏门冬酰胺供应，生长受到抑制，而正常细胞能自行合成门冬酰胺，故影响较小。主要用于急性淋巴细胞白血病。常见的不良反应有消化道反应等，偶见过敏反应，应用前应做皮试。

任务五　调节机体激素平衡药

某些肿瘤如乳腺癌、前列腺癌、甲状腺癌、宫颈癌、卵巢癌和睾丸癌，其生长与相应的激素失调有关。应用某些激素或其拮抗药可改变平衡失调状态，抑制肿瘤生长。本类药物虽没有骨髓抑制等毒性反应，但因激素作用广泛，使用不当也会造成其他不良反应。

糖皮质激素类

常用于恶性肿瘤治疗的有泼尼松、泼尼松龙和地塞米松等。糖皮质激素能作用于淋巴组织，诱导淋巴细胞溶解。对急性淋巴细胞白血病和恶性淋巴瘤有较好疗效，作用快，但不持久，易产生耐药性；对慢性淋巴细胞白血病可减少淋巴细胞数，尚可降低或缓解血液系统并发症（自身免疫性溶血和血小板减少症）。对其他恶性肿瘤无效，而且可能因抑制机体免疫功能而助长恶性肿瘤的扩散。

雌激素类

常用于恶性肿瘤的雌激素是己烯雌醇，可直接对抗雄激素，并通过反馈性抑制下丘脑和垂体释放促间质细胞激素而减少雄激素的分泌。主要用于前列腺癌和围绝经期乳腺癌的治疗。

雄激素类

常用于恶性肿瘤的雄激素是甲基睾酮、丙酸睾酮和氟甲睾酮，可直接对抗雌激素作用，并抑制垂体前叶分泌促卵泡激素，使雌激素分泌减少；还可对抗催乳素而抑制肿瘤的生长。主要用于女性晚期乳腺癌或乳腺癌有骨转移者。

抗雌激素药

抗雌激素药有氯米芬、他莫昔芬及雷洛昔芬，为人工合成的抗雌激素药物，是雌激素受体的部分激动药，既具有一定的雌激素样作用，也具有较强的抗雌激素作用，能抑制雌激素依赖性肿瘤细胞生长。主要用于治疗乳腺癌，对雌激素受体阳性患者疗效较好。

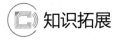 **知识拓展**

分子靶向药物

随着分子生物技术的不断提高，对肿瘤的发病机制和增殖的认识已达到分子水平，随之出现了针对肿瘤治疗的靶向药物。这类药物主要针对恶性肿瘤病理生理发生、发展的关键靶点进行治疗干预。尽管分子靶向药物对其所针对的某些肿瘤有较为突出的疗效，并且耐受性较好、毒性反应轻，但现在还不能完全取代传统的细胞毒类抗肿瘤药。

目前分子靶向药物主要有单克隆抗体类和小分子化合物类。

单克隆抗体药物是将细胞受体、关键基因或调控分子作为靶点进行靶向治疗。目前临床上应用的单克隆抗体有：利妥昔单抗（美罗华）、曲妥珠单抗（郝赛汀）、西妥珠单抗（爱比妥）、贝伐珠单抗（安维汀）等。

小分子化合物通过抑制信号传导来进行靶向治疗。目前临床上应用的小分子化合物有：吉非替尼（易瑞沙）、厄洛替尼（特罗凯）、索拉非尼（多吉美）、阿昔替尼（英立达）等。

课堂活动

李某，女，49岁，绒毛膜上皮癌患者。医嘱：甲氨蝶呤，每次10mg，每天1次。近日，患者因流感自行服用阿司匹林片用于缓解发热、头痛等症状。

课堂讨论：1.患者李某用药是否合理？

2.为何同为二氢叶酸还原酶抑制剂，甲氨蝶呤用于抗癌，而甲氧苄啶用于抗菌？

课后实践

癌症可防可治的观念，虽然已有一定普及，但癌症的高发仍在公众中造成了一些恐慌，特别是一部分人对癌症缺乏了解，将所有癌症都看作不治之症，导致人们"谈癌色变"。事实上，癌症只是诸多慢性病的一种，需要公众理性对待。

课后，请查阅相关资料，进一步了解和掌握肿瘤的病因、肿瘤的治疗与预防等知识，努力做一名健康科普志愿者。

目标测试
习题与解析

学习总结

知识点导图

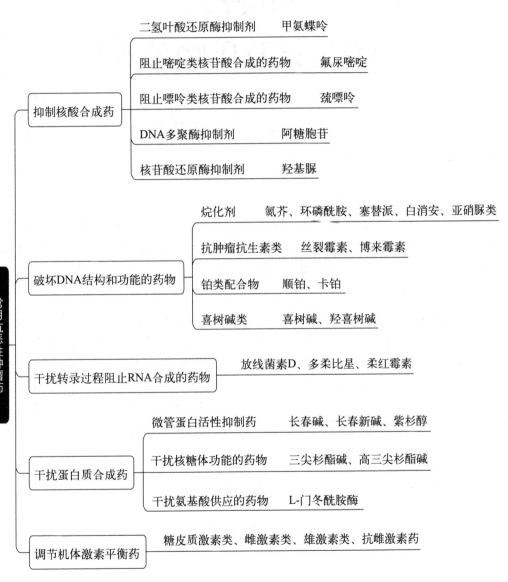

模块十二
维生素及矿物质药

　　维生素和矿物质都是人体必需的营养素。维生素用于维持机体的正常代谢和功能，这类物质在体内既不是构成身体组织的原料，也不是能量的来源。大多数维生素必须从食物中获得，仅少数可在体内合成或由肠道细菌产生。而矿物质不仅能维持机体正常生理功能，还是构成人体组织必需的物质。

　　迄今为止，已发现的维生素超过 60 种，大多已能人工合成，临床常用的维生素有十几种，按其溶解性能分为水溶性和脂溶性两类。常用的水溶性维生素有 B 族、烟酸、烟酰胺及维生素 C 等，脂溶性维生素有维生素 A、维生素 D、维生素 E、维生素 K 等。而矿物质的分类根据体内含量分为常量元素和微量元素。体内含量大于体重万分之一的称为常量元素，包括钙、磷、钾、钠、镁、氯、硫共 7 种。含量小于体重万分之一的称为微量元素，包括锌、铜、铁、铬、钴、锰、钼、锡、钒、碘、硒、氟、镍、硅等。

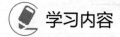 学习内容　　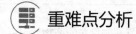 重难点分析

项目一　维生素
项目二　矿物质药

学习重点

1. 常用维生素的作用、临床应用及不良反应。
2. 常用矿物质药的作用和临床应用。

学习难点

常用维生素和矿物质药各种药理作用的机制。

项目一　维生素

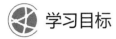 **学习目标**

知识目标

1. 掌握维生素分类及各类代表药物。
2. 掌握常用维生素的作用、临床应用和不良反应。
3. 理解常用维生素的作用机制。

能力目标

能够根据临床需要正确使用维生素。

素质目标

1. 树立以人为本的专业情怀。
2. 树立安全用药的职业准则。

情景导入

　　患者，女性，8月龄。患儿近1个月来烦躁，夜间常常惊醒、睡眠不安，盗汗，食欲减退。出生后母乳喂养，很少进行户外活动，6月后添加米糊，未添加蛋黄及鱼肝油等。

　　初步诊断：儿童维生素D缺乏症。根据病症，医生开具了维生素D。

　　导学讨论：1.请根据病例，总结维生素D缺乏症的特征。

　　2.结合该患者出现的症状，分析治疗方案。

　　维生素是人体六大营养素之一，大多数需从食物中获得（如肉类、禽蛋、蔬菜、水果以及粮食制品等），仅少数可在体内合成或由肠道细菌产生。人体对维生素的需要量虽然不大，但又不能缺乏，否则会出现一系列因维生素缺乏导致的病症或疾病。因此，只要是科学搭配、合理膳食，多数人从食物中就能获得人体每天需要的各种维生素。只有当需要增加、补充不足或吸收障碍时会导致一些疾病，如缺乏维生素A易患夜盲症，缺乏维生素C时易患坏血病等，此时需要以药物方式补充。但过量服用也会导致不良反应甚至中毒，应合理使用维生素类药物。

任务一　水溶性维生素

常用的水溶性维生素有维生素C、维生素B_1、维生素B_2、烟酸及烟酰胺、维生素

B_6、叶酸和维生素 B_{12}。

维生素 B_1（Vitamin B_1）

维生素 B_1 广泛存在于谷类、麦麸、豆类、瘦肉、干果以及酵母中，烹饪过程可丧失 50%。药用为人工合成，在酸性环境中较稳定，碱性环境下易被氧化而失效。

---- **体内过程** --

食物中的维生素 B_1 有 3 种形式，即游离形式、硫胺素焦磷酸酯和蛋白磷酸复合物。结合形式的维生素 B_1 在消化道裂解后被吸收。吸收的主要部位是空肠和回肠。维生素 B_1 由尿排出，不能被肾小管再吸收。肌内注射吸收迅速。吸收后可分布于机体各组织中，也可进入乳汁，体内不贮存。肝内代谢，经肾排泄。

---- **药理作用** --

维生素 B_1 作为辅酶，参与糖代谢中丙酮酸与 α- 酮戊二酸的氧化脱羧反应，维生素 B_1 缺乏时，体内出现丙酮酸、乳酸堆积，导致能量代谢障碍；同时维生素 B_1 对胆碱酯酶的抑制作用减弱，导致乙酰胆碱水解加速，产生神经系统、心血管系统、消化系统症状，如脚气病、多发性神经炎、心功能不全、肺水肿及全身水肿，严重者可出现心包、胸腔、腹腔积液等。

---- **临床应用** --

主要用于维生素 B_1 缺乏症，如脚气病、心功能不全、多发性神经炎等，也用于全身感染、高热、甲状腺功能亢进症、心肌炎、消化道疾病以及妊娠期妇女的辅助治疗。

---- **不良反应** --

本药毒性低，正常剂量的维生素 B_1 几乎无毒性，但大剂量可出现头痛、疲倦、烦躁、食欲减退、腹泻、水肿等症状。注射给药偶见过敏反应甚至出现过敏性休克，故除特殊情况需紧急补充外，应尽量避免采用注射给药的方式。

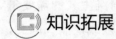 **知识拓展**

脚气病 ≠ 足癣（脚气）

脚气病和脚气是两种完全不同的疾病。脚气病又称维生素 B_1 缺乏症，常发生在以精白米为主食的地区。临床上以消化系统、神经系统及心血管系统症状为主，患者可表现为乏力、头痛、肌肉酸痛等神经、循环系统症状，还有可能出现食欲减退、恶心、呕吐等消化系统症状。而脚气主要是指脚部皮肤癣菌等真菌感染所引起的真菌性皮肤病。主要表现为脚部皮肤的水疱、鳞屑，脚趾浸渍、糜烂，或者脚部角化过度，一般外用抗真菌药物就可以好转。

维生素 B_2（Vitamin B_2）

维生素 B_2 来源于动物的肝、肾、肉类、鱼类、蛋黄、乳类、酵母、绿叶蔬菜及谷类，药用多为人工合成。

---- **药理作用** --

维生素 B_2 在体内转化为黄素单核苷酸（FMN）及黄素腺嘌呤二核苷酸（FAD），两者均为黄素酶类的辅酶，在生物氧化还原中发挥递氢作用，主要维持组织呼吸和视觉功能；参与三大营养物质代谢；激活维生素 B_6，促进色氨酸转化为烟酸；参与血红蛋白的合成，维持红细胞的完整性。维生素 B_2 缺乏时可引起口、舌、眼及外生殖器部位的炎症。

---- **临床应用** --

常用于口角炎、舌炎、结膜炎、视网膜炎、角膜血管化、阴囊炎、脂溢性皮炎等维生素 B_2 缺乏症；也可用于长期慢性感染、发热、甲状腺功能亢进症、肠道疾病、恶性肿瘤以及妊娠、哺乳期妇女等的辅助治疗。

---- **不良反应** --

几乎无毒性反应，服药后尿液呈黄绿色，可能干扰尿胆原的测定。空腹服用吸收差，宜进食后服用。

维生素 B_6（Vitamin B_6）

维生素 B_6 广泛存在于动物肝脏、肉类、蛋黄、酵母、豆类、谷类及绿叶蔬菜中，通常以吡哆醇、吡哆醛、吡哆胺形式存在，三者可相互转化。

---- **药理作用** --

维生素 B_6 在红细胞内转化为具有生理活性的磷酸吡哆醛和磷酸吡哆胺，作为氨基酸转移酶、消化酶及脱羧酶的辅酶，广泛参与体内氨基酸代谢；促进上皮细胞生长；抑制皮脂腺分泌。维生素 B_6 缺乏时，可出现皮炎、舌炎、腹泻、周围神经病变以及抑郁、贫血、癫痫发作等。

---- **临床应用** --

临床常用于治疗婴儿惊厥以及异烟肼、肼屈嗪所致的周围神经炎、失眠、中枢兴奋等；也可用于服用口服避孕药或接受化疗、放疗期间引起的剧烈恶心、呕吐；还可用于动脉粥样硬化、脂溢性皮炎、白细胞减少症、慢性肝炎的辅助治疗。

---- **不良反应** --

长期大量使用，可引起严重的神经感觉异常，出现头痛、进行性步态不稳、手足麻木等；注射给药可引起过敏反应；孕妇长期大剂量使用，可导致新生儿出现维生素 B_6 依赖综合征和致畸作用。与左旋多巴合用，可影响其抗震颤作用；肾上腺皮质激素类药、环磷酰胺、氯霉素、青霉胺等药物可增加维生素 B_6 的排泄或拮抗其作用，合用时应注意补充。

维生素 C（Vitamin C）

维生素 C 广泛存在于新鲜蔬菜水果中，如番茄、菠菜、青椒、橘、橙、柠檬、山楂及枣等。药物为人工合成。久放或遇光颜色变微黄或加深，在酸性溶液中较稳定，具有强还原性。

---- **药理作用** --

维生素 C 在体内具有广泛的生理生化作用，主要包括以下方面。

（1）参与体内物质代谢及生化反应　如参与氨基酸代谢、神经递质的合成、胶原蛋白和组织间质的合成；作为药物代谢酶系的成分参与多种药物的代谢；促进铁、碳水化合物的利用；刺激凝血功能，加速血液凝固。

（2）参与氧化还原反应　如参与 Fe^{3+} 还原为 Fe^{2+}，促使叶酸在体内还原为四氢叶酸，并阻止甲基四氢叶酸变为不可逆的氧化产物甲酰叶酸，是治疗贫血的重要辅助药物；促使胱氨酸还原为半胱氨酸，以利于免疫球蛋白的合成。

（3）其他作用　促使胆固醇转化为胆汁酸，从而降低血中胆固醇含量；提高细胞内第二信使 cAMP 与 cGMP 的含量；抑制亚硝酸转化为具有致癌作用的亚硝胺。

---- **临床应用** --

常用于防治坏血病（维生素 C 缺乏症）；也常用于急慢性传染病及紫癜、高胆固醇血症以及动脉粥样硬化等的辅助治疗；用于慢性铁中毒、特发性高铁血红蛋白血症；也用于肠道疾病、透析、结核、癌症、慢性传染性疾病及营养不良时的补充。

---- **不良反应** --

过量使用可出现胃肠道症状，如恶心、呕吐、腹痛、腹泻等；并明显增加尿中草酸排泄量，甚至引起尿路草酸盐结石，故肾结石、痛风者慎用。

ⓒ 知识拓展

坏血病

坏血病是由维生素 C 缺乏引起，所以坏血病又称为维生素 C 缺乏症。过去几百年间坏血病曾在海员、探险家及军队中广为流行，特别是在远航海员中流行尤为严重，故有"海上凶神"之称。1753 年，苏格兰海军军医詹姆斯·林德发现此病与饮食有关，随后发现可以利用柑橘类水果和新鲜蔬菜来预防坏血病。

任务二　脂溶性维生素

维生素 A（Vitamin A）

维生素 A 广泛存在于动物肝脏、肉类、蛋类及乳制品中，尤以鱼肝油中含量丰富。

胡萝卜、番茄中含 β- 胡萝卜素，为维生素 A 原，在体内可转化为维生素 A。维生素 A 是一种较复杂的不饱和一元醇，包括维生素 A_1（视黄醇）和 A_2（3- 脱氢视黄醇），因后者效力较弱，故维生素 A 一般指维生素 A_1。

---- **药理作用** --

（1）参与视网膜中视紫红质的合成，增强视网膜感光功能。缺乏时引起夜盲症。

（2）参与糖蛋白的合成，维持上皮组织的正常功能，调节人体表皮角化过程。维生素 A 缺乏会造成上皮组织干燥，正常的柱状上皮细胞转变为角状的复层鳞状细胞，导致细胞角化。缺乏时皮肤粗糙、干燥、眼角膜软化，出现眼干燥症。

（3）促进生长发育，维持生殖功能。维生素 A 参与细胞中 RNA、DNA 的合成，促进细胞分化与组织更新，参与软骨内成骨；缺乏时儿童生长发育迟缓、长骨及牙齿发育障碍，男性睾丸萎缩，精子数量减少、活力下降。

（4）增强机体免疫反应和抵抗力。如促进 T 淋巴细胞产生淋巴因子。

---- **临床应用** --

主要用于各种原因引起的维生素 A 缺乏症，如夜盲症、眼干燥症、角膜软化症及皮肤粗糙等；还可用于儿童生长发育期及女性妊娠期、哺乳期的补充治疗。对感染、局部烫伤也有一定疗效。

---- **不良反应** --

过量应用可引起中毒。急性中毒者表现为嗜睡或过度兴奋、头痛、呕吐等颅内高压症状，婴儿囟门未闭合者可出现前囟隆起。慢性中毒者则表现为食欲缺乏、体重减轻、皮肤干燥、皲裂、毛发枯黄、脱发，严重者出现肝功能异常甚至肝硬化症状。

维生素 D（Vitamin D）

维生素 D 广泛存在于鱼肝油、沙丁鱼、蛋黄、猪肝、奶油、乳汁中。维生素包括维生素 D_2 和维生素 D_3，两者作用相同。动物组织及人体皮肤内含有维生素 D_3 的前体 7- 脱氢胆固醇；酵母、蘑菇及菌类含有丰富的麦角固醇，经日光或紫外线照射后，可分别转变成维生素 D_3 和维生素 D_2。

---- **药理作用** --

维生素 D 本身无生理活性，需分别在肝脏和肾脏转化为 25- 羟维生素 D_3 及 1,25- 二羟维生素 D_3 才具有活性。其作用如下。

（1）调节体内钙、磷代谢　能促进小肠黏膜刷状缘对钙、磷的吸收和转运，从而增加血中钙、磷的含量；能提高近曲小管对钙、磷的重吸收，从而使血钙、血磷浓度增加。

（2）对骨骼的影响　在甲状旁腺激素和降钙素的协同作用下，使未成熟的破骨细胞前体细胞转变为成熟的破骨细胞，促进骨质吸收；同时溶解骨质中的骨盐，使其中的钙、磷释放并转运到血中，以提高血钙和血磷浓度；还能刺激成骨细胞，促进骨样组织成熟及骨盐沉着。维生素 D 严重缺乏时，在婴幼儿可引起佝偻病，而成人则表现为骨软化症。

---- **临床应用** --

主要用于防治佝偻病和骨软化症，一般采用口服，但口服吸收不良或不能坚持口服者，可采取注射给药方法。维生素 D 还可用于防治因低钙所致的手足抽搐症。在补充维生素 D 的同时应适当给予钙剂。

---- **不良反应** --

短期内超量服用或长期大量服用可致高钙血症，表现为厌食、恶心、呕吐、腹痛、持续性腹泻、全身乏力、嗜睡、头痛、多尿、口渴、心悸、血压升高、尿钙阳性等。此时结合 X 线检查基本可确诊，应立即停药，给予口服泼尼松、辅以降钙素等措施后大多能恢复。

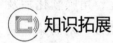 **知识拓展**

特殊的维生素："阳光维生素"——维生素 D

维生素 D 的来源主要有两种途径：一是通过摄取富含维生素 D 的食物，摄取的维生素 D 在小肠内吸收，但通过这种方式吸收的维生素 D 微乎其微，完全不能满足机体对维生素 D 的需求；二是通过紫外线照射使 7-脱氢胆固醇转化为有活性的维生素 D_3 来发挥作用，所以勤晒太阳可以使人体获得较为充足的维生素 D，故维生素 D 又被称为"阳光维生素"。

维生素 E（Vitamin E）

维生素 E 广泛存在于各类食物中，尤以植物油如大豆油、玉米油、棉籽油等为主，故人类因维生素 E 摄入不足所导致的缺乏极为罕见。

---- **药理作用** --

维生素 E 是体内重要的抗氧化剂。

（1）维持和促进生殖功能　通过增加垂体促性腺激素的释放，促进卵泡的生长发育和排卵，加速黄体的生成；促进精子生成并提高其活力。动物实验证明，缺乏维生素 E 时，精子生成障碍，受精卵不能着床。

（2）维持细胞、神经、肌肉的正常结构和功能　降低组织中氧消耗，提高氧的利用率。

（3）参与酶系统的活动 作为酶系统的辅助因子，维生素 E 参与多种酶的活动，在促进血红素等的合成中发挥重要作用。

（4）抗氧化作用 与本药降低血脂、提高免疫功能、延缓衰老过程及抗癌有关。

---- **临床应用** --

常用于先兆流产、习惯性流产、不育症、月经失调、围绝经期综合征、进行性肌营养不良、骨骼肌痉挛及间歇性跛行、神经痛、运动神经元疾病等；还可用于抗衰老的治疗和辅助治疗；对皮肤科疾病也有疗效。

---- **不良反应** --

正常剂量不良反应较少，过量可出现恶心、眩晕、视物模糊、腹泻、胃肠功能紊乱、乳腺肿大、乏力等。并可导致血小板聚集及血栓形成。妇女可致月经过多或闭经等，停药后消失。

维生素 K（Vitamin K）

维生素 K 广泛存在于自然界，基本结构为甲萘醌。植物性食物如苜蓿中所含的为维生素 K_1，由腐败鱼粉所得及肠道细菌产生的为维生素 K_2，二者均为脂溶性，需胆汁协助吸收。维生素 K_3 和维生素 K_4 为人工合成品，二者均为水溶性，不需要胆汁协助吸收。

---- **药理作用** --

维生素 K 是 L- 羧化酶的辅酶，参与肝脏合成凝血因子 II、VII、IX、X 等的活化过程，促进这些凝血因子前体蛋白分子氨基末端第 10 个谷氨酸残基的 L- 羧化作用，使这些因子具有与 Ca^{2+} 结合活性，再与带有大量负电荷的血小板磷脂结合，使血液凝固正常进行。缺乏维生素 K 时，肝脏仅能合成无凝血活性的凝血因子 II、VII、IX、X，导致凝血障碍，凝血酶原时间延长而发生出血。

---- **临床应用** --

主要用于梗阻性黄疸、胆瘘、慢性腹泻、早产儿、新生儿出血等患者及香豆素类、水杨酸类药物或其他原因导致凝血酶原过低而引起的出血者，亦可用于预防长期应用光谱抗菌药继发的维生素 K 缺乏症。

---- **不良反应** --

维生素 K 毒性低。静脉注射维生素 K_1 速度过快时，可产生面部潮红、出汗、血压下降，甚至发生虚脱。一般以肌内注射为宜。维生素 K_3 和维生素 K_4 常致胃肠道反应，引起恶心、呕吐等，较大剂量可致新生儿、早产儿溶血性贫血、高胆红素血症及黄疸，对红细胞缺乏葡萄糖 -6- 磷酸脱氢酶（G-6-PD）的特异质者也可诱发急性溶血性贫血。大剂量可致肝损害，肝功能不全者应慎用。

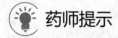 **课堂活动**

患者，男性，10 岁。因近 6 个月视力逐渐恶化入院就医，检查发现男孩眼睛外层严重干燥，视力严重受损。血液结果显示维生素 A 的血液含量明显低于正常水平。男孩由于对多种食物过敏，所以饮食局限于马铃薯、猪肉、羊肉、苹果、黄瓜和五谷全麦面。检查后医生给予 2 天静脉注射大剂量维生素 A，2 周后给予第三次大剂量维生素 A 进行治疗，同时每天确保从食物中获取足量的维生素 A。治疗 6 周后，男孩的眼睛症状出现明显改善，视力也有很大提升，但患者出现食欲缺乏、皮肤干燥、毛发枯黄、脱发等症状。

课堂讨论：1. 选用维生素 A 治疗是否合理？为什么？

2. 如何解释患者出现食欲缺乏、皮肤干燥、毛发枯黄、脱发等症状？

药师提示

维生素的合理使用

（1）正确区分预防性用药和治疗性用药　在临床治疗过程中，应正确掌握维生素的应用指征，严格把握预防性和治疗性用药的剂量，注意结合相关临床指标酌情、合理地调整用量。

（2）严格掌握剂量和疗程　有些人认为维生素类药物较安全，可增强人体抵抗力，但任意使用是不可取的，大量摄入后会出现不同程度的中毒症状。因此维生素类药物也要按照规定的剂量和疗程使用，切不可盲目滥用。

（3）准确掌握用药时间　脂溶性和水溶性维生素适合餐后服用。但维生素 B_{12} 与维生素 C 不可在饭后同服，同服会导致维生素 B_{12} 生物利用度降低，两种维生素需间隔 2～3h。

（4）针对病因积极治疗　多数维生素缺乏是由某些疾病引起的，故应明确维生素缺乏的致病因素，而不应当单纯依赖维生素的补充。

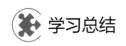 学习总结

知识点导图

维生素

水溶性维生素

维生素B₁
- 药理作用：作为辅酶，维持体内正常代谢；激活胆碱乙酰化酶；抑制胆碱酯酶
- 临床应用：主要用于维生素B₁缺乏症
- 不良反应：正常剂量几乎无毒性；大剂量可出现头痛、疲倦、烦躁、食欲减退、腹泻、浮肿等症状

维生素B₂
- 药理作用：作为辅酶参与代谢；激活维生素B₆；参与血红蛋白合成
- 临床应用：主要用于维生素B₂缺乏症
- 不良反应：服药后尿液呈黄绿色，可能干扰尿胆原的测定

维生素B₆
- 药理作用：作为辅酶参与代谢
- 临床应用：常用于治疗婴儿惊厥以及异烟肼、肼屈嗪所致的周围神经炎、失眠、中枢兴奋等
- 不良反应：长期大量使用，可引起严重的神经感觉异常，出现头痛、进行性步态不稳、手足麻木等

维生素C
- 药理作用：参与体内物质代谢及生化反应；参与氧化还原反应；降低血中胆固醇含量
- 临床应用：常用于防治坏血病；也常用于急慢性传染病、久病卧床、骨折伤口愈合不良各类贫血、高胆固醇血症以及动脉粥样硬化等的辅助治疗
- 不良反应：过量使用可出现胃肠道症状；并明显增加尿中草酸排泄量，甚至引起尿路草酸盐结石

脂溶性维生素

维生素A
- 药理作用：参与视网膜中视紫红质的合成；促进生长发育，维持上皮组织完整性；增强免疫；促进肝内贮存铁在血液中的转运
- 临床应用：常用于各种原因引起的维生素A缺乏症
- 不良反应：过量应用可引起中毒

维生素D
- 药理作用：调节体内钙、磷平衡；参与体内免疫调节
- 临床应用：常用于防治佝偻病和骨软化症
- 不良反应：短期内超量服用或长期大量服用可出现中毒症状

维生素E
- 药理作用：维持和促进生殖功能；维持神经、骨骼肌、平滑肌和心肌的正常结构和功能；参与酶系统的活动；抗氧化作用
- 临床应用：常用于先兆流产、习惯性流产、不育症、月经失调、绝经期综合征、进行性肌营养不良、骨骼肌痉挛及间歇性跛行、神经痛、运动神经元疾病等
- 不良反应：正常剂量不良反应较少，过量可出现恶心、眩晕、视物模糊、腹泻、胃肠功能紊乱、低血糖及肌无力等

维生素K
- 药理作用：调节凝血蛋白合成
- 临床应用：主要用于梗阻性黄疸、胆瘘、慢性腹泻、早产儿、新生儿出血等患者及香豆素类、水杨酸类药物或其他原因导致凝血酶原过低而引起的出血者，亦可用于预防长期应用光谱抗菌药继发的维生素K缺乏症
- 不良反应：静脉注射维生素K₁速度过快时，可产生面部潮红、出汗、血压下降，甚至发生虚脱；维生素K₃和维生素K₄常致胃肠道反应，引起恶心、呕吐等

项目二　矿物质药

 学习目标

知识目标

1. 熟悉补钙剂碳酸钙、葡萄糖酸钙的药理作用、临床应用及主要不良反应。
2. 熟悉补锌剂硫酸锌、葡萄糖酸锌的药理作用、临床应用及主要不良反应。
3. 理解复合微量元素的作用及用途。

能力目标

1. 能够理解微量元素对机体的生理作用及相应的缺乏病症。
2. 能够根据临床需要正确使用矿物质药。

素质目标

1. 树立以人为本的专业情怀。
2. 树立安全用药的职业准则。

情景导入

患者，男性，5岁。近期患儿经常生病，食欲差，爱吃一些不能吃的东西，如泥土、纸等，因此前来就诊。检查后发现，患儿体型偏小，血清锌和血红蛋白低。

初步诊断：异食癖。根据病症，医生开具了葡萄糖酸锌和铁剂。

导学讨论：1. 请根据病例，总结缺少微量元素锌的临床表现。

2. 结合该患者出现的症状，分析治疗方案。

微量元素在体内含量虽小，却有着极其重要的作用，如参与酶的构成与激活，构成体内重要的载体及电子传递系统，参与激素和维生素的合成，调控自由基的水平等。当微量元素缺乏或过多时，都会影响机体的健康。目前，约30%的疾病是微量元素缺乏或不平衡所致，如机体内铁、铜、锌总量减少，可减弱免疫机制，降低抗病能力，助长细菌感染，而且感染后的死亡率亦较高。少年儿童、孕妇及哺乳期妇女、免疫力低下者及老年人容易缺乏微量元素，要特别关注。本章节主要介绍含钙、锌、氟等微量元素的矿物质药。

碳酸钙

碳酸钙是常见的一种无机盐矿物质，呈碱性，基本上不溶于水，易溶于酸。主要存在于霰石、方解石、白垩、石灰岩、大理石、石灰华等岩石内，亦为某些动物骨骼或外壳的主要成分。

---- **药理作用** --

（1）补充人体所需钙质 钙是维持人体神经、肌肉、骨骼系统、细胞膜和毛细血管通透性等正常功能所必需的物质，当钙缺乏时，适量补充钙可保证人体对钙的需求。

（2）中和胃酸 中和胃酸的作用较强、较快且持久。中和胃酸时产生 CO_2，可引起嗳气、腹胀；进入小肠的 Ca^{2+} 可促进胃泌素的分泌，因此，也可引起反跳性的胃酸分泌增加。

---- **临床应用** --

用于预防和治疗钙缺乏症，如骨质疏松、佝偻病、骨软化病及妊娠、哺乳期、围绝经期妇女补钙。也用于甲状腺功能减退或维生素 D 缺乏所致的低钙血症。肾衰竭时纠正低钙高磷血症。也用于胃及十二指肠溃疡时的胃酸过多。

---- **不良反应** --

嗳气、胃肠不适、便秘等。长期服用要监测血钙浓度。与雌激素合用，会增加钙的吸收。与苯妥英钠合用，会影响二者的生物利用度。

葡萄糖酸钙

葡萄糖酸钙是一种有机钙盐，易溶于沸水，水溶液显中性。可作为药物也可以作为食品添加剂使用。

---- **药理作用** --

（1）具有消炎、消肿、抗过敏作用 葡萄糖酸钙可降低毛细血管通透性，增加毛细血管致密性，使渗出减少。

（2）增加血钙 可用于血钙降低引起的手足抽搐症等，还可用于镁中毒。

---- **临床应用** --

主要用于钙缺乏。注射给药用于过敏性疾病，镁中毒、氟中毒的解救及心脏复苏时的高血钾、低血钙等的辅助治疗。

---- **不良反应** --

静注过快可致心律失常甚至心跳停止、恶心呕吐等。其余同碳酸钙。刺激性大，不适合皮下或肌内注射，宜缓慢静脉滴注，药液漏出血管外有刺激性疼痛、皮疹。

硫酸锌

硫酸锌是一种无机化合物，易溶于水，水溶液呈酸性，微溶于乙醇和甘油。

---- **药理作用** --

本品为矿物质补充剂，硫酸锌中的锌是人体所需的微量元素之一，对人体的生长发育、胃肠道功能、视力、免疫力等有重要作用。

（1）生长发育　锌参与人体的多种代谢，是人体内各种酶如碳酸酐酶、呼吸酶以及核酸、蛋白质的组成成分，促进儿童的生长发育。

（2）胃肠道功能　锌对维持食欲及胃肠道功能有重要作用，当体内缺乏锌时可致味觉下降，出现厌食以及异食癖如喜食泥土、墙纸或者其他异物等现象。

（3）视力　锌可影响维生素 A 的代谢，维持正常的视觉。当缺锌时维生素 A 代谢障碍，血清维生素 A 减少，而出现视力下降、白内障等。

（4）免疫力　锌可提高人体免疫力。当缺锌时可导致机体细胞免疫和体液免疫下降，出现各种感染疾病。

（5）生育力　合适的锌含量对男性精子功能的完整性有重要的作用。当锌缺乏时可能导致精液质量下降，出现男性不育。

---- **临床应用** --

用于锌缺乏引起的食欲下降、贫血、生长发育迟缓、营养性侏儒等。也用于异食癖、类风湿关节炎、间歇性跛行、肝豆状核变性、痤疮、慢性溃疡、结膜炎、口腔溃疡等辅助治疗。

---- **不良反应** --

口服可有轻度恶心、呕吐、便秘；超量服用中毒反应表现为胃肠炎、恶心、呕吐、腹痛、腹泻。偶见皮疹、胃肠道出血，罕见肠穿孔。消化道溃疡患者禁用。餐后服用，以减少胃肠道刺激。

葡萄糖酸锌

葡萄糖酸锌是葡萄糖酸的锌盐，属于有机锌补剂，对胃黏膜刺激小，在体内易被人体吸收，吸收效果好于无机锌。对婴儿及青少年的智力和身体发育有重要作用。葡萄糖酸锌的主要作用是补充微量元素锌，药理作用同硫酸锌。预防和治疗锌缺乏，同硫酸锌。胃肠道刺激小，其他不良反应同硫酸锌。

氟化钠

氟化钠是一种离子化合物，水溶液呈弱碱性。易于在胃肠道内吸收，进入机体后贮积于骨骼及生长中的牙齿，经肾由尿排泄。少量随粪便及汗排出。在唾液、指甲、头发中含少量。氟可经胎盘转运。

---- **药理作用** --

（1）促进新骨形成　氟化钠可直接作用于骨细胞，刺激成骨细胞增殖和细胞内的酶活性，促进新骨形成，但主要是增加骨松质重量。

（2）抗龋作用　氟化钠可改变口腔的生态环境，不利于细菌的生长，也可抑制和影响细菌的糖酵解过程，影响细胞内和细胞外多糖的合成。

---- **临床应用** --

用于预防饮水中缺氟地区儿童的龋齿，也用于骨质疏松。

---- **不良反应** --------

主要是胃肠道不适，过量可致死。

复合微量元素

本品为微量元素的复方制剂，能满足成人和儿童对电解质及微量元素的日常需要，促进机体内相关生化反应的正常进行。

---- **药理作用** --------

本品为微量元素的浓缩液，可供应锌、锰、铜、磷、铁的正常每日需要量。虽然微量元素含量很少，但与人体健康密切相关。微量元素的主要作用是激活酶系统，来调节体液的渗透压和维持人体的酸碱平衡。也可以影响核酸的代谢，起抗癌作用。

---- **临床应用** --------

用于肠道外营养补给时，添加微量元素，也适用于妊娠妇女补充微量元素。

---- **不良反应** --------

偶见过敏性休克、静脉炎、高热、呼吸困难等不良反应，具有高渗透压和低 pH，故未稀释不能输注。长期使用注意监测各微量元素缺乏或过量的有关症候，进行相应的药物调整。

 药师提示

正确区分药品与保健食品

药品与保健食品有着本质的区别，批准文号可以判定药品与保健品，药品是国药准字，保健食品是国食健字 G（J）或卫食健字，另外，保健食品批准文号上方有"蓝帽子"的专用标志，注册与备案由国家市场监督管理部门承担。药品主要用于预防治疗诊断清楚的疾病，有目的地调节人的生理机能并规定有适应证、功能主治、用法与用量的一种物质，需要在医师或药师的指导下正确应用。而保健食品是一种特殊的食品，主要是蛋白质、氨基酸、微量元素以及维生素等一些人体所需的营养成分，虽然可以预防某种疾病发生，但不能起到治疗效果，只能起辅助作用。

课堂活动

患者，女，5岁。因龋齿入院治疗，检查发现患儿牙面色泽灰暗，牙面不光滑，吃东西时会感到疼痛。经询问了解到患儿挑食，不喜吃肉，不爱喝水，主食吃的也比较少，但喜欢吃水果。医生开具补氟剂氟化钠，另外还需要调整饮食，多食用含氟量比较高的食物。1个月后，龋齿症状改善，但出现了呕吐、腹泻等消化道症状。

课堂讨论：1.选用补氟剂氟化钠治疗是否合理？为什么？
　　　　　2.如何解释患者用药后的消化道不适症状？

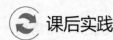

课后实践

课后，请通过查阅葡萄糖酸锌口服液药品说明书，进一步了解葡萄糖酸锌口服液的性状、适应证、用法用量、不良反应、注意事项、药物相互作用、药理作用等。

目标测试
习题与解析

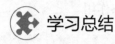

学习总结

知识点导图

矿物质药

碳酸钙
- 药理作用：补充人体所需钙质；中和胃酸
- 临床应用：主要用于预防和治疗钙缺乏症；也用于甲状腺功能减退或维生素D缺乏所致的低钙血症
- 不良反应：嗳气、胃肠不适、便秘等

葡萄糖酸钙
- 药理作用：具有消炎、消肿、抗过敏作用；增加血钙
- 临床应用：主要用于钙缺乏；注射给药用于过敏性疾病，镁中毒、氟中毒的解救及心脏复苏时的高血钾、低血钙等的辅助治疗
- 不良反应：静注过快可致心律失常甚至心跳停止、恶心呕吐等；其余同碳酸钙

硫酸锌
- 药理作用：促进儿童生长发育，维持正常胃肠道功能；保护视力；增强免疫力；提高男性精子功能
- 临床应用：用于锌缺乏引起的食欲下降、贫血、生长发育迟缓、营养性侏儒等。也用于异食癖，类风湿关节炎、间歇性跛行、肝豆状核变性、痤疮、慢性溃疡、结膜炎、口疮等辅助治疗
- 不良反应：口服可有轻度恶心，呕吐、便秘；超量服用中毒反应表现为胃肠炎、恶心、呕吐、腹痛、腹泻

葡萄糖酸锌
- 药理作用：补充微量元素锌；同硫酸锌
- 临床应用：预防和治疗锌缺乏，同硫酸锌
- 不良反应：胃肠道刺激小，其他同硫酸锌

氟化钠
- 药理作用：促进新骨形成；抗龋作用
- 临床应用：用于预防饮水中缺氟地区儿童的龋齿，也用于骨质疏松
- 不良反应：主要是胃肠道不适，过量可致死

复合微量元素

模块十三
利尿药与脱水药

泌尿系统（diuretics）由肾脏、输尿管、膀胱及尿道组成，其主要功能是将机体代谢过程中所产生的各种不为机体所利用或者有害的物质排出体外。其中肾脏是机体的重要器官之一。本模块主要介绍利尿药和脱水药。

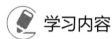 学习内容

项目　利尿药与脱水药

 重难点分析

学习重点

1. 掌握呋塞米、氢氯噻嗪的药理作用、临床应用、不良反应及注意事项。

2. 熟悉甘露醇、螺内酯、氨苯蝶啶的药理作用和临床应用。

学习难点

能根据适应证合理选择利尿药与脱水药。

项目　利尿药与脱水药

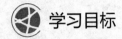 **学习目标**

知识目标

1. 掌握利尿药的各类代表药物。
2. 掌握利尿药的作用、临床应用和不良反应。
3. 理解利尿药的作用机制。

能力目标

能够根据临床需要正确使用利尿药和脱水药。

素质目标

1. 树立以人为本的专业情怀。
2. 树立安全用药的职业准则。

情景导入

患者，男，6 岁，来院急诊。表现为：高热、头痛、喷射状呕吐、惊厥、神志不清。初步诊断：乙型脑炎。医嘱之一采用 20% 甘露醇治疗脑水肿。

导学讨论：1.20% 甘露醇是哪类药物？

2. 甘露醇治理脑水肿的机制是什么？

任务一　利尿药

利尿药（diuretice）是一类作用于肾脏，增加电解质及水分排出，使尿量增多的药物，主要用于治疗水肿，也用于高血压病和心功能不全等的治疗。

一、利尿药的作用机制

尿的生成过程包括肾小球滤过，肾小管和集合管对原尿的重吸收及分泌。利尿药在一定程度上可增加肾小球的滤过，但主要是抑制肾小管重吸收和分泌的功能而呈现利尿作用（图 13-1-1）。

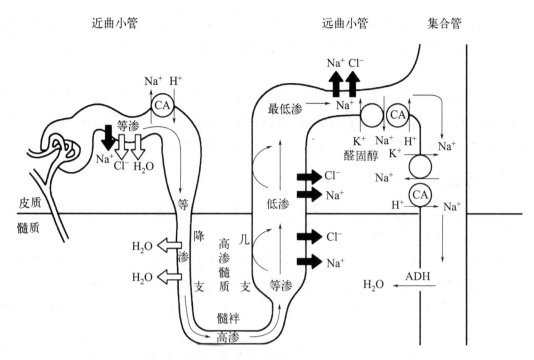

图 13-1-1　肾小管各段功能及利尿药主要作用部位

➡主动重吸收；⇨被动重吸收

CA—碳酸酐酶；ADH—抗利尿激素

1. 增加肾小球的滤过

正常人每日从肾小球滤过的液体（原尿）约 180L，但 99% 被肾小管和集合管再吸收，仅 1% 左右成为终尿被排出。单纯增加肾小球的滤过率，肾小管的重吸收率也提高，利尿作用多不明显，多无临床实用价值。只有在肾血流量明显降低，尿量显著减少时（如严重心功能不全或休克），使用氨茶碱、洋地黄等药物，通过加强心肌收缩力，改善肾血流量而增加尿量。

2. 影响肾小管与集合管的重吸收及分泌

由肾小球滤出的 Na^+、Cl^-、H_2O 等，进入肾小管和集合管后，大部分被重吸收至细胞外液。影响肾小管与集合管的重吸收及分泌可产生明显的利尿作用。

（1）近曲小管　原尿中的 Na^+ 在此处有 60%～65% 被主动重吸收，并伴有 Cl^- 及 H_2O 的被动重吸收（因此在近曲小管腔内原尿仍与血浆等渗）。Na^+ 的重吸收除通过钠泵外，在碳酸酐酶的参与下，尚进行 H^+-Na^+ 交换。碳酸酐酶抑制药可通过减少 H^+ 生成而利尿，但较弱，现已少用。

（2）髓袢升支粗段　原尿中约 25% 的 Na^+ 在髓袢升支粗段重吸收。该段 Na^+ 的主动重吸收与管腔膜细胞的 Na^+-K^+-$2Cl^-$ 协同转运体有关。此过程无水的重吸收，造成尿液稀释，同时形成肾髓质高渗、肾皮质低渗的现象。当低渗尿流经处于髓质中的集合管时，在抗利尿激素的影响下，水被重吸收，使尿液浓缩。抑制髓袢升支粗段对 NaCl 的重吸收，可引起强大的利尿作用。

（3）远曲小管和集合管　原尿中约 10% 的 Na^+ 由位于远曲小管近端的 Na^+-K^+-$2Cl^-$ 协同转运体重吸收，其转运速率较粗段为慢。作用于该段的利尿药如噻嗪类，可产生中度利尿作用。

远曲小管远端和集合管重吸收 Na^+ 的方式除继续进行 H^+-Na^+ 交换外，同时还存在 K^+-Na^+ 交换过程，并受醛固酮的调节。如能对抗醛固酮的调节功能或直接抑制 K^+-Na^+ 交换，就会造成排 Na^+ 留 K^+ 而致利尿，如螺内酯、氨苯蝶啶等。

二、利尿药的分类

利尿药通过作用于肾小管的不同部位、不同的环节而发挥作用。常用利尿药按其效能和作用部位不同，分为以下三类。

（1）强效利尿药　主要作用于髓袢升支粗段，干扰 K^+-Na^+-$2Cl^-$ 转运，产生强大利尿作用，也称髓袢利尿药。本类药主要包括呋塞米、依他尼酸、布美他尼。

（2）中效利尿药　主要作用于远曲小管近端，产生利尿作用。主要的药物有噻嗪类。

（3）弱效利尿药　主要有作用于远曲小管和集合管如螺内酯、氨苯蝶啶、阿米洛利，以及作用于近曲小管的利尿药如乙酰唑胺。

三、常用利尿药

（一）强效利尿药

呋塞米（Fosemide）

---- **体内过程** --

口服吸收迅速，生物利用度为 50%～70%。与血浆蛋白结合率为 95%～99%。88% 以原型经肾脏排泄。口服后 30～60min 见效，1～2h 达高峰，作用持续 6～8h。静脉注射 2～5min 见效，作用维持 2h 左右。

---- **药理作用** --

（1）利尿作用　本药干扰髓袢升支粗段的 Na^+-K^+-Cl^- 同向转运系统，妨碍 NaCl 的重吸收；同时使肾髓质间渗透压降低，导致尿液流经集合管时，水的重吸收减少而发挥利尿作用。其作用迅速、强大而短暂，并有明显的个体差异，故给药应做到剂量个体化。本品利尿作用不受酸碱平衡失调、电解质紊乱的影响，利尿时伴有 Na^+、K^+、Cl^- 排出增加，易引起低血钾、低盐综合征及低氯性碱中毒。此外还能抑 Ca^{2+}、Mg^{2+} 的重吸收，促进 Ca^{2+}、Mg^{2+} 排出，而尿酸排出减少。

（2）扩血管作用　本药能扩张小动脉，降低肾血管阻力，增加肾血流量。作用机制可能与促进前列腺素合成有关。

---- **临床应用** --

（1）急性肺水肿和脑水肿 静脉注射呋塞米能迅速扩张容量血管，回心血量减少，在利尿作用发生之前即可缓解肺急性水肿，是急性肺水肿的迅速有效的治疗手段之一。同时由于利尿，使血液浓缩，血浆渗透压增高，也有利于消除脑水肿。

（2）其他严重水肿 可治疗心、肝、肾等各类水肿。主要用于其他利尿药无效的严重水肿。

（3）急慢性肾功能衰竭 急性肾衰竭时，静脉注射呋塞米，由强大的利尿作用使阻塞的肾小管得到冲洗，防止肾小管的萎缩和坏死。可用于治疗慢性肾功能衰竭，但对无尿的肾功能衰竭禁用。

（4）加速毒物排泄 主要用于经肾排泄药物中毒的抢救，如长效巴比妥类、水杨酸类、溴剂、氟化物等。

---- **不良反应** --

（1）水与电解质紊乱 由于强效利尿作用可致血容量降低、低血钾、低血钠、低血镁、低氯性碱中毒等，故长期应用宜补充钾盐或钠盐。

（2）耳毒性 表现为眩晕、耳鸣、听力减退或暂时性耳聋，大量或快速静脉注射时可致急性听力下降，停药后可恢复。

（3）胃肠道反应 可引起恶心、呕吐、腹泻，大剂量尚可出现胃肠出血，久用可诱发溃疡，饭后服用可减轻。

（4）其他 可使血尿素氮升高，加重肾功能不全。偶有过敏性皮炎、粒细胞减少、血小板减少等。

本类药物还有依他尼酸（etacrynic acid）、布美他尼（bumetanide），其药理作用、临床应用、不良反应、禁忌证与呋塞米相似。

（二）中效利尿药

噻嗪类（Thiazides）

噻嗪类是临床广泛应用的一类口服利尿药和抗高血压药。本类药物作用相似，仅所用剂量不同。常用的噻嗪类有氢氯噻嗪（hydrochlorothiazide）、氢氟噻嗪（hydroflumethiazide）、苄氟噻嗪（bendroflumethiazide）、环戊噻嗪（cyclopenthiazide）。无噻嗪环但有磺胺结构的氯噻酮（chlortalidone）等，其利尿作用与噻嗪类相似。

氢氯噻嗪（Hydrochlorothiazide）

---- **体内过程** --

脂溶性较高，口服可迅速吸收，1h产生利尿作用，2h达到高峰，作用维持6～12h。服药后的95%以原型从肾脏排出，少量经胆汁分泌。

---- **药理作用** --

（1）利尿作用　其作用部位在远曲小管近端，抑制 K^+-Na^+-$2Cl^-$ 共同转运体，抑制 NaCl 的重吸收，此外还有轻度的碳酸酐酶抑制作用，从而抑制 H^+-Na^+ 交换，产生温和持久的利尿作用。转运至远曲小管的 Na^+ 增多后，可促进 K^+-Na^+ 交换，使 K^+ 的排泄量也增加，可导致低血钾。噻嗪类还可促进 Ca^{2+} 重吸收而减少尿 Ca^{2+} 含量，在治疗高尿钙引起的肾结石中起重要作用。本类药还可减少尿酸排泄及增加 Mg^{2+} 的排出。

（2）降压作用　能通过利尿、血容量减少而降压，长期用药则通过扩张外周血管而产生降压作用。

（3）抗利尿作用　能明显减少尿崩症患者的尿量及口渴症状，主要因排 Na^+ 使血浆渗透压降低，而减轻口渴感。

---- **临床应用** --

（1）水肿　可用于各类水肿，是轻中度心源性水肿的首选利尿药。对轻度肾性水肿效果较好，对严重肾功能不全者疗效较差。因噻嗪类可降低血容量和心输出量，使肾小球滤过率下降，故肾功能不全者慎用。对肝性水肿与螺内酯合用效果较好，但易致血氨升高，有加重肝昏迷的危险，应慎用。

（2）降血压　与其他抗高血压药合用，治疗轻中度高血压。

（3）尿崩症　治疗轻型尿崩症，对重症疗效差。

---- **不良反应** --

（1）电解质紊乱　如低血钾、低血钠、低血镁、低氯性碱中毒等，合用保钾利尿药可防治。

（2）升高血糖　可导致高血糖、高脂血症。可能是因其抑制了胰岛素的分泌以及减少组织利用葡萄糖。糖尿病患者慎用。

（3）其他　可引起高尿酸血症，也可引起变态反应，如过敏性皮炎、粒细胞及血小板减少。痛风患者慎用。

（三）弱效利尿药

螺内酯（Spironolactone）

螺内酯的化学结构与醛固酮相似，是人工合成的醛固酮竞争性拮抗药。能在远曲小管远端和集合管与醛固酮竞争醛固酮受体产生拮抗醛固酮的作用，抑制 K^+-Na^+ 交换表现出排钠留钾的作用。

螺内酯利尿作用弱，起效慢而维持久，常与噻嗪类或高效利尿药合用治疗与醛固酮升高有关的顽固性水肿，如肝硬化和肾病综合征水肿、充血性心力衰竭等，以增强利尿效果并预防低血钾的发生。

本药不良反应较轻，少数患者可引起头痛、困倦等。此外，还有性激素样不良反应，可引起男性乳房女性化和女性面部多毛症等，停药后这些反应消失。

氨苯蝶啶（Triamterene）和阿米洛利（Amiloride）

氨苯蝶啶和阿米洛利虽化学结构不同，却有相同的药理作用。

两药主要作用于远曲小管远端和集合管，通过阻滞管腔内 Na^+ 通道而减少 Na^+ 的重吸收，抑制 K^+-Na^+ 交换，因而产生排 Na^+、保 K^+ 的利尿作用。它们在临床上常与噻嗪类或高效利尿药合用治疗顽固性水肿。

任务二 脱水药

脱水药又称渗透性利尿药（osmotic diuretics），是一类低分子化合物。特点为在体内不被代谢，易经肾小球滤过，不易被肾小管重吸收。包括甘露醇、山梨醇、高渗葡萄糖等。

甘露醇（Mannitol）

---- **体内过程** --

口服吸收很少，静脉滴注后 0.5～1h 出现利尿作用，约维持 3h；降低眼内压和颅内压作用于静脉滴注后 15min 出现，维持 4～8h。体内几乎不被代谢，大部分以原型从尿中排出。

---- **药理作用** --

（1）组织脱水作用 甘露醇口服不吸收，静脉注射后血浆渗透压升高，使组织间液水分向血浆转移引起组织脱水。

（2）渗透性利尿作用 静脉注射甘露醇后约 10min 产生利尿作用，2～3h 达高峰。甘露醇利尿作用与其渗透性脱水导致血容量增加，提高肾小球滤过率有关。另外甘露醇进入肾小管后不能重吸收，使肾小管管腔渗透压升高，减少 Na^+ 和水的重吸收而利尿。同时可扩张肾血管，增加肾血流量，而提高肾小球滤过率。

---- **临床应用** --

（1）脑水肿及青光眼 静脉注射后通过其脱水作用可降低颅内压及眼内压，可用于各种原因所致的颅内压升高及青光眼手术前降眼内压用。

（2）预防急性肾功能衰竭 急性肾衰早期及时应用甘露醇，通过其脱水、利尿及增加肾血流量作用可迅速消除水肿和排出有毒物质，从而防止肾小管萎缩、坏死及改善肾缺血等。

---- **不良反应** --

不良反应少见，注射太快可引起一过性头痛、头晕和视力模糊。心功能不全者、尿

闭者禁用。

山梨醇（Sorbitol）

本品为甘露醇的同分异构体。基本作用同甘露醇，常用 25% 高渗溶液。因山梨醇进入体内后在肝脏有部分转变为果糖而失去作用，疗效不如甘露醇，但价廉，不良反应轻，应用较广。

葡萄糖（Glucose）

静脉注射 50% 的高渗葡萄糖具有脱水和渗透性利尿作用。因可进入组织细胞参与代谢，又易在肝脏和肌肉内合成糖原被贮存，维持高渗作用不持久。一般与甘露醇或山梨醇交替应用，可用于脑水肿、急性心力衰竭及急性肺水肿。

目标测试
习题与解析

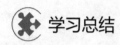 学习总结

知识点导图

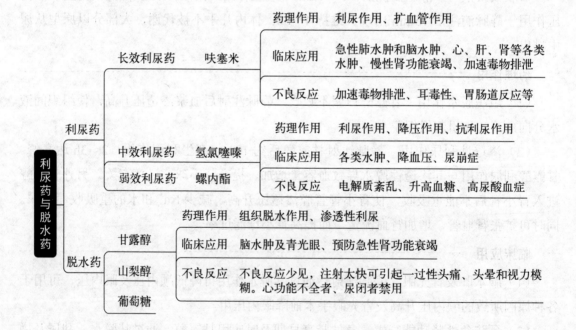

模块十四
免疫功能调节药

机体的免疫系统发挥着识别和处理抗原性异物的功能。正常的免疫功能对机体的防御反应、自我稳定及免疫监视等很多方面都发挥着必不可少的作用。当免疫功能异常时，可出现很多病理性免疫反应，严重者可危及生命，此时需用影响免疫功能的药物来调节机体的免疫过程。影响免疫功能的药物包括免疫抑制药（immunosuppressive drugs）和免疫增强药（immunopotentiating drugs）两类。

 ## 学习内容

项目　免疫功能调节药

 ## 重难点分析

学习重点

1.常用免疫抑制药的药理作用、临床应用及不良反应。

2.常用免疫增强药的药理作用、临床应用及不良反应。

学习难点

常用免疫抑制药、免疫增强药的药理作用机制。

项目　免疫功能调节药

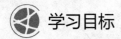 **学习目标** --

知识目标

1. 掌握免疫功能调节药的各类代表药物。

2. 掌握免疫抑制药和免疫增强药的临床应用和不良反应。

3. 理解免疫抑制药和免疫增强药的作用机制。

能力目标

能够根据临床需要正确使用免疫抑制药和免疫增强药。

素质目标

1. 树立以人为本的专业情怀。

2. 树立安全用药的职业准则。

任务一　免疫抑制药

免疫抑制药是一类能抑制免疫细胞的增殖和功能，降低机体免疫反应的药物。临床主要用于自身免疫性疾病的治疗和抑制器官移植的排异反应。本类药物缺乏特异性，在抑制异常免疫反应的同时也抑制正常免疫反应。若长期应用，容易诱发感染，增加肿瘤发生率，抑制骨髓造血功能，影响生殖系统功能等。

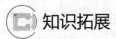 **知识拓展**

人体免疫系统

人体免疫系统是覆盖全身的防卫网络。保护身体的第一道防线为皮肤、黏膜及其分泌液、呼吸道、胃肠道、尿道及肾脏。第二道防线为吞噬细胞和杀菌物质。第三道防线主要由免疫器官（扁桃体、淋巴结、胸腺、骨髓、和脾脏等）和免疫细胞（淋巴细胞、吞噬细胞等）借助血液循环和淋巴循环而组成的。不过，单纯的屏障和过滤机制并不能完全保护我们，身体还有赖组成免疫系统的血细胞和蛋白质发挥防御能力。

免疫的类型又分为特异性免疫和非特异性免疫。

特异性免疫又称获得性免疫或适应性免疫，这种免疫只针对一种病原。是获得免疫经后天感染（病愈或无症状的感染）或人工预防接种（菌苗、疫苗、类毒素、免疫球蛋白等）而使机体获得抵抗感染能力。一般是在微生物等抗原物质刺激后才形成的（免疫球蛋白、免疫淋巴细胞），并能与该抗原起特异性反应。

非特异性免疫又称天然免疫或固有免疫。它和特异性免疫一样都是人类在漫长进化过程中获得的一种遗传特性，但是非特异性免疫是人一生下来就具有，而特异性免疫需要经历一个过程才能获得。比如猪瘟在猪群中传播很快，但不会传染人类。这是因为人类天生就不会得这种病；还有炎症反应也是人天生具备的能力。固有免疫对各种入侵的病原微生物能快速反应，同时在特异性免疫的启动和效应过程也起着重要作用。

环孢素（Cyclosporin）

环孢素又名环孢菌素 A，是从真菌代谢产物中提取得到的由 11 个氨基酸组成的环状多肽，现可人工合成。

---- 体内过程 ----

可口服，也可静脉给药。口服吸收慢，个体差异大，分布广泛，为 14～17h。主要经肝脏代谢，通过胆汁排泄，可形成肝肠循环。

---- 药理作用与临床应用 ----

免疫抑制作用强，毒性小。主要是选择性作用于 T 淋巴细胞活化早期，抑制辅助性 T 细胞产生细胞因子如白介素 -2（IL-2）。也可抑制淋巴细胞生成干扰素，对免疫介导的炎症反应也有抑制作用。对 B 细胞抑制作用弱，对巨噬细胞和粒细胞影响小，故一般不影响机体的防御能力。

主要用于防治器官移植的排异反应，也用于自身免疫性疾病，如系统性红斑狼疮、类风湿关节炎等。

---- 不良反应 ----

最常见的不良反应是肾毒性，表现为肾小球滤过率下降、血肌酐升高，停药后可恢复。有肝毒性，可见转氨酶升高、黄疸等，用药期间应监测肝功能。此外，还可出现胃肠道反应、水电解质紊乱、精神异常等。

他克莫司（Tacrolimus，FK-506）

他克莫司为新一代真菌肽类，结构似红霉素，作用与环孢素相似但更强。口服吸收快，生物利用度为 25%，可分布于全身，经肝脏代谢，经肠道排泄。主要用于肝、肾移植后的排异反应和自身免疫性疾病。治疗量时不良反应较少，大剂量时也可产生肾毒性和神经毒性反应。避免与两性霉素 B、氨基糖苷类抗生素等合用。

环磷酰胺（Cyclophosphamide，CTX）

环磷酰胺可明显抑制机体对各种抗原引起的免疫反应，对 B 细胞和 T 细胞均有很强的细胞毒作用。作用强而持久，可口服。常用于糖皮质激素不能控制的自身免疫性疾病，如类风湿关节炎、系统性红斑狼疮等，也可用于抑制器官移植后的排异反应。不良反应有骨髓抑制、胃肠道反应等。

硫唑嘌呤（Azathioprine，AZA）

硫唑嘌呤属于抗代谢药，在体内转变为巯嘌呤发挥作用，能干扰嘌呤生物合成，进而抑制 DNA、RNA 和蛋白质的合成而发挥作用，还可产生细胞毒作用。对 T 细胞抑制作用强，对 B 细胞抑制作用较弱。主要用于治疗自身免疫性疾病和抑制器官移植的排异反应。

抗淋巴细胞球蛋白（Antilymphocyte Globulin，ALG）

抗淋巴细胞球蛋白是采用人的淋巴细胞作为免疫原，免疫马、兔等动物后，从动物血清中分离制得的抗人淋巴细胞的免疫球蛋白，制品需冻干保存。现可用单克隆抗体技术生产。本药可与淋巴细胞结合，在补体的共同作用下，使淋巴细胞裂解，从而抑制机体免疫功能。临床主要用于抑制器官移植的排异反应，对自身免疫性疾病也有一定疗效，如系统性红斑狼疮、肾小球肾炎、类风湿关节炎、重症肌无力等。过敏反应发生率高，仅在其他免疫抑制药无效时应用。

糖皮质激素类

常用药物有地塞米松、泼尼松和泼尼松龙等。它们可抑制免疫反应的多个环节，产生强大的免疫抑制作用（详见模块九　项目一　任务一）。临床用于治疗过敏性疾病、免疫增强药。

任务二　免疫增强药

免疫增强药又称免疫激活药，是一类能激活免疫活性细胞，增强机体免疫功能，主要用于免疫缺陷、慢性感染性疾病的药物。常用药物有卡介苗、左旋咪唑、干扰素、异丙肌苷、胸腺素、白介素 -2 等。

卡介苗（Bacillus Calmette-Guerin Vaccine，BCG）

卡介苗是牛结核杆菌的减毒活菌苗，除用于预防结核病外，还是非特异性免疫增强药。能活化 T 淋巴细胞、B 淋巴细胞，增强机体的细胞免疫和体液免疫，提高巨噬细胞杀伤能力。可用于黑色素瘤、肺癌、急性白血病、恶性淋巴瘤等的辅助治疗。不良反应少，可出现注射部位红斑、硬结或溃疡，偶见寒战、高热和过敏反应。

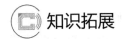

知识拓展

卡介苗的发现

自有人类以来,就有号称"痨病"和"白色瘟疫"的结核病。它是由结核分枝杆菌感染引起的慢性传染病,而且受侵入的主要是肺,所以又叫肺结核病。一直到19世纪,结核病这一难题还未被医学界破解。得了这种病,一般出现消瘦、咳嗽、咯血症状,人们便以为是看不见的"魔鬼"在和人类作对。

19世纪末,德国细菌学家科赫在结核病的结节中发现了结核分枝杆菌。20世纪初,法国细菌学家卡尔美和介林从玉米种子的退化想到:如果把毒性很强的结核病菌,一代接一代地定向培育下去,它的毒性是否也会退化呢?而这种毒性退化了的结核病菌作为疫苗注射到人体中去,不就可以使人体产生抗体,从而获得结核病的免疫力了吗?

于是,卡尔美(Calmette)和介林(Guerin)开始了结核病菌的定向培育实验。实验一做就是漫长的13年!最终,他们培育出230代驯服了的结核病菌作为人工疫苗,从而将结核病魔锁进了樊笼。后人为纪念卡尔美和介林作出的卓越贡献,便把这种结核病疫苗命名为"卡介苗"。自1921年首次进行卡介苗的人体试种以来,目前世界上多数国家都已将卡介苗列为计划免疫必须接种的疫苗之一。

左旋咪唑(Levamisole,LMS)

左旋咪唑为四咪唑的左旋体,是一种口服有效的免疫增强药。可使受抑制的巨噬细胞和T细胞的功能恢复正常,对正常人的抗体影响小,但能促进免疫功能低下者生成抗体。主要用于治疗免疫功能低下或缺陷所致的复发性和慢性感染;也可用于肿瘤的辅助治疗;对自身免疫性疾病,如类风湿关节炎、系统性红斑狼疮等也有一定疗效。不良反应有恶心、呕吐、眩晕、腹痛、白细胞减少、血小板减少等。

干扰素(Interferon,IFN)

干扰素是一族糖蛋白,主要分为INF-α、INF-β、INF-γ,现可用DNA重组技术生产。除具有抗病毒、抑制细胞增殖、抗肿瘤作用外,还有很好的免疫增强作用。临床主要用于多种病毒感染(如慢性乙型肝炎)、免疫功能低下或缺陷等患者的治疗,也可用于恶性肿瘤的辅助治疗。

异丙肌苷(Inosine Pranobex)

异丙肌苷为肌苷和 N,N- 二甲氨基丙醇的对乙酰氨基苯甲酸盐以1:3比例组成的复合物,具有抗病毒和提高机体免疫功能的作用。可诱导T细胞分化成熟并增强其功能,使IgM及IgG产生增多;增加自然杀伤细胞和巨噬细胞的活性,促进IL-2和干扰素的产生。临床用于治疗多种病毒感染性疾病，如流行性感冒、流行性腮腺炎、水痘、带状疱疹等。据报道，本药能抑制人类免疫缺陷病毒（HIV），并使艾滋病患者的免疫功能得到一定程度改善。

胸腺素（Thymosin）

胸腺素是从胸腺分离的一组小分子多肽，现可采用基因工程生物合成。可诱导 T 细胞分化成熟，使 T 细胞对抗原或其他刺激的反应增强，同时也可增强白细胞的免疫功能。临床用于治疗胸腺依赖性免疫缺陷疾病（如艾滋病）、肿瘤、自身免疫性疾病和病毒感染等。少数患者可出现过敏反应。

目标测试
习题与解析

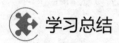 学习总结

知识点导图

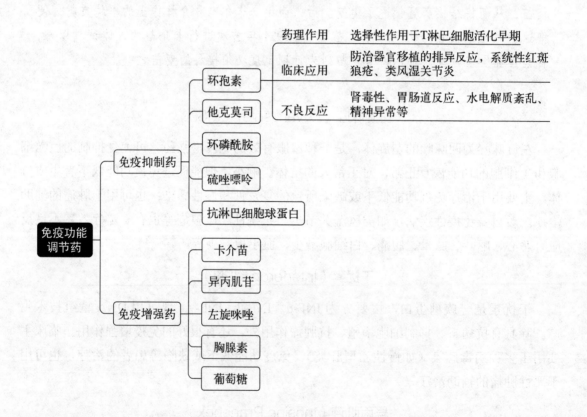

主要参考书目

[1] 罗跃娥.樊一桥.药理学.3 版.北京：人民卫生出版社.2022

[2] 王开贞.李卫平.药理学.8 版.北京：人民卫生出版社.2021

[3] 杨宝峰.陈建国.药理学.7 版.北京：人民卫生出版社.2018

[4] 张璨.实用药理与治疗药物.成都：四川大学出版社.2019

[5] 国家药品监督管理局执业药师资格认证中心.2022 年执业药师资格考试应试指南 - 药学综合知识与技能.北京：中国医药科技出版社.2021